图书在版编目（CIP）数据

《广西壮族自治区壮药质量标准第二卷（2011年版）》
注释/广西壮族自治区食品药品监督管理局，广西壮族自治
区食品药品检验所编著. —南宁：广西科学技术出版社，
2013.11
　　ISBN 978-7-80763-919-0

　　I.①广… II.①广… ②广… III.①壮族—民族医学—中
药材—质量标准—注释—广西 IV.①R291.8-65

　　中国版本图书馆CIP数据核字（2013）第034000号

Guangxi Zhuangzu Zizhiqu Zhuangyao Zhiliang Biaozhun Dierjuan（2011 nianban）Zhushi
《广西壮族自治区壮药质量标准第二卷（2011年版）》注释

广西壮族自治区食品药品监督管理局
广西壮族自治区食品药品检验所　　编著

出版发行　广西科学技术出版社
　　　　　（社址/南宁市东葛路66号　邮政编码/530022）
网　　址　http://www.gxkjs.com
经　　销　广西新华书店
制　　版　广西雅昌彩色印刷有限公司
印　　刷　雅昌文化（集团）有限公司
　　　　　（厂址/深圳市南山区西丽龙井方大城A区　邮政编码/518055）
开　　本　889 mm×1194 mm　1/16
印　　张　34
字　　数　870千字
版　　次　2013年11月第1版
印　　次　2013年11月第1次印刷
书　　号　ISBN 978-7-80763-919-0
定　　价　460.00元

本书如有倒装缺页，请与出版社调换

编委会名单

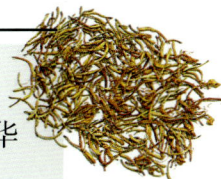

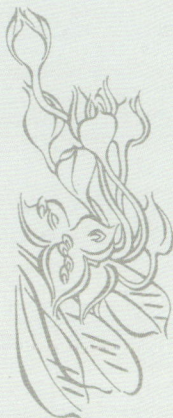

标准复核审校人员

主　审：刘华钢

副主审：陆敏仪　黄汉儒　韦松基　赖茂祥　黄瑞松

审　校（按姓氏笔画排序）：

韦家福	卢日刚	冯枫	丘明明	朱雪妍
吕轶峰	刘珊珊	李丽莉	陈薇	吴桂凡
张若燕	张荣林	张涛	张颖婷	林雀跃
罗轶	周嵩煜	饶伟文	莫文电	唐秀玲
黄捷	黄玉英	黄卓谦	黄清泉	覃红萍
覃忠于	温尚开	曾祥林	谢培德	

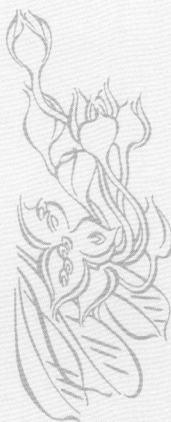

前　言

　　壮医药是我国民族传统医药的重要组成部分，具有悠久的历史和丰富的内涵，曾经为壮族地区人民群众的健康繁衍做出了重要贡献，至今仍是壮族地区人民群众赖以防病治病重要、有效的手段和方法之一。

　　壮药是在壮医理论和经验指导下应用于疾病防治和卫生保健的天然药物，具有民族性、传统性和地域性特点。在壮医千百年临床实践经验基础上总结提升而形成的壮医理论——阴阳为本、三气同步、三道两路、脏腑气血和痧、瘴、蛊、毒、风、湿等壮医对人与自然、生理病理和各种病症的认识，以及调气解毒补虚的治疗原则等，是指导壮药临床应用的基本理论。广西壮族自治区食品药品监督管理局组织有关单位和专家编制了《广西壮族自治区壮药质量标准第一卷（2008年版）》和《广西壮族自治区壮药质量标准第二卷（2011年版）》，分别于2008年12月1日和2011年12月1日起正式颁布施行，成为广西壮族自治区壮药生产与流通、科研与教学、临床使用、检验与监督管理的法定技术依据。

　　《广西壮族自治区壮药质量标准第一卷（2008年版）》遴选收载壮药材品种164种（其中植物药145种，动物药10种，提取物6种，矿物药3种），《广西壮族自治区壮药质量标准第二卷（2011年版）》遴选收载壮药材品种211种（其中植物药193种，动物药14种，其他类药4种）。为促进和规范壮医药的临床应用，便于广大医药工作者应用和理解，标准对壮医药相关的理论及其119个常用名词、术语予以统一解释并规范化表述；此外广西壮族自治区食品药品监督管理局于2012年1月启动了《〈广西壮族自治区壮药质量标准第二卷（2011年版）〉注释》（以下简称《注释》）编制工作，对进行了较全面研究的水银花等74个品种的质量评价和标准研究资料进行了全面系统的整理，形成了本《注释》。

　　本《注释》参照《中华人民共和国药典2010年版一部》的相关规定，加强了对原药材、鲜药材质量控制研究的表述，详实论述了在壮药材质量标准研究过程中，通过运用现代化的鉴别、检查、含量测定等理化手段，系统地提高壮药材质量控制水平。

　　《注释》凝聚了广大中医药和壮医药专家的智慧和成果，得益于各有关单

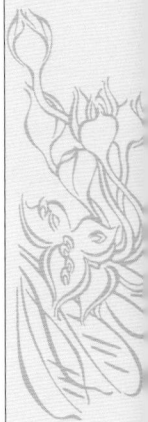

位和中医药、壮医药专家的渊博知识、深刻理解、鼎力支持和密切配合。经过广西食品药品检验所、广西民族医药研究院、广西中医药研究院、广西药用植物园、广西中医药大学、广西中医药管理局、广西民族医药协会以及南宁食品药品检验所、柳州食品药品检验所、桂林食品药品检验所、梧州食品药品检验所、北海食品药品检验所、玉林食品药品检验所、百色食品药品检验所、河池食品药品检验所等单位数十名专家历时近两年富有成效的分工协作，顺利地完成了编制工作，借此向为本《注释》付出辛勤劳动和智慧的中医药和壮医药专家和工作人员表示崇高的敬意。

我们期望本《注释》在壮药材的生产与经营、使用与管理、科研与教学、技术检验与行政监督方面起到启发和帮助作用。《注释》系广西壮族自治区食品药品监督管理局第一次对壮药材质量标准部分品种的收载内容进行说明和解释，在编写中难免存在一些错漏之处，衷心期望有关单位及广大医药工作者，在使用中提出宝贵的修订意见，共同为确保壮药材的安全、有效、质量可控贡献力量。

本《注释》修订及解释权归广西壮族自治区食品药品监督管理局。

广西壮族自治区食品药品监督管理局
广西壮族自治区食品药品检验所
2012年12月

GIJ VAHHAIDAEUZ

Cangyihyoz dwg minzcuz conzdungj yihyoz aen gyoebbaenz bouhfaenh youqgaenj guek raeuz, miz gij lizsij gyaeraez caeuq neihanz gig laeg, gaenq vih gengangh fanzyenj yinzminz ginzcung dieg Bouxcuengh guh'ok le gij gungyen youqgaenj he, daengz seizneix yinzminz ginzcung dieg Bouxcuengh lij baengh gij soujdon caeuq fuengfap youqgaenj caeuq mizyauq neix daeuj fuengz bingh yw bingh.

Ywcuengh aeu ywcuengh lijlun caeuq gingniemh bae cijdauj, yungh gij yw ndawdoengh daeuj fuengz bingh yw bingh, miz minzcuzsing、conzdungjsing caeuq deihfuengsingq daegdiemj. Ywcuengh lijlun ginggvaq baenz cien bi linzcangz sizcenj caeuq cungjgez daezlienh baenz——rox daengz yinhyangz guh goek、sam heiq doengz bouh、sam roen song loh、bwt daep sim dungx heiq lwed、nyinz ndok naengnoh caeuq sa、cangh、guj、doeg、fung、caep，vunz caeuq swyenz、swnghlij binglij、gak cungj bingh'in caeuq gij yenzcwz diuzheiq gejdoeg boujhaw daengj linzcangz wngyungh, aeu yungh gihbwnj lijlun ywcuengh daeuj cijdauj. Gvangjsih Bouxcuengh Swcigih Sizbinj Yozbinj Genhduz Gvanjlijgiz cujciz mizgven danvih caeuq conhgya biensij le 《Gvangjsih Bouxcuengh Swcigih Cang'yoz Cizlieng Byauhcunj Daih 1 Gienj（2008 nienz banj)》caeuq 《Gvangjsih Bouxcuengh Swcigih Cang'yoz Cizlieng Byauhcunj Daih 2 Gienj（2011 nienz banj)》faenbied youq 2008 nienz 12 nyied 1 hauh caeuq 2011 nienz 12 nyied 1 hauh hwnj cingqsik fatbouh saedhengz, dwg Gvangjsih Bouxcuengh Swcigih fapdingh gisuz baengzgawq ywcuengh swnghcanj caeuq louzdoeng、gohyenz caeuq gyauyoz、linzcangz caeuq sawjyungh、genjjyen caeuq genhduz gvanjlij.

《Gvangjsih Bouxcuengh Swcigih Cang'yoz Cizlieng Byauhcunj Daih 1 Gienj（2008 nienz banj)》genj aeu ywcuengh binjcungj 164 cungj (ndawde ywdoenghgo 145 cungj, ywdoenghduz 10 cungj, ywdaezlienh 6 cungj, yw'gvangq 3 cungj), 《Gvangjsih Bouxcuengh Swcigih Cang'yoz Cizlieng Byauhcunj Daih 2 Gienj（2011 nienz banj)》genj aeu ywcuengh binjcungj 211 cungj (ndawde ywdoenghgo 193 cungj, ywdoenghduz 14 cungj, ywwnq 4 cungj). Vih gyavaiq caeuq gveihfan linzcangz wngyungh ywcuengh, fuengbienh daengxcungq yihyoz gunghcozcej wngyungh caeuq lijgaij, byauhcunj dungjyiz gejnaeuz caiqlix gveihfan mizgven lijlun ywcuengh caeuq 119 aen ciengzyungh mingzswz、suzyij; linghvaih,Gvangjsih Bouxcuengh Swcigih Sizbinj Yozbinj Genhduz Gvanjlijgiz youq 2012 nienz haidaeuz biensij 《〈Gvangjsih Bouxcuengh Swcigih Cang'yoz Cizlieng Byauhcunj Daih 2 Gienj (2011 nienz banj)〉Cusiz》(baihlaj heuh 《Cusiz》), doiq suijyinzvah daengj 74 cungj yw guh le yenzgiu haemq cienzmienh haenx, hidungj cingjleix gij cizlieng bingzgyaq caeuq byauhcunj yenzgiu swhliu, sij baenz bonj 《Cusiz》 neix.

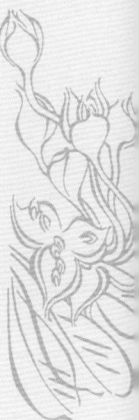

Bonj 《Cusiz》 neix ciuq gij mizgven gvidingh 《Cunghvaz Yinzminz Gunghozgoz Yozdenj 2010 nienz banj bonj daih'it》, gyagiengz byaujsuz yenzyozcaiz、senhyozcaiz cizlieng gamhanh yenzgiu, ciengzsaeq lunsuz youq yenzgiu cizlieng byauhcunj cang'yozcaiz seiz, doenggvaq yungh genbez、genjcaz、hamzliengh cwzding daengj lijva soujdon yendaiva, hidungj daezsang cang'yozcaiz cizlieng gamhanh suijbingz.

《Cusiz》 giet rim le civei caeuq cwngzgoj daengxcungq conhgyah cunghyihyoz caeuq cangyihyoz, ndaej daengz gak mizgven danvih caeuq doenghboux conhgyah cunghyihyoz、cangyihyoz doengzcaez okrengz cauq gaenjmaed boiqhab. Ginggvaq Gvangjsih Sizbinj Yozbinj Genjyensoj、Gvangjsih Minzcuz Yihyoz Yenzgiuyen、Gvangjsih Cunghyihyoz Yenzgiuyen、Gvangjsih Yozyung Cizvuzyenz、Gvangjsih Cunghyihyoz Dayoz、Gvangjsih Cunghyihyoz Gvanjlijgiz、Gvangjsih Minzcuz Yihyoz Hezvei caeuq Nazningz Sizbinj Yozbinj Genjyensoj、Liujcouh Sizbinj Yozbinj Genjyensoj、Gveilinz Sizbinj Yozbinj Genjyensoj、Vuzcouh Sizbinj Yozbinj Genjyensoj、Bwzhaij Sizbinj Yozbinj Genjyensoj、Yilinz Sizbinj Yozbinj Genjyensoj、Bwzswz Sizbinj Yozbinj Genjyensoj、Hozciz Sizbinj Yozbinj Genjyensoj daengj danvih geij cib boux conhgyah ginggvaq ca mbouj lai song bi doengzcaez okrengz, swnhleih vanzcwngz biensij gunghcoz. Youq gizneix, yiengq doenghboux conhgyah cunghyihyoz、cangyihyoz caeuq gunghcoz yinzyenz vih bonj 《Cusiz》 neix causim okrengz haenx byaujsi cungzgauh gingqeiq.

Dou muengh bonj 《Cusiz》 neix youq swnghcanj caeuq ginghyingz、gohyenz caeuq gyauyoz、gisuz genjyen caeuq hingzcwng genhduz fuengmienh miz daezsingj caeuq bangcoh cozyung. 《Cusiz》 dwg Gvangjsih Bouxcuengh Swcigh Sizbing Yozbinj Genhduz Gvanjlijgiz baez daih'it soubien neiyungz gangjmingz caeuq gejnaeuz mbangj binjcungj cizlieng byauhcunj cang'yozcaiz, biensij seiz mienx mbouj ndaej miz di loeklaeuh, caensim maqmuengh mizgven danvih caeuq daengxcungq yihyoz gunghcozcej, youq yungh bonj saw neix seiz daez ok coihgaij yigen, doengzcaez vih baujcwng ancienz、mizyauq、gamhanh cizlieng cangyozcaiz okrengz.

Bonj 《Cusiz》 neix coihgaij caeuq gienzgejnaeuz gvi Gvangjsih Bouxcuengh Swcigih Sizbinj Yozbinj Genhduz Gvanjlijgiz.

Gvangjsih Bouxcuengh Swcigih Sizbinj Yozbinj Genhduz Gvanjlijgiz

Gvangjsih Bouxcuengh Swcigih Sizbinj Yozbinj Genjyensoj

2012 nienz 12 nyied

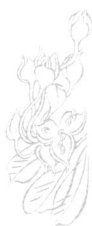

目　录

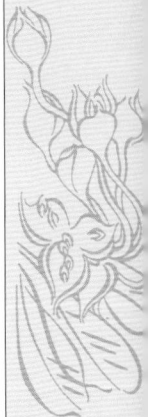

品名目次

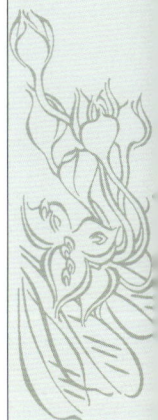

五画

石四鸟半边

六画

尖光丢血冰阴红

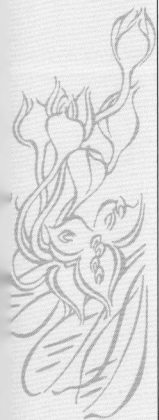

壮药质量标准注释

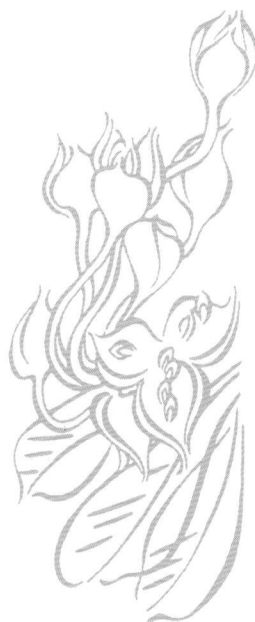

一匹绸　　勾答豪

Yipichou　　　　　　Gaeudahau

ARGYREIAE ACUTAE HERBA

【概述】　一匹绸，俗名白面水鸡、白背丝绸、白底丝绸、绸缎藤、银背藤、白背绸、白背藤、白背叶。《全国中草药汇编》、《中华本草》等大型辞书中对其药用价值、原植物形态、地理分布、性状性味、用法用量等有简要记述。《全国中草药汇编》记载以全草、根、藤及叶入药。一匹绸原植物分布于广东、海南、广西等地的林下。[1]

【来源】　本品为旋花科植物白鹤藤*Argyreia acuta* Lour. 的茎叶。

白鹤藤为攀援灌木，小枝通常圆柱形，被银白色绢毛，老枝黄褐色，无毛。叶椭圆形或卵形，长5~11（13.5）cm，宽3~8（~11）cm，先端锐尖或钝，基部圆形或微心形，叶面无毛，背面密被银色绢毛，全缘；侧脉多至8对，在叶面不显，在叶背面中、侧脉均突起，网脉不显；叶柄长1.5~6 cm，被银色绢毛。聚伞花序腋生或顶生，总花梗长达3.5~7（8）cm，被银色绢毛，有棱角或侧扁，次级及三级总梗长5~8 mm，具棱，被银色绢毛；花梗长5 mm，被银色绢毛；苞片椭圆形或卵圆形，钝，外面被银色绢毛，长8~12 mm，宽4~8 mm；萼片卵形，钝，外萼片长9~10 mm、宽6~7 mm，内萼片长6~7 mm、宽4~5 mm，外面被银色绢毛；花冠漏斗状，长约28 mm，白色，外面被银色绢毛，冠檐深裂，裂片长圆形，长达15 mm，先端渐尖，花冠管长6~7 mm；雄蕊着生于基部6~7 mm处，花丝长15 mm，具乳突，向基部扩大，花药长圆形，长4 mm；子房无毛，近球形，2室，每室2胚珠，花柱长2 cm，柱头头状，2裂。果球形，直径8 mm，红色，为增大的萼片包围，萼片凸起，内面红色。种子2~4枚，卵状三角形，长5 mm，褐色，种脐基生，心形。[2]

起草样品收集情况：共收集到样品10批，详细信息见表1、图1、图2。

表1　一匹绸样品信息一览表

编号	原编号	药用部位	产地/采集地点/批号	样品状态
YPC-1	20110315	茎叶	上思县思阳镇	药材
YPC-2	20110612	茎叶	防城港市市郊	药材
YPC-3	20110617	茎叶	广西植物园	药材
YPC-4	20110705	茎叶	武鸣县双桥镇	药材
YPC-5	20110625	茎叶	贵港市市郊	药材
YPC-6	20110625	茎叶	南宁市老虎岭	药材
YPC-7	20110629	茎叶	南宁市水街	药材
YPC-8	20101225	茎叶	邕宁县那洪	药材
YPC-9	20101205	茎叶	邕宁县三塘	药材
YPC-10	20101112	茎叶	北海市桥港	药材

备注：一匹绸样品YPC-7同时制成腊叶标本，经鉴定，结果确定其为旋花科植物白鹤藤，实验中以该样品作为一匹绸的对照药材与其他样品进行对比。完成样品收集后，将所有10份样品（约300 g）进行粉碎处理，并统一过40目筛，备用。

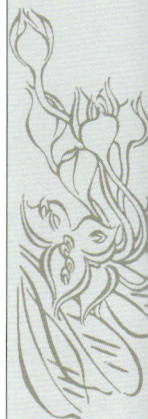

壮药质量标准注释

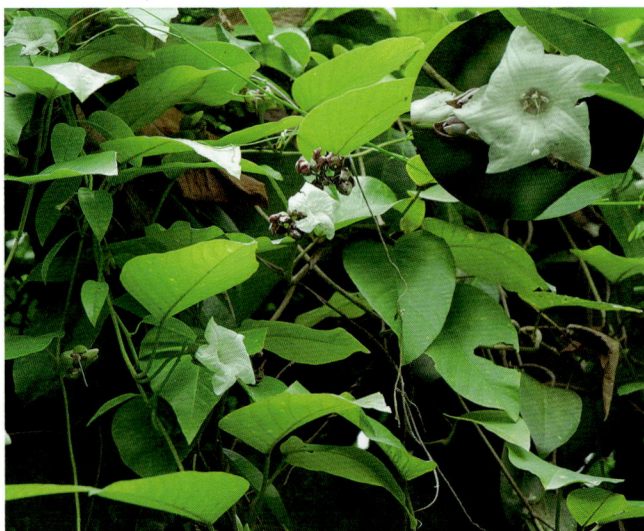

图1 一匹绸原植物

图2 一匹绸标本

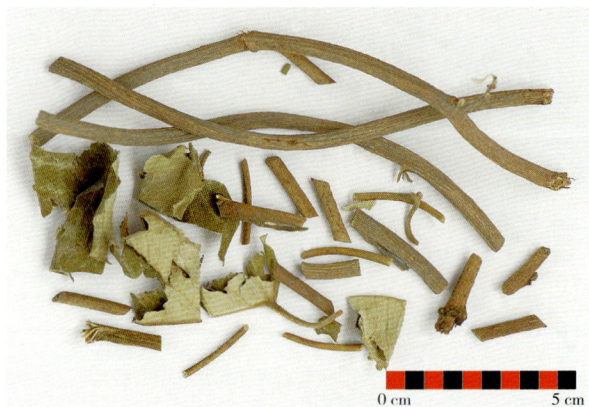

【化学成分】 一匹绸的化学成分未见文献报道，同属植物化学成分有东莨菪内酯[3]、脂肪酸[4]、总皂苷[5]等成分。

经化学成分预试验，本品主要含有黄酮类、香豆素类、鞣质、多糖类、皂苷、有机酸等成分。经薄层色谱摸索，用化学对照品对照，从本药材中检出咖啡酸（Caffeic acid）化学成分。

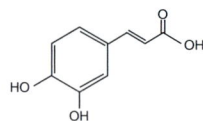

咖啡酸（$C_9H_8O_4$）

【药理与临床】 一匹绸具有祛风除湿、化痰止咳、散瘀止血、解毒消痈等功效。用于治疗肾炎水肿、肝硬化腹水、风湿疼痛、慢性气管炎、乳痈等证。[6]

【性状】 本品藤茎圆柱形，直径0.5~2.5 cm，表面暗灰棕色，有纵沟纹。叶卷曲或破碎，完整者展平后呈卵形至椭圆形，长9~14 cm，宽5~12 cm，先端锐尖或钝圆，基部圆形或微心形，上面暗棕色至紫色，下面浅灰绿色，贴生银白色柔毛，触之柔软；叶柄长2~3.5 cm。质脆易碎。气微，味苦。

本品主要鉴别特征为藤茎有纵沟纹，叶背面贴生银白色柔毛，详见图3。

【鉴别】 （1）本品茎横切面：木栓细胞数列，木栓层下为数列红棕色扁平皱缩的厚壁细胞。皮层由十余列椭圆形细胞组成，草酸钙簇晶散在，中柱鞘纤维束断续排列成环。维管束异形，木质部与韧皮部不规则交

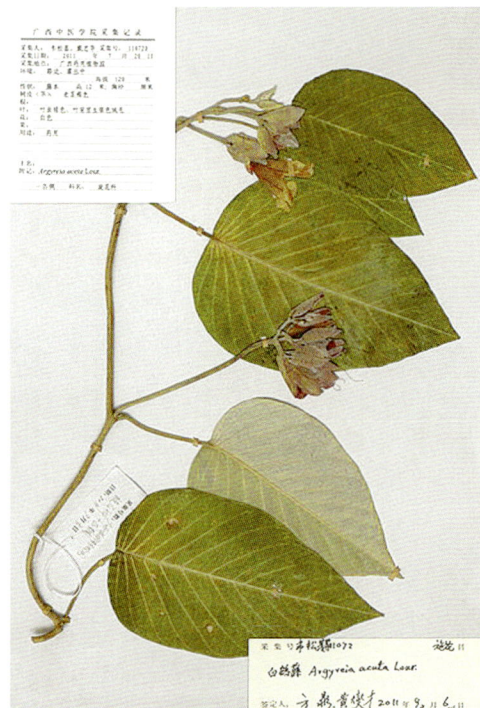

图3 一匹绸药材

《广西壮族自治区壮药质量标准第二卷（2011年版）》注释

错排列，木质部发达，韧皮部菲薄，形成层不明显。髓部中心有厚壁组织。薄壁组织中含草酸钙簇晶，直径15~50 μm。

粉末黄绿色或黄褐色。非腺毛众多，单细胞，长100~500 μm，表面具疣点状突起。偶见腺毛，腺头2~4个，腺柄单细胞。草酸钙簇晶多数，散在或存于薄壁细胞中，直径15~50 μm。导管主要为具缘孔纹导管，直径25~140 μm。石细胞淡黄色，直径40~200 μm，孔沟明显。

显微鉴别要点：横切面髓部宽广；中央为异型维管组织，可见有分泌道。粉末中单细胞非腺毛众多，表面具疣点状突起，详见图4、图5。

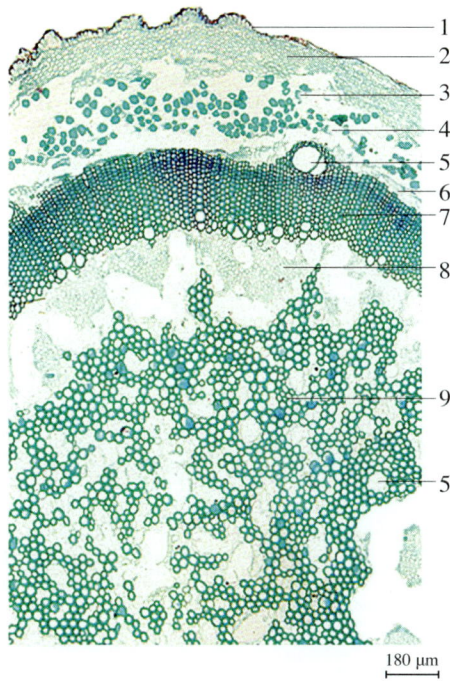

图4　一匹绸茎横切面显微全貌图
1. 木栓层　2. 皮层　3. 石细胞　4. 韧皮部　5. 分泌道　6. 形成层　7. 木质部　8. 髓部　9. 髓异型维管组织

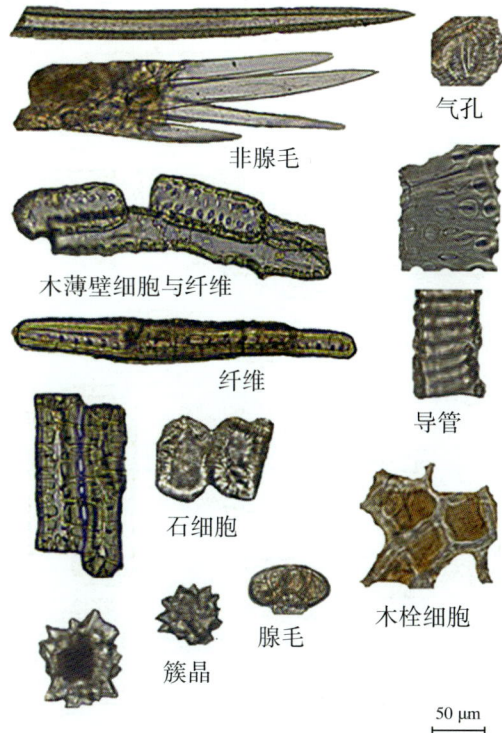

图5　一匹绸茎叶粉末显微图

（2）取本品粉末1 g，加水25 ml，超声处理40分钟，放冷，滤过，滤液用乙酸乙酯振摇提取两次，每次10 ml，乙酸乙酯液蒸干，残渣加甲醇1 ml使溶解，作为供试品溶液。另取咖啡酸对照品适量，加甲醇制成每1 ml含1 mg的溶液，作为对照品溶液。照薄层色谱法（中国药典2010年版一部附录Ⅵ B）试验，吸取供试品溶液10 μl、对照品溶液5 μl，分别点于硅胶G薄层板上，以三氯甲烷-甲醇-甲酸（9∶1∶0.5）为展开剂，展开，取出，晾干，喷以5%三氯化铁乙醇溶液，在105 ℃加热至斑点显色清晰。供试品色谱中，在与对照品色谱相应的位置上，显相同颜色的斑点。

耐用性实验考察：对自制板、预制板（青岛海洋化工厂提供，批号：20100525）的展开效果进行考察，对不同展开温度（5 ℃、29 ℃）进行考察，对点状、条带状点样进行考察，结果均表明本法的耐用性良好。

从10批一匹绸的薄层鉴别图谱可以看到，10批次的样品均含有咖啡酸，详见图6。

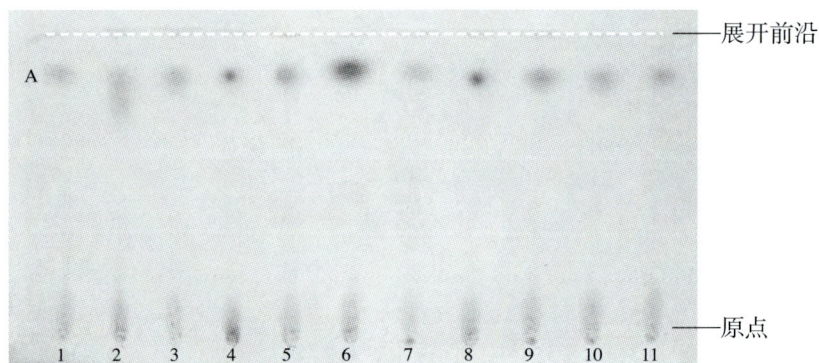

图6 一匹绸样品TLC图

1. YPC-3 　 2. YPC-10 　 3. YPC-2 　 4. YPC-6
5. YPC-1 　 6. 咖啡酸对照品 　 7. YPC-5 　 8. YPC-4
9. YPC-8 　 10. 对照药材 　 11. YPC-9 　 A. 紫色斑点

色谱条件：硅胶G薄层自制板、预制板，生产厂家：青岛海洋化工厂，批号：20100525，
　　　　　规格：10 cm×20 cm
　　　　　圆点状点样，点样量：5 μl；温度：29 ℃；相对湿度：70RH%
　　　　　展开剂：三氯甲烷-甲醇-甲酸（9∶1∶0.5）

【检查】 水分 照水分测定法（中国药典2010年版一部附录Ⅸ H第一法）测定。

对本品10批样品进行水分测定，结果见表2，据最高值、最低值及平均值，并考虑到该药材为南方所产，而南方气候较为湿润，因此，将本品水分拟定为不得过13.5%。

表2　一匹绸样品水分测定结果一览表

样品	水分均值（%）	样品	水分均值（%）
YPC-1	9.9	YPC-6	11.1
YPC-2	10.2	YPC-7	9.8
YPC-3	9.6	YPC-8	9.3
YPC-4	10.1	YPC-9	9.4
YPC-5	9.2	YPC-10	10.4
YPC-1-FH	9.4	YPC-3-FH	9.5
YPC-2-FH	8.9		

总灰分 照灰分测定法（中国药典2010年版一部附录Ⅸ K）测定。

对本品10批样品进行总灰分测定，结果见表3，据最高值、最低值及平均值，将本品总灰分拟定为不得过17.0%。

表3　一匹绸样品总灰分测定结果一览表

样品	总灰分（%）	样品	总灰分（%）
YPC-1	15.3	YPC-6	13.4
YPC-2	14.6	YPC-7	16.6
YPC-3	15.7	YPC-8	14.5
YPC-4	15.0	YPC-9	14.5
YPC-5	15.4	YPC-10	10.4
YPC-1-FH	8.2	YPC-3-FH	6.4
YPC-2-FH	8.2		

酸不溶性灰分 照灰分测定法（中国药典2010年版一部附录Ⅸ K）测定。

对本品10批样品进行酸不溶性灰分测定，结果见表4，据最高值、最低值及平均值，将本品酸不溶性灰分拟定为不得过1.5%。

《广西壮族自治区壮药质量标准 第二卷（2011年版）》注释

表4 一匹绸样品酸不溶性灰分测定结果一览表

样品	酸不溶性灰分（%）	样品	酸不溶性灰分（%）
YPC-1	0.6	YPC-6	0.5
YPC-2	0.7	YPC-7	0.6
YPC-3	1.1	YPC-8	0.6
YPC-4	0.6	YPC-9	0.6
YPC-5	1.2	YPC-10	0.7
YPC-1-FH	0.4	YPC-3-FH	0.4
YPC-2-FH	0.5		

【浸出物】 照醇溶性浸出物测定法（中国药典2010年版一部附录 X A）项下的浸出物测定法测定，考察了水、稀乙醇、乙醇作为提取浸出溶剂，分别采用了冷浸法和热浸法测定本品浸出物的含量。对每种提取方法的结果进行对比分析，结合化学成分预试验，测定结果显示，水、稀乙醇的浸出物明显高于乙醇的浸出量，热浸法浸出量高于冷浸法浸出量。因此，经研究最终确定稀乙醇为溶剂，照醇溶性浸出物测定法项下的热浸法测定。

对本品10批样品进行浸出物含量测定，结果见表5，据最高值、最低值及平均值，将本品浸出物含量拟定为不得少于12.0%。

表5 一匹绸样品浸出物测定结果一览表

样品	浸出物均值（%）	样品	浸出物均值（%）
YPC-1	16.3	YPC-6	14.9
YPC-2	17.2	YPC-7	17.0
YPC-3	16.9	YPC-8	16.2
YPC-4	16.7	YPC-9	18.6
YPC-5	16.8	YPC-10	14.9
YPC-1-FH	13.7	YPC-3-FH	14.2
YPC-2-FH	13.8		

参考文献

[1]国家中医药管理局《中华本草》编委会. 中华本草：第6册 [M]. 上海：上海科学技术出版社，1999：491（总5846）.

[2]中国科学院中国植物志编辑委员会. 中国植物志：第六十四卷第一分册 [M]. 北京：科学出版社，1995：137.

[3]贾薇，汪杰，曾元儿，等. RP-HPLC法测定白花银背藤药材中东莨菪内酯的含量 [J]. 药物分析杂志，2008，28（10）：1645-1647.

[4]常小龙，吴立军，屠鹏飞. 白花银背藤中脂肪酸成分的 GC-MS分析 [J]. 中国中药杂志，2005，30（8）：626-627.

[5]罗泳林，丘丹萍，唐燕青，等. 白鹤藤总皂苷提取条件的优化 [J]. 化工技术与开发，2010，39（1）：4-5.

[6]江苏新医学院. 中药大辞典 [M]. 上海：上海科学技术出版社，1977：740.

药学编著： 卢汝梅 韦松基 李 兵
药学审校： 广西壮族自治区食品药品检验所

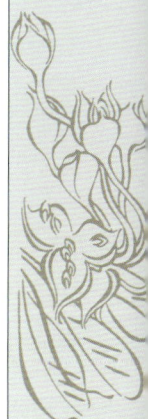

九龙盘   棵社慢

Jiulongpan   Goseqmanh

ANTENORONIS FILIFORMES HERBA

【概述】 九龙盘，俗名人字草、九盘龙、毛血草、大叶辣蓼、鸡心七、蓼子七、化血七、野蓼等。本品以毛蓼之名见于《植物名实图考》隰草类，曰："其穗细长，花红，冬初尚开，叶厚有毛，俗呼为白马鞭。"据其文图，其原植物与蓼科金线草较一致。《全国中草药汇编》、《广西中药志》、《中华本草》等大型辞书中对其药用价值、原植物、地理分布、用法用量等亦有简要记述。《全国中草药汇编》记载以根或全草入药。九龙盘分布于山西、陕西、山东、安徽、江苏、浙江、江西、河南、湖北、广东、广西、四川、贵州等地阴湿的山沟。[1]

【来源】 本品为蓼科植物金线草Antenoron filiforme（Thunb.）Rob. et Vaut.的全草。

金线草为多年生草本，根状茎粗壮。茎直立，高50~80 cm，具糙伏毛，有纵沟，节部膨大。叶椭圆形或长椭圆形，长6~15 cm，宽4~8 cm，顶端短渐尖或急尖，基部楔形，全缘，两面均具糙伏毛；叶柄长1~1.5 cm，具糙伏毛。托叶鞘筒状，膜质，褐色，长5~10 mm，具短缘毛。总状花序呈穗状；通常数个，顶生或腋生，花序轴延伸，花排列稀疏；花梗长3~4 mm；苞片漏斗状，绿色，边缘膜质，具缘毛；花被4深裂，红色，花被片卵形，果时稍增大；雄蕊5枚，花柱2枚，果时伸长，硬化，长3.5~4 mm，顶端呈钩状，宿存，伸出花被之外。瘦果卵形，双凸镜状，褐色，有光泽，长约3 mm，包于宿存花被内。花期7~8月，果期9~10月。[2]

起草样品收集情况：共收集到样品10批，详细信息见表1、图1、图2。

表1 九龙盘样品信息一览表

编号	原编号	药用部位	产地/采集地点/批号	样品状态
JLP-1	20110526	全草	金秀瑶族自治县金秀镇	药材
JLP-2	20110320	全草	藤县平福乡	药材
JLP-3	20110725	全草	金秀瑶族自治县圣堂山	药材
JLP-4	20110411	全草	桂平县金田乡	药材
JLP-5	20110410	全草	金秀瑶族自治县三角乡	药材
JLP-6	20110725	全草	南宁市水街	药材
JLP-7	20110617	全草	南宁茅桥植物园	药材
JLP-8	20110622	全草	上林县西燕镇	药材
JLP-9	20101027	全草	武鸣县大明山	药材
JLP-10	20110705	全草	武鸣县大明山顶	药材

备注：九龙盘样品JLP-7同时制成腊叶标本，经鉴定，结果确定其为蓼科植物金线草，实验中以该样品作为九龙盘的对照药材与其他样品进行对比；收集了10批九龙盘（样品JLP-1~JLP-10）同时进行实验。完成样品收集后，将所有10份样品（约300 g）进行粉碎处理，并统一过40目筛，备用。

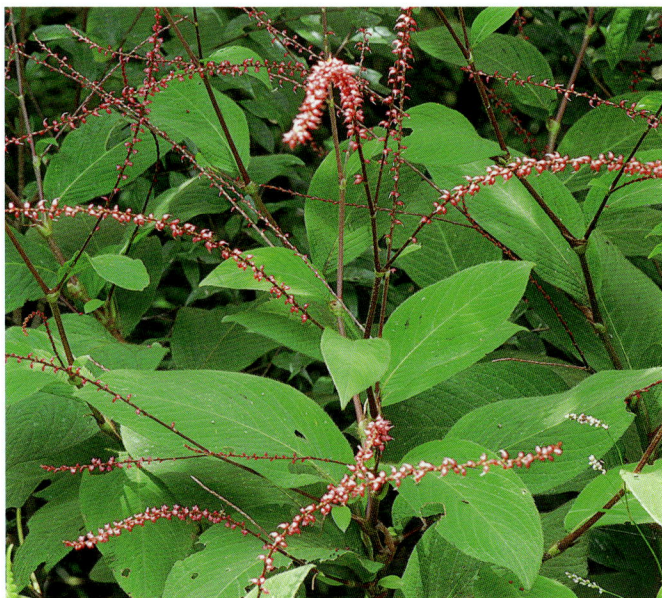

图1　九龙盘原植物

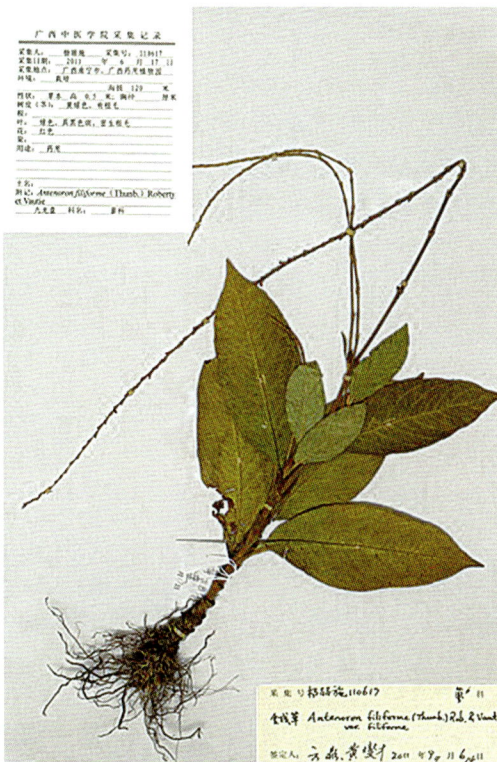

图2　九龙盘标本

【化学成分】　九龙盘化学成分未见文献报道。同属植物短毛金线草根茎含有没食子酸（gallic acid）、左旋儿茶精（catechin）、左旋表儿茶精（epicatechin）、左旋表儿茶精–3–O–没食子酸酯（epicatechin–3–O–gallate）、原矢车菊素（procyanidin）、原矢车菊素B2–3′–O–没食子酸酯（procyanidinB2–3′–O–gallate）。[3]

经化学成分预试验，本品主要含有黄酮类、香豆素类、蒽醌类、鞣质、有机酸、多糖类等成分。经薄层色谱摸索，用化学对照品对照，从本药材中检出没食子酸（gallic acid）化学成分。

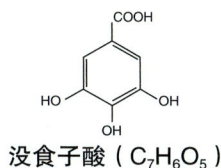

没食子酸（$C_7H_6O_5$）

【药理与临床】　1.抗炎作用。金线草茎叶水提物和根水提物，灌胃给药，连续5天，均能明显抑制腹腔毛细血管通透性。金线草茎叶水提物和根水提物，灌胃给药，连续8天，均能明显抑制小鼠棉球肉芽肿增生。[4]

2.镇痛作用。金线草茎叶和根水提物，灌胃给药3次，均具有明显减少小鼠扭体次数作用。金线草茎叶和根水提物，灌胃给药3次，热板法，能明显延长痛阈值。[5]

3.抗凝血作用。金线草茎叶和根水提物，连续4天灌胃给药，有抗凝血作用。[6]

4.毒性。金线草腹腔注射给药，用改良寇氏法测得：茎叶水提物LD_{50}为9.3 ± 0.51 g/kg，根水提物LD_{50}为40.9 ± 4.18 g/kg。[7]

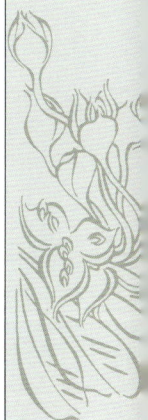

【性状】 本品茎呈圆柱形，不分枝或上部分枝，节膨大，有长糙伏毛。叶多卷曲或破碎，托叶鞘膜质，叶的两面及托叶鞘均被长糙伏毛。气微，味涩、微苦。

本品主要鉴别特征为茎、叶的两面及托叶鞘均被长糙伏毛，详见图3。

【鉴别】 （1）本品茎横切面：木栓层为数列细胞，外被角质层；皮层较窄，薄壁细胞含有草酸钙簇晶；中柱鞘纤维成束，断续排列成环，韧皮部薄，形成层明显，木质部导管呈放射状排列；髓部薄壁细胞含有草酸钙簇晶。

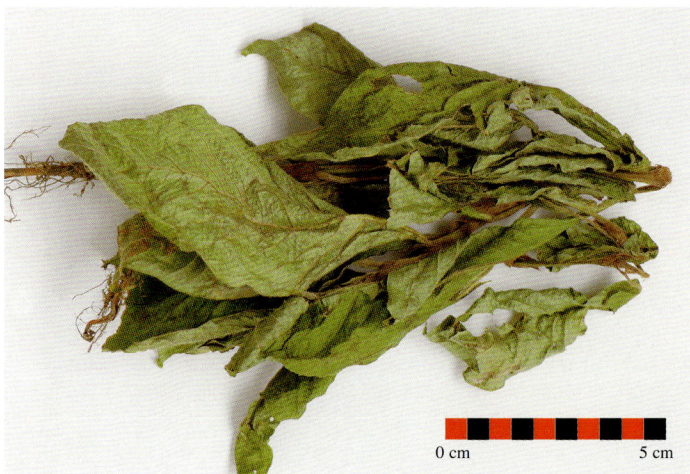

图3　九龙盘药材

粉末褐色。非腺毛由单细胞或多细胞组成，胞腔中常含黄色物质。叶表皮细胞向外突起形成乳头状。气孔为不等式。草酸钙簇晶散在。可见具缘纹孔导管。纤维成束。

显微鉴别要点：粉末中非腺毛单细胞，气孔为不等式，详见图4、图5。

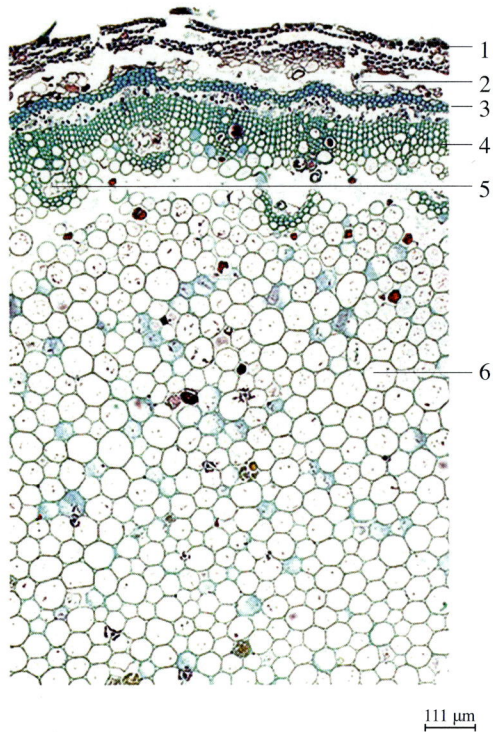

图4　九龙盘茎横切面显微全貌图
1. 木栓层　　2. 皮层　　3. 中柱鞘
4. 韧皮部　5. 木质部　6. 髓部

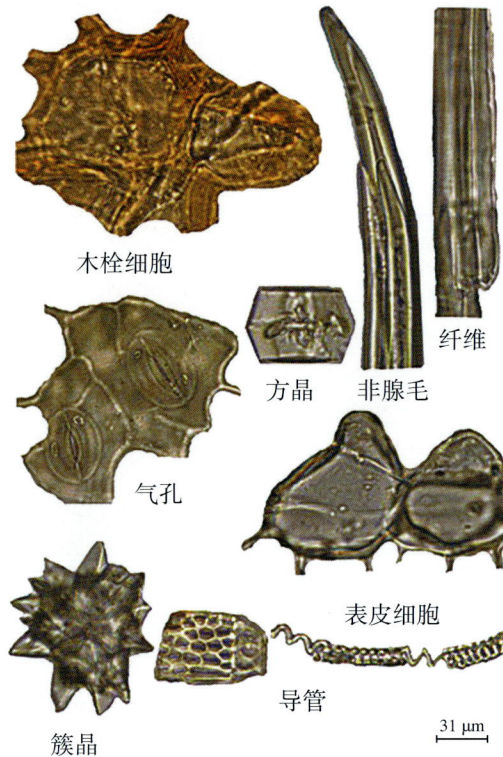

图5　九龙盘全草粉末显微图

《广西壮族自治区壮药质量标准第二卷（2011年版）》注释

（2）取本品粉末2 g，加水50 ml，超声提取30分钟，滤过，滤液蒸干，残渣加入甲醇2 ml使溶解，作为供试品溶液。另取没食子酸对照品适量，加甲醇制成每1 ml含1 mg的溶液，作为对照品溶液。照薄层色谱法（中国药典2010年版一部附录Ⅵ B）试验，吸取上述两种溶液各5 μl，分别点于硅胶G薄层板上，以三氯甲烷-乙酸乙酯-甲酸（5∶4∶1）为展开剂，展开，取出，晾干，喷以5%三氯化铁乙醇溶液，在105 ℃加热至斑点显色清晰。供试品色谱中，在与对照品色谱相应的位置上，显相同颜色的斑点。

耐用性实验考察：对自制板、预制板（青岛海洋化工厂提供，批号：20100525）的展开效果进行考察，对不同展开温度（5 ℃、29 ℃）进行考察，对点状、条带状点样进行考察，结果均表明本法的耐用性良好。

从10批九龙盘的薄层鉴别图谱可以看到，10批次的样品均含有没食子酸，详见图6。

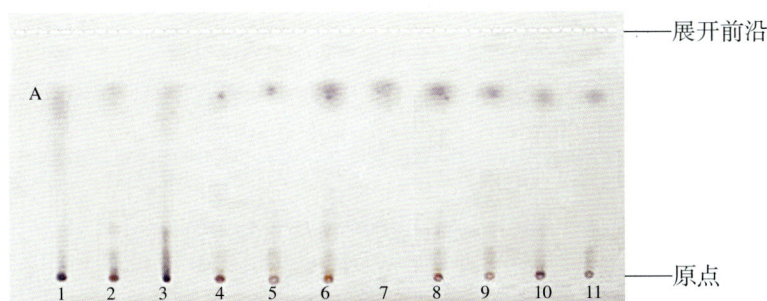

图6 九龙盘样品TLC图

1. JLP-9   2. JLP-8   3. JLP-7   4. JLP-10
5. JLP-6   6. JLP-1   7. 没食子酸对照品   8. JLP-2
9. JLP-4   10. JLP-5   11. JLP-3   A. 紫色斑点

色谱条件：硅胶G薄层自制板、预制板，生产厂家：青岛海洋化工厂，批号：20100525；
规格：10 cm×20 cm
圆点状点样，点样量：2 μl；温度：28 ℃；相对湿度：70RH%
展开剂：三氯甲烷-乙酸乙酯-甲酸（5∶4∶1）

【检查】 水分 照水分测定法（中国药典2010年版一部附录Ⅸ H第一法）测定。

对本品10批样品进行水分测定，结果见表2，据最高值、最低值及平均值，并考虑到该药材为南方所产，而南方气候较为湿润，因此，将本品水分拟定为不得过13.0%。

表2 九龙盘样品水分测定结果一览表

样品	水分均值（%）	样品	水分均值（%）
JLP-1	11.4	JLP-6	12.3
JLP-2	11.3	JLP-7	10.6
JLP-3	11.5	JLP-8	11.5
JLP-4	11.4	JLP-9	10.0
JLP-5	11.1	JLP-10	10.9
JLP-2-FH	8.9	JLP-5-FH	9.4
JLP-4-FH	8.8		

总灰分 照灰分测定法（中国药典2010年版一部附录Ⅸ K）测定。

对本品10批样品进行总灰分测定，结果见表3，据最高值、最低值及平均值，将本品总灰分拟定为不得过13.0%。

表3 九龙盘样品总灰分测定结果一览表

样品	总灰分（%）	样品	总灰分（%）
JLP-1	7.4	JLP-6	7.2
JLP-2	7.7	JLP-7	7.6
JLP-3	7.7	JLP-8	12.2
JLP-4	7.4	JLP-9	7.2
JLP-5	7.6	JLP-10	12.0
JLP-2-FH	8.2	JLP-5-FH	7.4
JLP-4-FH	8.1		

酸不溶性灰分　照灰分测定法（中国药典2010年版一部附录Ⅸ K）测定。

对本品10批样品进行酸不溶性灰分测定，结果见表4，据最高值、最低值及平均值，将本品酸不溶性灰分拟定为不得过2.5%。

表4 九龙盘样品酸不溶灰分测定结果一览表

样品	酸不溶性灰分（%）	样品	酸不溶性灰分（%）
JLP-1	0.5	JLP-6	0.3
JLP-2	0.8	JLP-7	0.5
JLP-3	0.6	JLP-8	1.9
JLP-4	0.5	JLP-9	0.5
JLP-5	0.6	JLP-10	1.9
JLP-2-FH	2.1	JLP-5-FH	1.1
JLP-4-FH	1.9		

【浸出物】　照醇溶性浸出物测定法（中国药典2010年版一部附录Ⅹ A）项下的浸出物测定法测定，考察了水、稀乙醇、乙醇作为提取浸出溶剂，分别采用了冷浸法和热浸法进行浸出物的测定。对每种提取方法的结果进行对比分析，而加热提取一方面有利于化学成分的溶出，另一方面又节省了实验时间，经研究最终确定以稀乙醇为提取溶剂，照醇溶性浸出物测定法项下的热浸法测定。

对本品10批样品进行浸出物含量测定，结果见表5，据最高值、最低值及平均值，将本品浸出物含量拟定为不得少于14.0%。

表5 九龙盘样品浸出物测定结果一览表

样品	浸出物均值（%）	样品	浸出物均值（%）
JLP-1	20.5	JLP-6	19.2
JLP-2	21.8	JLP-7	20.7
JLP-3	19.8	JLP-8	21.9
JLP-4	20.1	JLP-9	20.9
JLP-5	20.1	JLP-10	23.1
JLP-2-FH	16.8	JLP-5-FH	18.4
JLP-4-FH	16.7		

【含量测定】　经薄层色谱摸索，用化学对照品对照，从本药材中检出没食子酸（gallic acid）化学成分，为提高本品质量控制水平，采用高效液相色谱法，对本品中没食子酸进行含量测定，结果显示该方法灵敏，精密度高，重现性好，结果准确，可作为本品内在质量

的控制方法，测定方法考察及验证结果如下。

1. 方法考察与结果

1.1 色谱条件

以十八烷基硅烷键合硅胶为填充剂；以乙腈–0.1％磷酸（4：96）为流动相；进样量10 μl，

柱温32 ℃，流速1.0 ml/min。用紫外–可见分光光度计在200~400 nm进行扫描，没食子酸对照品在270 nm波长处有最大吸收，详见图7，故确定检测波长为270 nm。

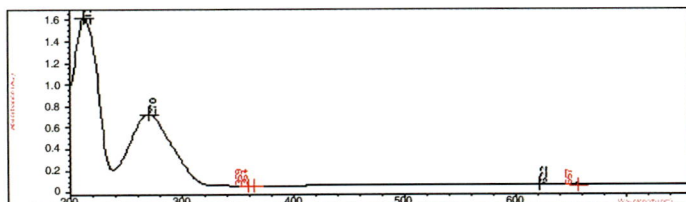

图7　没食子酸对照品紫外扫描图

1.2 提取方法

1.2.1 提取溶剂考察

考虑到含量测定的指标成分为没食子酸，根据文献报道[8-11]以及没食子酸的极性，选用水溶液作为提取溶剂，将提取液进行HPLC分析，发现提取液较纯，杂质干扰少，分离效果较好，且溶剂便宜，经济，毒性小，故选择水作为提取溶剂。色谱图见图8。

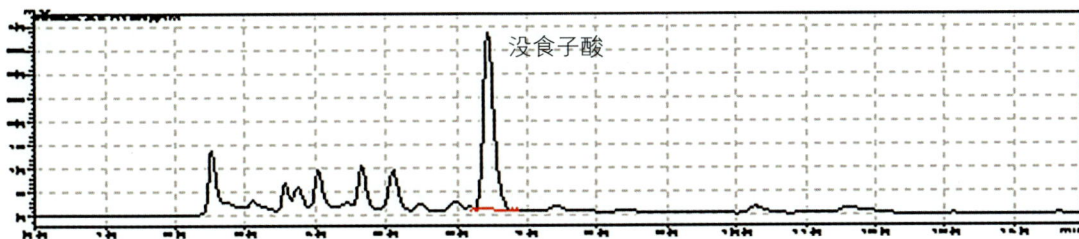

图8　提取溶剂考察色谱图

1.2.2 提取方法考察

取本品（JLP-8）粉末2 g，精密称定，共4份，精密加入水50 ml，称定重量，其中，2份加热回流30分钟，另2份超声处理（功率250 W，频率53 kHz）30分钟，放冷，再称定重量，用水补足减失的重量，摇匀，滤过，弃去初滤液，取续滤液，用微孔滤膜过滤，即得。结果详见表6，加热回流提取效果和超声提取效果差别不大，故确定超声处理为提取方法。

表6　提取方法考察结果

提取方法	没食子酸含量（％）
回流提取	0.30
超声提取	0.28

1.2.3 提取时间考察

取本品（JLP-8）粉末2 g，精密称定，共4份，分别精密加入水50 ml，称定重量，每2份分别超声提取30分钟及60分钟，放冷至室温，再称定重量，用水补足减失的重量，摇匀，滤过，弃去初滤液，取续滤液，用微孔滤膜过滤，即得。结果详见表7，从提取结果看差别

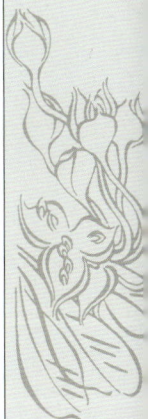

不大，考虑到节约提取时间，故选用提取时间为30分钟即可。

表7 提取时间考察结果

提取时间（分钟）	没食子酸含量（%）
30	0.27
60	0.28

综合以上试验结果，最终提取方法确定如下：取本品粉末2 g，精密称定，精密加入水50 ml，称定重量，超声处理（功率250 W，频率53 kHz）30分钟，放冷，再称定重量，用水补足减失的重量，摇匀，滤过，弃去初滤液，取续滤液，用微孔滤膜过滤，即得。

2. 方法学验证与结果

2.1 线性及范围

精密称取没食子酸对照品4.0 mg，加甲醇使溶解并稀释至100 ml，摇匀，即得每1ml含40 μg的对照品溶液，备用。在"1.1 色谱条件"下，分别精密吸取对照品溶液2.0 μl、4.0 μl、6.0 μl、8.0 μl、10.0 μl、14.0 μl，注入高效液相色谱仪进行测定，以对照品进样量（μg）为横坐标，对应峰面积为纵坐标，绘制标准曲线，得回归方程$Y=3 \times 10^6 X - 6070.9$（$r=1$），结果表明没食子酸进样量在0.08~0.56 μg范围内与峰面积呈良好线性关系。

2.2 精密度试验

精密吸取对照品试液10 μl，按正文拟定的色谱条件，连续进样6次，分别测其峰面积值，结果表明6次测定的峰面积平均值为1 203 918，RSD=2.35%（$n=6$），试验表明所用仪器的精密度较好。

2.3 重复性试验

取同一份供试品溶液（JLP-8），按正文拟定的色谱条件，连续测定6次。结果表明6次测得没食子酸含量的平均值为0.28，RSD=2.44%（$n=6$），试验结果表明本法的重复性较好。

2.4 稳定性试验

取同一份供试品溶液（JLP-8），按正文拟定的色谱条件，在0小时、2小时、4小时、6小时、8小时、12小时分别测定含量。结果没食子酸含量平均值为0.30 mg/g，RSD=4.48%（$n=6$），试验表明供试品在12小时内测定，结果稳定。

2.5 准确度试验

取同一批号样品（JLP-8）1 g，精密称定，再分别精密加入浓度为0.31 mg/ml的没食子酸对照品溶液1 ml，按供试品溶液制备方法制备，平行制备6份，分别测定含量，计算加样回收率，结果没食子酸的平均回收率为101.12%，RSD=2.20%（$n=6$），试验表明加样回收率符合要求。

2.6 样品含量测定结果

按正文含量测定方法，测定了本品10批样品中的没食子酸的含量（详见表8），据最高值、最低值及平均值，并考虑药材来源差异情况，暂定本品含量限度为不得少于0.020%。

空白溶剂HPLC图、没食子酸对照品HPLC图、九龙盘样品HPLC图分别见图9、图10、图11。

表8　10批样品测定结果

编号	采集（收集）地点/批号	没食子酸含量（%）
JLP-1	金秀瑶族自治县金秀镇	0.027
JLP-2	藤县平福乡	0.071
JLP-3	金秀瑶族自治县圣堂山	0.035
JLP-4	桂平县金田乡	0.072
JLP-5	金秀瑶族自治县三角乡	0.121
JLP-6	南宁市水街	0.112
JLP-7	南宁茅桥植物园	0.101
JLP-8	上林县西燕镇	0.081
JLP-9	武鸣县大明山	0.168
JLP-10	武鸣县大明山顶	0.128
JLP-2-FH	藤县平福乡	0.175
JLP-4-FH	桂平县金田乡	0.177
JLP-5-FH	金秀瑶族自治县三角乡	0.201

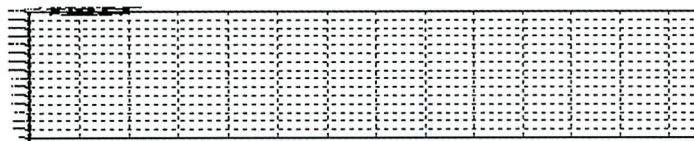

图9　空白溶剂HPLC图

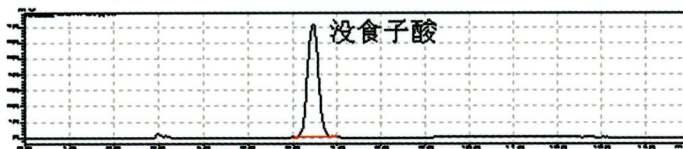

图10　没食子酸对照品HPLC图

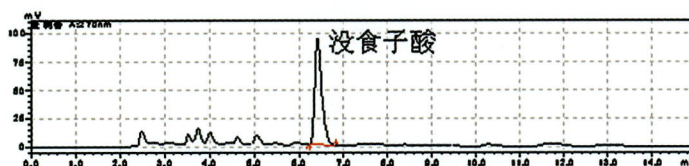

图11　九龙盘样品HPLC图

参考文献

[1]国家中医药管理局《中华本草》编委会. 中华本草 [M]. 上海：上海科学技术出版社, 1999：627（总1272）.

[2] [3]中国科学院中国植物志编辑委员会. 中国植物志：第二十五卷第一分册 [M]. 北京：科学出版社, 1995：106-108.

[4] [5] [6] [7]黄勇其, 骆红梅, 陈秀芬, 等. 金线草药理作用初步研究 [J]. 中成药, 2004, 26（11）：918-921.

[8]何依玲, 李晓誉. 高效液相色谱法测定铁苋菜中没食子酸含量 [J]. 中国药业, 2007, 16（11）：18-19.

[9]陈黄保. HPLC法测定龙须藤中没食子酸的含量 [J]. 首都医药, 2009, 7（下）：60-61.

[10]陈威, 来谊, 沈利君. 高效液相色谱法测定石榴皮中没食子酸的含量 [J]. 海峡药学, 2006, 18（3）：73-74.

[11]陈树和, 方进波, 刘焱文. 不同产地铁苋菜和绒毛龙芽草中没食子酸的含量测定 [J]. 中国药师, 2004, 7（10）：783-785.

药学编著： 卢汝梅　韦松基　李 兵
药学审校： 广西壮族自治区食品药品检验所

三七姜　　兴三镇

Sanqijiang　　　　Hingsamcaet

STAHLIANTHI INVOLUCRATI RHIZOMA ET RADIX

【概述】 三七姜，俗名姜叶三七、土田七、竹叶三七、姜三七、鸡心七、红沙姜、尖三七、拖颠枪（壮语）、内消子、打不死等。[1-3]因其来源为姜科植物，且具有活血散瘀、消肿止痛等类似三七的作用，故定名为三七姜。本品为广西民间常用药，始载于《广西中草药》[4]，该文献记载药用部位为块根，其它文献[5-7]亦有记载，各文献记载的原植物均一致，为姜科植物姜叶三七 Stahlianthus involucratus (King ex Baker) Craib ex Loes，但药用部位有差异，根据《广西中药材标准》[8]1990年版记载及目前实际使用情况，确定药用部位为根茎及块根。

【来源】 本品为姜科植物姜叶三七Stahlianthus involucratus (King ex Baker) Craib ex Loes 的干燥根茎和块根。秋末冬初叶片枯黄后采挖，除去杂质，洗净，置沸水中稍烫，晒干。

　　三七姜为多年生草本，高20~40 cm。根状茎球形或不规则圆形，直径约1 cm，表面棕黄色，有环纹，断面浅棕黄色，多数横连，粉质，芳香而有辛辣味，顶部通常具叶鞘残留物。根末端膨大成球形的块根。叶基生，通常2~4片；叶柄长，基部鞘状；叶片纸质，披针形或长椭圆形，长10~20 cm，宽2~4 cm，先端尖，基部窄楔形，上面绿色，下面略带紫红色，两面均无毛，羽状平行脉密，斜上。夏日开白花，花葶与叶丛分离，高6~8 cm，无毛，基部具鳞叶，总苞片筒状，具棕色斑点，先端2齿裂；花10~15朵生于筒状总苞内，花萼细管状，向上渐扩大，具三角形钝齿，花冠细管状，长约1 cm，裂片长圆形，后面帽状，先端短尖头，雄蕊近无花丝，花药线形，基部具小的耳状突出物；退化雄蕊瓣状，倒卵形，基部具短爪，较唇瓣短，唇瓣圆形，先端2裂；花柱线形，柱头有毛，漏斗状；子房下位，3室，胚珠多数。果未见。[9]据观察，该植物并非每年开花，玉林食品药品检验所于2011年3月种植的三七姜，在生长期3~11月内未见开花，于次年5月开花，花期5~7月。

　　多为栽培，也有野生于山谷沟边阴湿地。分布于广西、广东、海南、云南，广西的南宁、百色、玉林、柳州等市有栽培，大面积种植未见报道，市场上流通商品少见。

　　起草样品收集情况：共收集到样品6批，详细信息见表1、图1、图2。

表1　三七姜样品信息一览表

编号	原编号	药用部位	产地/采集地点/批号	样品状态
SQJ-1	1号	块根	南宁（购买）	药材
SQJ-2	2号	根茎、块根	南宁（购买）	药材（对照药材）
SQJ-3	3号	根茎、块根	南宁（自采）	药材
SQJ-4	4号	根茎、块根	钦州（购买）	药材
SQJ-5	5号	根茎、块根	来宾（购买）	药材
SQJ-6	6号	根茎、块根	玉林（自采）	药材

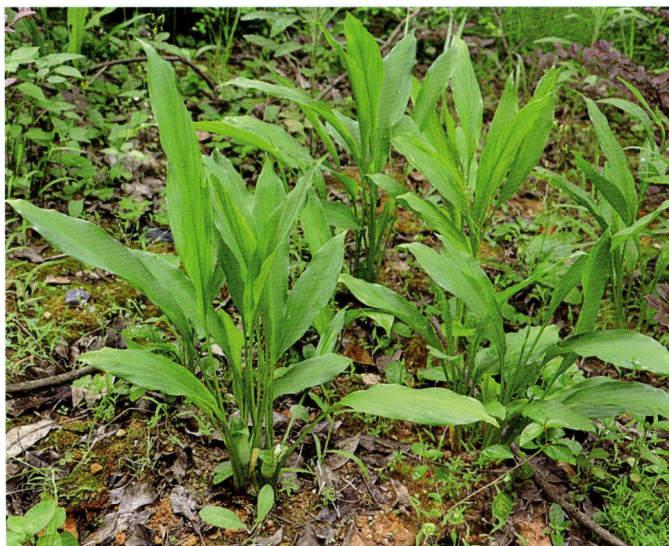

图1 三七姜原植物

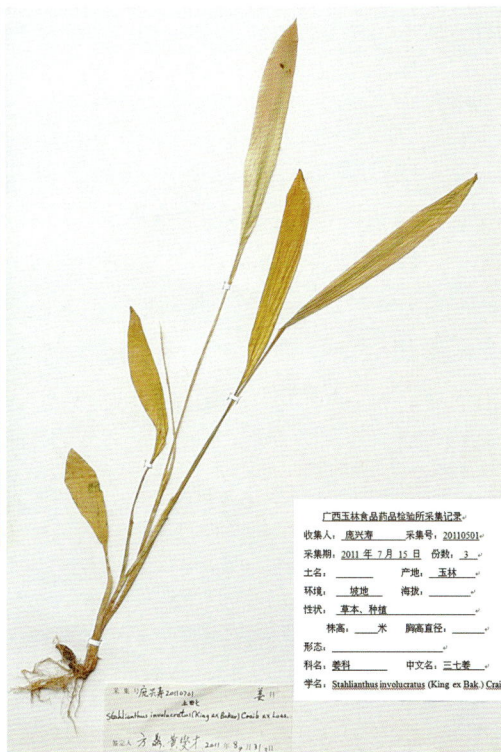

图2 三七姜标本

【化学成分】 三七姜挥发油含众多的单萜和倍半萜类成分，其根茎挥发油中分得一种新的醌类化合物，通过光谱和化学方法测定其结构，定名为姜三七醌（Ⅰ）。另二氢姜三七酮为一新的倍半萜酮，是一种少有的含醌类挥发油成分，其气相色谱–质谱图与气相色谱图保留时间与姜三七醌的氢化产物二氢姜三七酮完全一致。采用气相色谱和气相色谱–质谱法对姜三七挥发油各成分进行分离和鉴定。姜三七挥发油的成分是在两种色谱柱（OV–17和OV–25）上用标准品核对各峰的保留时间，并用气相色谱–质谱作各组分峰的质谱图，用标准品或文献资料核对裂片图，进行直观比较，共鉴定了α–旅烯、茨烯、旅烯、曹烯、柠檬烯、桉叶素、芳樟醇、樟脑、α–胡椒烯、反–丁香烯、香树烯、□–衣兰油烯、杜松烯、二氢姜三七酮（Ⅱ）和姜三七醌等15种成分。[10]

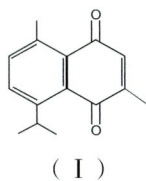

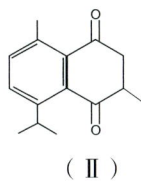

（Ⅰ）   （Ⅱ）

【药理与临床】 中医认为其有活血散瘀、消肿止痛的功效，用于跌打损伤、风湿骨痛、吐血衄血、月经过多，外用治虫蛇咬伤、外伤出血；壮医认为其有活血止血、散瘀止痛的功效，用于产后流血过多、咯血、血痢、血崩、胃寒痛、脾脏肿大、尿潴溜。[11]

【性状】 本品根茎呈圆锥形或纺锤形，长1~2.5 cm，直径0.5~1.2 cm。表面灰棕色至棕红色，节密，具类白色点状须根痕。质硬脆，易折断；断面平坦，角质化，灰色或灰棕色。块根呈圆锥形或纺锤形，长1~2 cm，直径0.5~1.2 cm。表面灰色至灰棕色，皱缩，质硬

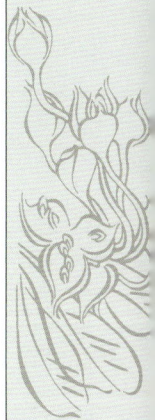

脆，易折断，断面平坦，角质化，灰白色或灰黄色。气微，味辛。

本品鉴别要点：根茎呈圆锥形或纺锤形，表面灰棕色至棕红色，节密，具类白色点状须根痕。块根呈圆锥形或纺锤形，表面灰色至灰棕色，皱缩。详见图3。

【鉴别】（1）本品根茎横切面：木栓层细胞数列至10余列，易脱落。皮层宽广，有众多淡黄色油细胞和小型叶迹维管束散在，叶迹维管束外韧型；内皮层明显。中柱外侧有维管束分布，断续排列成环。薄壁组织中有油细胞散在，淀粉粒多已糊化。

显微鉴别要点：油细胞是三七姜显微鉴别的主要特征，详见图4。

（2）取本品粉末2 g，置具塞锥形瓶中，加乙酸乙酯20 ml超声处理30分钟，滤过，滤液挥干，残渣加乙酸乙酯 2 ml使溶解，作为供试品溶液。另取三七姜对照药材2 g，同法制成对照药材溶液。照薄层色谱法（中国药典2010年版一部附录Ⅵ B）试验，吸取上述两种溶液各5 μl，分别点于同一以羧甲基纤维素钠为黏合剂的硅胶G薄层板上，以石油醚（30~60 ℃）–丙酮–乙酸乙酯（50：15：1）为展开剂，展开，取出，晾干，置紫外灯（365 nm）下检视。供试品色谱中，在与对照药材色谱相应的位置上，显相同颜色的荧光斑点。6批样品按本法检验，均符合规定，且薄层色谱分离效果好，斑点圆整清晰，比移值适中，重现性好。

耐用性实验考察：对自制板、预制板（青岛海洋化工厂提供，批号：20100203）的展开效果进行考察，对不同展开温度（5 ℃、29 ℃）进行考察，对点状、条带状点样进行考察，结果均表明本法的耐用性良好。

另取同科药材莪术、生姜按上述方法制备成供试液，点于同一薄层板，所显斑点与三七姜不同，详见图5。

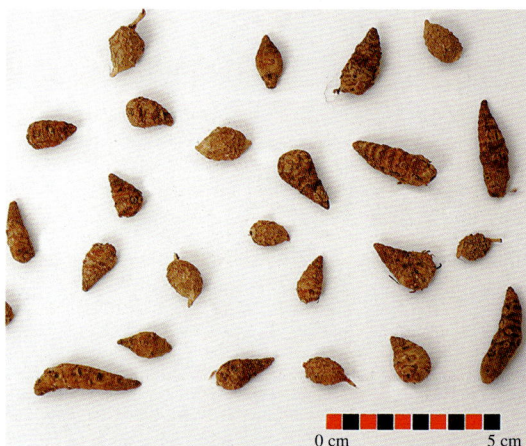

图3 三七姜药材

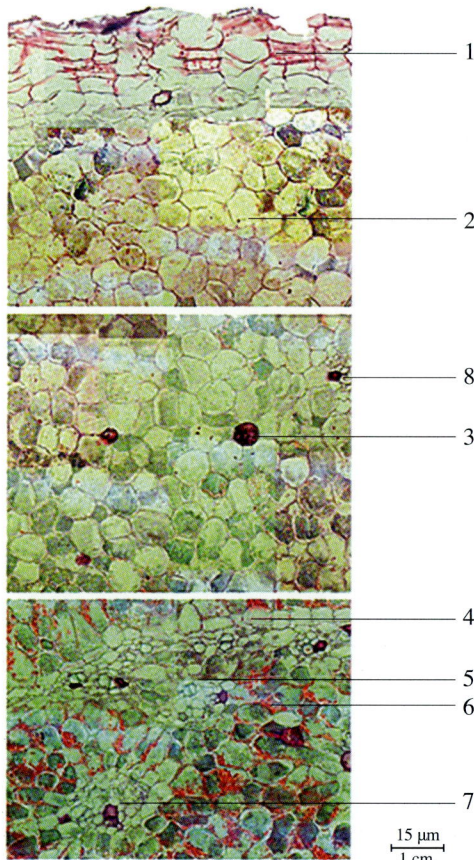

图4 三七姜根茎横切面显微全貌图

1. 木栓层　　2. 皮层　　3. 油细胞
4. 内皮层　　5. 中柱　　6. 淀粉粒
7. 维管束　　8. 叶迹维管束

《广西壮族自治区壮药质量标准第二卷（2011年版）》注释

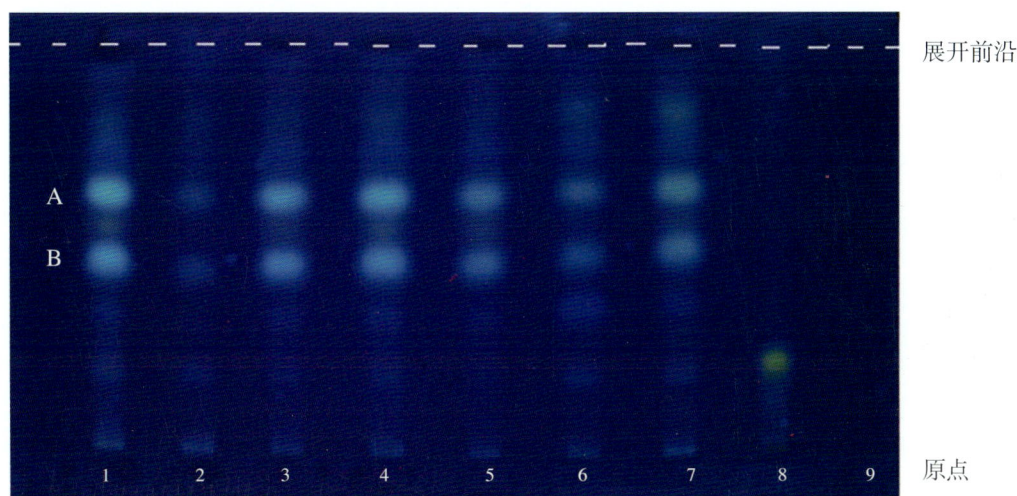

图5　三七姜样品TLC图

1. SQJ-2（对照药材）　　　2. SQJ-1　　　3. SQJ-2
5. SQJ-4　　　　　　　　6. SQJ-5　　7. SQJ-6　　8. 莪术
9. 生姜　　A、B. 蓝色荧光斑点

色谱条件：硅胶G薄层预制板，生产厂家：青岛海洋化工厂，批号：20100203，规格：10 cm×20 cm
条带状点样，点样量：5 µl和10 µl；温度：27 ℃；相对湿度：63RH%
展开剂：石油醚（30~60 ℃）-丙酮-乙酸乙酯（50∶15∶1）；展距：8.5 cm

【检查】　水分　照水分测定法（中国药典2010年版一部附录Ⅸ H第二法）测定。

对本品6批样品进行水分测定，结果见表2，据最高值、最低值及平均值，并考虑到该药材为南方所产，而南方气候较为湿润，因此，将本品水分拟定为不得过14.0%。

表2　三七姜样品水分测定结果一览表

样品	水分均值（%）	样品	水分均值（%）
SQJ-1	9.6	SQJ-4	10.0
SQJ-2	10.2	SQJ-5	9.9
SQJ-3	9.4	SQJ-6	9.2
SQJ-1-FH	10.5	SQJ-3-FH	9.8
SQJ-2-FH	10.5		

总灰分　照灰分测定法（中国药典2010年版一部附录Ⅸ K）测定。

对本品6批样品进行总灰分测定，结果见表3，据最高值、最低值及平均值，将本品总灰分拟定为不得过7.9%。

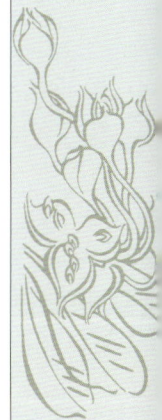

表3　三七姜样品总灰分测定结果一览表

样品	总灰分（%）	样品	总灰分（%）
SQJ-1	6.2	SQJ-4	4.0
SQJ-2	4.8	SQJ-5	3.8
SQJ-3	6.6	SQJ-6	4.3
SQJ-1-FH	5.9	SQJ-3-FH	5.3
SQJ-2-FH	5.0		

【酸不溶性灰分】 照灰分测定法（中国药典2010年版一部附录Ⅸ K）测定。

对本品6批样品进行酸不溶性灰分测定，结果见表4，据最高值、最低值及平均值，将本品酸不溶性灰分拟定为不得过2.0%。

表4　三七姜样品酸不溶性灰分测定结果一览表

样品	酸不溶性灰分（%）	样品	酸不溶性灰分（%）
SQJ-1	1.3	SQJ-4	1.6
SQJ-2	1.2	SQJ-5	1.4
SQJ-3	1.6	SQJ-6	1.2
SQJ-1-FH	1.3	SQJ-3-FH	0.8
SQJ-2-FH	0.5		

【浸出物】 查阅文献表明[12-14]，三七姜中的活性成分为姜三七醌，该成分为挥发性成分，考虑用冷浸法考察三七姜中所含活性成分为多少。实验之初对比了三种不同溶剂（水、稀乙醇及乙醇）作为提取溶剂的提取效果，对比实验结果表明，水提取稍高，但杂质很多，溶液很难过滤，故不考虑该溶剂，而稀乙醇的提取效果较好，乙醇的提取较差（以SQJ-7为供试品，水浸出物为15.3%，稀乙醇浸出物为14.1%，乙醇浸出物为3.5%），最终确定以稀乙醇为提取溶剂，照醇溶性浸出物测定法（中国药典2010年版一部附录Ⅹ A）项下的冷浸法测定。

对本品6批样品进行浸出物含量测定，结果见表5，据最高值、最低值及平均值，将本品浸出物含量拟定为不得少于8.5%。

表5　三七姜样品浸出物测定结果一览表

样品	浸出物均值（%）	样品	浸出物均值（%）
SQJ-1	17.2	SQJ-4	12.5
SQJ-2	16.5	SQJ-5	12.4
SQJ-3	16.3	SQJ-6	14.1
SQJ-1-FH	13.5	SQJ-3-FH	12.6
SQJ-2-FH	10.6		

【含量测定】 三七姜中活性成分为挥发性成分，考虑采用挥发油测定法作为三七姜质量的控制方法之一。照挥发油测定法（中国药典2010年版一部附录Ⅹ D）测定，对本品6批

《广西壮族自治区壮药质量标准第二卷（2011年版）》注释

样品进行挥发油含量测定，结果见表6。1号样品为块根，结果为0.3%，其他样品为根茎和块根，结果在1.1%~1.3%之间，纯根茎含挥发油较高，据最高值、最低值及平均值，将本品根茎含挥发油拟定为不得少于0.90%。

表6　三七姜样品挥发油测定结果一览表

样品	挥发油值（%）	样品	挥发油值（%）
SQJ-1	0.3	SQJ-4	1.2
SQJ-2	1.1	SQJ-5	1.2
SQJ-3	1.1	SQJ-6	1.3
SQJ-1-FH	2.8	SQJ-3-FH	1.4
SQJ-2-FH	1.6		

参考文献

[1][4]广西壮族自治区革命委员会卫生管理服务站.广西中草药：第二册［M］.南宁：广西人民出版社，1970：344.

[2][6]《全国中草药汇编》编写组.全国中草药汇编：下册［M］.2版.北京：人民卫生出版社，1996：403.

[3][9][11]黄燮才，周珍诚，张骏.广西民族药简编［M］.南宁：广西壮族自治区卫生局药品检验所，1980：294.

[5]广西壮族自治区革命委员会卫生局.广西本草选编：下册［M］.南宁：广西人民出版社，1974：1952.

[7][8]广西壮族自治区卫生厅.广西中药材标准［M］.南宁：广西科学技术出版社，1990：8.

[10]田华咏，瞿显友，熊鹏辉，等.中国民族药炮制集成［M］.北京：中医古籍出版社，2000：344.

[12]赵奎君，韦家福，梁晓乐，等.姜三七的显微鉴别研究［J］.中药材，2008，31（9）：1326.

[13]方洪钜，余竞光，房其年，等.我国姜科药用植物研究Ⅵ姜三七挥发油化学成分分析［J］.色谱，1984，1（1）：35.

[14]李丽淑，谭冠宁，王晖，等.不同施肥量及种植密度对姜三七产量的影响［J］.安徽农业科学，2011，39（6）：3242.

药学编著：蒋受军　庞兴寿　周　颖
药学审校：广西壮族自治区食品药品检验所

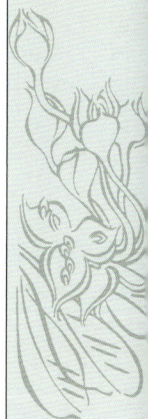

三角泡　　棵灯笼

Sanjiaopao　　　　　　　Godaengloengz

CARDIOSPERMI HALICACABI HERBA

【概述】　三角泡，俗名鬼灯笼、三角灯笼、倒地铃、小果倒地铃、灯笼草。[1]《广西药用植物名录》、《广西本草选编》、《中药大辞典》、《中华本草》、《全国中草药汇编》等辞书中对其药用价值、原植物、地理分布等亦有简要记述。三角泡在我国东部、南部和西南部常见，生于田野、灌丛、路边和林缘，也有栽培。[2]

【来源】　本品为无患子科植物倒地铃*Cardiospermum halicacabum* Linn. 的干燥全草。

倒地铃为草质攀援藤本，长1~5 m；茎、枝绿色，有5或6棱和同数的直槽，棱上被皱曲柔毛。二回三出复叶，轮廓为三角形；叶柄长3~4 cm；小叶近无柄，薄纸质，顶生的斜披针形或近菱形，长3~8 cm，宽1.5~2.5 cm，顶端渐尖，侧生的稍小，卵形或长椭圆形，边缘有疏锯齿或羽状分裂，腹面近无毛或有稀疏微柔毛，背面中脉和侧脉上被疏柔毛。圆锥花序少花，与叶近等长或稍长，总花梗直，长4~8 cm，卷须螺旋状；萼片4片，被缘毛，外面2片圆卵形，长8~10 mm，内面2片长椭圆形，比外面2片约长1倍；花瓣乳白色，倒卵形；雄蕊（雄花）与花瓣近等长或稍长，花丝被疏而长的柔毛；子房（雌花）倒卵形或有时近球形，被短柔毛。蒴果梨形、陀螺状倒三角形或有时近长球形，高1.5~3 cm，宽2~4 cm，褐色，被短柔毛；种子黑色，有光泽，直径约5 mm，种脐心形，鲜时绿色，干时白色。花期夏秋，果期秋季至初冬。[3]

三角泡以全草入药，夏、秋季采收全草，除去杂质，晒干或鲜用。

起草样品收集情况：共收集到样品10批，详细信息见表1、图1、图2。

表1　三角泡样品信息一览表

编号	原编号	药用部位	产地/采集地点/批号	样品状态
SJP-1	20101226	全草	南宁市高峰林场	药材
SJP-2	20110225	全草	横县云表镇	药材
SJP-3	20101214	全草	邕宁县四塘镇	药材
SJP-4	20110703	全草	武鸣县伊岭岩	药材
SJP-5	20110701	全草	武鸣县马头乡	药材
SJP-6	20110610	全草	南宁市老虎岭	药材
SJP-7	20110312	全草	上思县思阳镇	药材
SJP-8	20110223	全草	横县百合镇	药材
SJP-9	20110701	全草	马山县林圩镇	药材
SJP-10	20110701	全草	马山县杨圩镇	药材

备注：三角泡样品SJP-9同时制成腊叶标本，经鉴定，结果确定其为无患子科植物倒地铃，实验中以该样品作为三角泡的对照药材与其他样品进行对比实验。完成样品收集后，将所有10份样品（约300 g）进行粉碎处理，并统一过24目筛，备用。

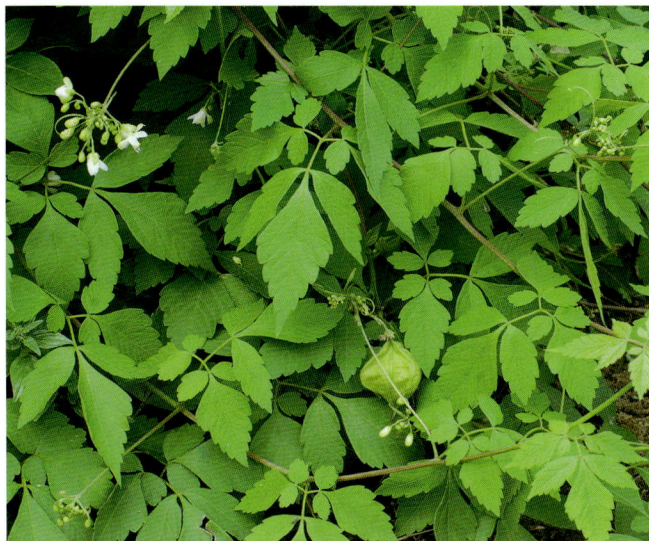

图1　三角泡原植物

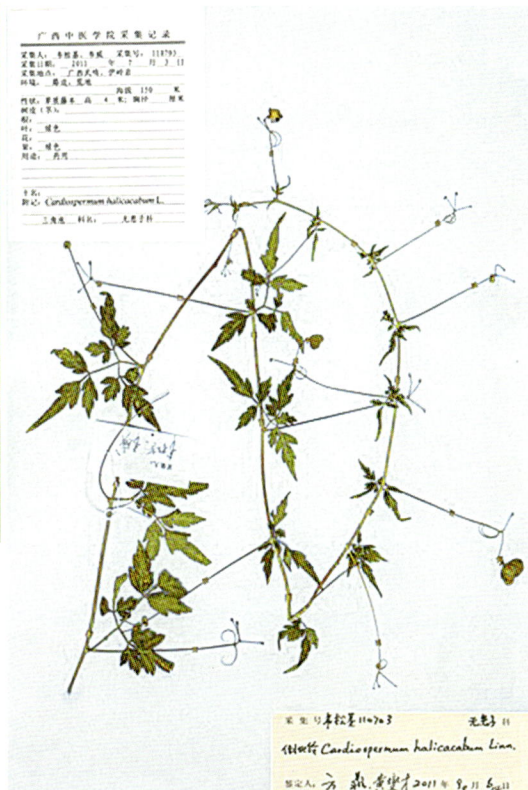

图2　三角泡标本

【化学成分】　本品种子含脂肪酸，如花生酸（arachidic acid）、亚油酸（linoleic acid）、硬脂酸（stearic acid），还含β-谷甾醇（β-sitosterol）、木犀草素-7-O-葡萄糖醛酸苷（luteolin-7-O-glucuronide）。[4]

【药理与临床】　三角泡的乙醇和水提取物能稳定炎症期间的溶酶体膜，抑制溶酶体内酶的漏出，从而避免细胞内的损伤。

【性状】　本品藤茎长1~5 m，直径2~4 mm，表面黄绿色，有深纵沟槽，稍被毛。质脆，易折断。叶暗绿色，多破碎，脱落，或仅存叶柄，完整者小叶卵形或卵状披针形。未成熟的蒴果三角形，附于花序柄顶端，近花序柄顶端有卷须2条。蒴果具3翅，膜质，皱缩。气微，味稍苦。

本品主要鉴别特征为茎有深纵沟槽，蒴果三角形，近花序柄顶端有2条卷须，详见图3。

图3　三角泡药材

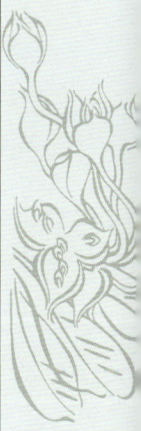

【鉴别】　（1）本品茎横切面：为多角形或类三角形，表皮由2~3列细胞组成。韧皮部薄，形成层不明显，可见6~7个突起的棱，角隅处有时可见厚角组织，木质部环状，导管类圆形，直径大。中央为宽广的髓部，约占茎的3/4。

粉末黄绿色。非腺毛多见，为1~3个细胞，表面具疣状突起，长可达600 μm。腺毛头

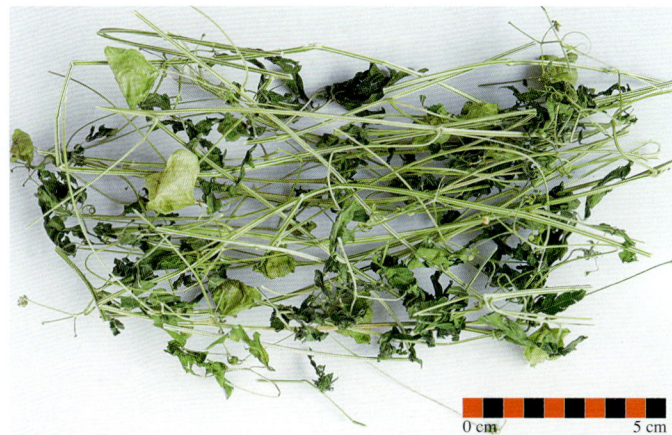

部6~8个细胞，腺柄短，1~2个细胞。纤维成束，胞腔线形，直径20~40 μm。草酸钙簇晶较多，直径25~80 μm；草酸钙方晶散在。

显微鉴别要点：横切面木质部为三角形环状，中央的髓部宽广，详见图4、图5。

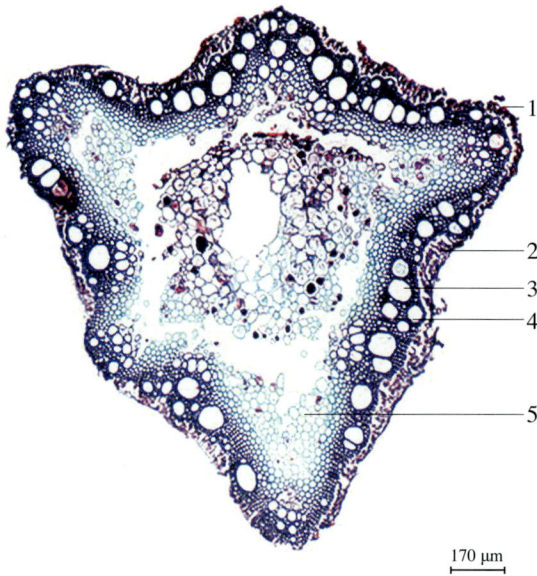

图4　三角泡茎横切面显微全貌图
1. 木栓层　2. 韧皮部　3. 导管
4. 木质部　5. 髓部

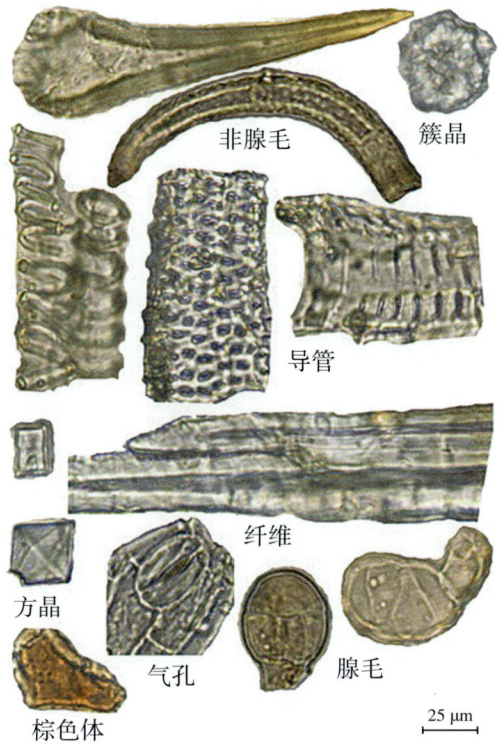

图5　三角泡全草粉末显微图

（2）取本品粉末1 g，加水10 ml，加盐酸1 ml，加热回流30分钟，放冷，滤过，滤液用乙酸乙酯振摇提取2次，每次15 ml，合并乙酸乙酯液，蒸干，残渣加甲醇1 ml使溶解，作为供试品溶液。另取三角泡对照药材1 g，同法制成对照药材溶液。照薄层色谱法（中国药典2010年版一部附录ⅥB）试验，吸取上述两种溶液各6 μl，分别点于同一硅胶G薄层板上，以三氯甲烷-乙酸乙酯-甲酸（6：4：2）为展开剂，预平衡15分钟，展开，取出，晾干，喷以5%三氯化铝乙醇溶液，在105 ℃加热至斑点显色清晰，置紫外光灯（365 nm）下检视。供试品色谱中，在与对照药材色谱相应的位置上，显相同的荧光斑点。10批样品按本法检验，均符合规定，且所得薄层色谱斑点清晰，分离较好，易判断结果，重现性好。

耐用性实验考察：对不同展开系统〔环己烷-乙酸乙酯（1：3）、乙酸乙酯-甲酸-水（8：8：1）、正丁醇-乙酸-水（3：1：1）、三氯甲烷-乙酸-甲醇（9：0.5：0.5）、三氯甲烷-乙酸乙酯-甲酸（6：4：2）〕进行考察，对不同展开温度（25 ℃、32 ℃）、相对湿度（40RH%、70RH%）进行考察，对不同点样量（1 μl、3 μl、5 μl、6 μl）进行考察，均表明本法的耐用性良好，见图6。

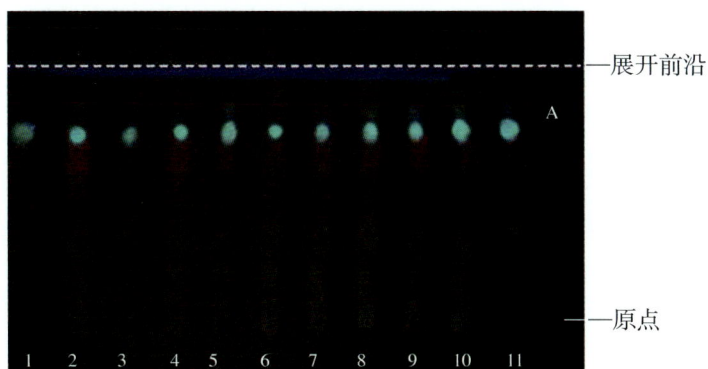

图6 三角泡样品TLC图

1. SJP-1	2. SJP-2	3. SJP-3	4. SJP-4
5. SJP-5	6. SJP-6	7. SJP-7	8. SJP-8
9. SJP-9	10. SJP-10	11. 对照药材	A. 亮绿色荧光斑点

色谱条件：硅胶G薄层自制板，生产厂家：青岛海洋化工有限公司，批号：0100616，厚度：0.5mm，规格：10cm×20cm
　　　　　圆点状点样，点样量：6μl；温度：30℃；相对湿度：53RH%
　　　　　展开剂：三氯甲烷-乙酸乙酯-甲酸（6:4:2）
　　　　　显色剂：5%三氯化铝乙醇溶液，在105℃加热至斑点显色清晰

【检查】 水分　照水分测定法（中国药典2010年版一部附录Ⅸ H第一法）测定。

　　对本品10批样品进行水分测定，结果见表2，据最高值、最低值及平均值，并考虑到该药材为南方所产，而南方气候较为湿润，因此，将本品水分拟定为不得过15.0%。

表2 三角泡样品水分测定结果一览表

样品	水分均值（%）	样品	水分均值（%）
SJP-1	11.9	SJP-6	10.8
SJP-2	10.6	SJP-7	10.9
SJP-3	13.1	SJP-8	11.0
SJP-4	10.0	SJP-9	11.2
SJP-5	12.1	SJP-10	12.9
SJP-7-FH	10.6	SJP-9-FH	10.9
SJP-8-FH	11.5		

　　总灰分　照灰分测定法（中国药典2010年版一部附录Ⅸ K）测定。

　　对本品10批样品进行总灰分测定，结果见表3，据最高值、最低值及平均值，将本品总灰分拟定为不得过11.5%。

表3 三角泡样品总灰分测定结果一览表

样品	总灰分（%）	样品	总灰分（%）
SJP-1	6.3	SJP-6	9.4
SJP-2	6.1	SJP-7	9.3
SJP-3	6.5	SJP-8	9.4
SJP-4	7.3	SJP-9	9.8
SJP-5	7.4	SJP-10	6.4
SJP-7-FH	9.4	SJP-9-FH	8.6
SJP-8-FH	8.6		

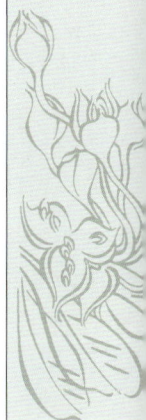

酸不溶性灰分 照灰分测定法（中国药典2010年版一部附录Ⅸ K）测定。

对本品10批样品进行酸不溶性灰分测定，结果见表4，据最高值、最低值及平均值，将本品酸不溶性灰分拟定为不得过1.6%。

表4　三角泡样品酸不溶性灰分测定结果一览表

样品	酸不溶性灰分（%）	样品	酸不溶性灰分（%）
SJP-1	0.6	SJP-6	1.2
SJP-2	0.5	SJP-7	1.2
SJP-3	0.7	SJP-8	1.1
SJP-4	0.6	SJP-9	1.2
SJP-5	1.2	SJP-10	0.8
SJP-7-FH	1.3	SJP-9-FH	0.7
SJP-8-FH	0.7		

【浸出物】 根据成分预试验结果，三角泡中的主要成分有黄酮类等。加热提取一方面有利于化学成分的溶出，另一方面又节省了实验时间，经研究最终确定采用热浸法来进行实验。实验之初对比了水、乙醇、稀乙醇作为提取溶剂的提取效果，对比实验结果表明，水提取效果较稀乙醇的提取效果更优（以SJP-1为供试品，后者浸出物含量为13.89%，前者浸出物含量为16.87%），最终确定以水为提取溶剂，照水溶性浸出物测定法（中国药典2010年版一部附录Ⅹ A）项下的热浸法测定。

对本品10批样品进行浸出物含量测定，结果见表5，据最高值、最低值及平均值，将本品浸出物含量拟定为不得少于19.0%。

表5　三角泡样品浸出物测定结果一览表

样品	浸出物均值（%）	样品	浸出物均值（%）
SJP-1	27.4	SJP-6	28.8
SJP-2	23.8	SJP-7	30.1
SJP-3	26.6	SJP-8	28.3
SJP-4	27.1	SJP-9	29.8
SJP-5	26.9	SJP-10	25.9
SJP-7-FH	25.6	SJP-9-FH	25.8
SJP-8-FH	29.0		

参考文献

[1][2]国家中医药管理局《中华本草》编委会. 中华本草［M］. 上海：上海科学技术出版社，1999：108（总3969）.

[3]中国科学院中国植物志编辑委员会. 中国植物志：第四十七卷第一分册［M］. 北京：科学出版社，1995：4-6.

[4]南京中医药大学. 中药大辞典：上［M］. 2版. 上海：上海科学技术出版社，2006：86.

药学编著： 韦松基　刘华钢　薛亚馨
药学审校： 广西壮族自治区食品药品检验所

《广西壮族自治区壮药质量标准第二卷（2011年版）》注释

大叶桉　　盟安盛

Dayean　　　　　　　Mbawanhsawj

EUCALYPTI ROBUSTAE FOLIUM

【概述】 大叶桉，俗名加里树、蚊仔树。大叶桉古代本草未见有收载。我国自1890年开始从大洋洲引种。广西民间广泛用于预防流行性感冒和流行性脑脊髓膜炎。[1]《中药大辞典》、《全国中草药汇编》、《实用中草药原色图谱》（二）等大型辞书中对其药用价值、原植物、地理分布、产销情况等亦有简要记述。大叶桉原产澳大利亚，引入我国栽培不到100年，主产于我国福建、广东、广西、海南、湖南、云南、贵州、四川、台湾等地；喜生于阳光充足的平地、山坡和路旁。

【来源】 本品为桃金娘科植物大叶桉 *Eucalyptus robusta* Smith的干燥叶。全年均可采收，除去杂质，阴干。

大叶桉为常绿乔木，高达30 m。树皮暗褐色，粗糙，有槽纹，小枝淡红色。叶互生，卵状披针形，长8~18 cm，宽4~8 cm；先端渐尖或尾状，基部阔楔形或钝，有的稍不对称或偏斜，全缘。上表面黄绿色或灰绿色，稍有光泽；下表面较上表面色淡，两面均无毛，有的可见暗红棕色栓质样斑痕，对光透视可见半透明小油点。叶中脉明显，侧脉极多，纤细且横走，沿叶缘联成边脉与叶缘平行；叶柄长约2 cm；革质。揉之有香气。伞形花序腋生或侧生，花5~10朵；总花梗粗而扁，常有棱角，长2~3 cm；花芽梨形，有喙；花白色，直径1.5~2 cm；萼管狭，陀螺状或壶形，长6~8 cm；萼筒狭陀螺形或稍呈壶形，花瓣与萼片合生成帽状体，通常比萼筒长；雄蕊多数，长8~12 cm，子房下位，通常3室，花柱不分裂。蒴果倒卵状长椭圆形，花盘宿存，成为薄的果缘，果瓣3~4片，与果缘等高或稍突出。花果期通常在春、秋二季。

实验研究表明，大叶桉果实中的挥发油主要含1，8-桉叶素、石竹烯、蓝桉醇、聚花伞素等。[2]干叶中挥发油的主要化学成分是萜类、萜醇、醚、酮类和酯等含氧化合物。[3]因此挥发油为大叶桉的主要活性成分。[4-8]

起草样品收集情况：共收集到样品13批，详细信息见表1、图1、图2。

表1　大叶桉样品信息一览表

编号	原编号	药用部位	产地/采集地点/批号	样品状态
DYA–1	1	叶	南宁高峰林场	叶
DYA–2	2	叶	南宁高峰林场	叶
DYA–3	3	叶	南宁高峰林场	叶
DYA–4	4	叶	南宁伊岭岩	叶
DYA–5	5	叶	南宁伊岭岩	叶
DYA–6	6	叶	南宁伊岭岩	叶
DYA–7	7	叶	南宁市宾阳县	叶
DYA–8	8	叶	南宁市宾阳县	叶

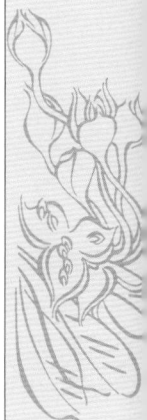

壮药质量标准注释

续表

编号	原编号	药用部位	产地/采集地点/批号	样品状态
DYA-9	9	叶	钦州市灵山县	叶
DYA-10	10	叶	钦州市灵山县	叶
DYA-11	11	叶	南宁市横县	叶
DYA-12	12	叶	南宁市横县	叶
DYA-13	13	叶	南宁市横县	叶

备注：大叶桉样品DYA-9同时制成腊叶标本，经鉴定，结果确定其为桃金娘科植物大叶桉，实验中以该样品作为大叶桉的对照药材与其他样品进行对比。完成样品收集后，将所有13份样品（约300 g）进行粉碎处理，并统一过40目筛，备用。

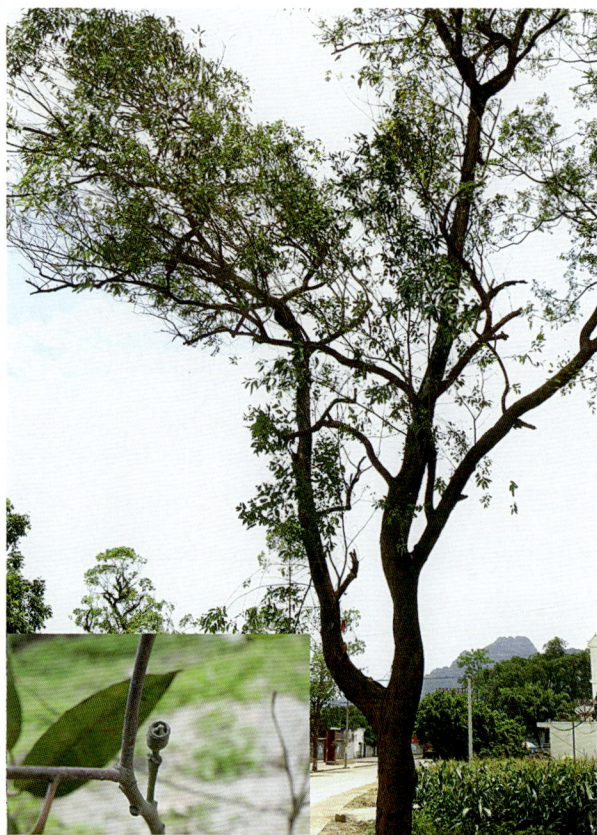

图1　大叶桉原植物

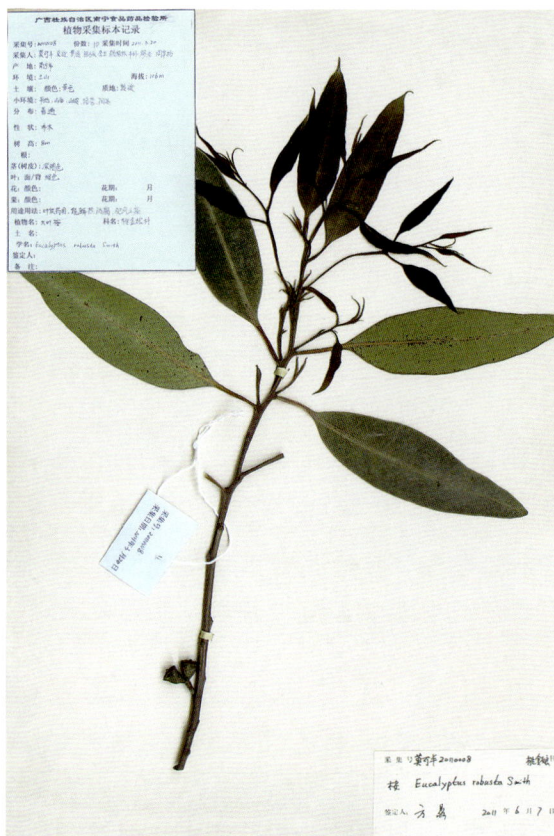

图2　大叶桉标本

【化学成分】　鲜叶含挥发油（桉叶油）约0.7%，油的主要成分为桉油精（cineole）、百里香酚（thymol）、古容薁（guajazulene）、蓝桉醇（globulol）、松香芹酮（l-pinocarvon）。干叶中不含没食子酸、酚类、甾醇、三萜类等。[9, 10]唐伟军等[11]采用GC-MS对大叶桉叶的挥发油进行了化学成分的研究，共鉴定出113个化合物，已确定了90个，占挥发油总量的93.28%，主要为萜类、萜醇类化合物，包括α-蒎烯、1,8-桉叶素、蓝桉醇、冰片等。王岳峰等[12]采用紫外分光光度法测定大叶桉干燥叶中黄酮类化合物的含量。

【药理与临床】　大叶桉具有抗菌、抗病毒的功效。20%水煎剂和水煎醇溶物对金黄色葡萄球菌、甲型链球菌、肺炎球菌、八蝶球菌、奈瑟球菌、绿脓杆菌、痢疾杆菌、大肠杆

《广西壮族自治区壮药质量标准第二卷（2011年版）》注释

菌、伤寒杆菌、副伤寒杆菌均有抑制作用，尤其对金黄色葡萄球菌抑制作用更为显著，对流感病毒也有抑制作用。[13]肖芙蓉等[14]自拟大叶桉饮片治疗感染性腹泻，将71例病人随机分组，观察组采用大叶桉饮片治疗感染性腹泻，对照组用氟哌酸胶囊治疗。结果表明：两者的总有效率分别为97.7%和97.2%，无显著性差异（$P > 0.05$）。

【性状】 本品展平后呈卵状披针形、卵形或阔披针形，黄绿色或灰绿色，长5~18 cm，宽2~8 cm；先端渐尖或尾尖，基部阔楔形或钝，全缘，两面无毛，可见半透明小油点。叶脉沿叶缘联成边缘脉与叶缘平行。革质。揉之有香气，味辛，微苦。

本品主要鉴别特征为上表面黄绿色或灰绿色，两面均无毛，对光透视可见半透明小油点。揉之有香气，味辛，微苦。详见图3。

图3　大叶桉药材

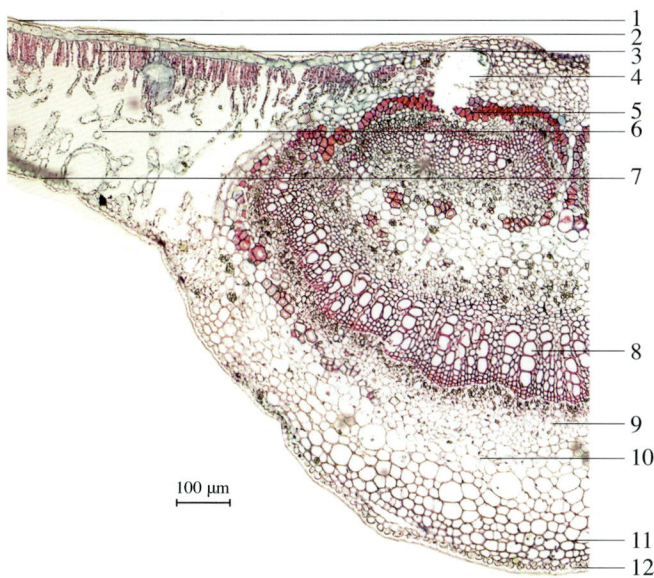

【鉴别】 （1）本品横切面：表皮细胞呈类方形或稍延长，外被较厚的角质层。叶肉组织可见大型油室散在，直径可至150 μm；主脉维管束双韧型，外周纤维近成环。叶肉组织中含草酸钙簇晶及少量方晶。详见图4。

（2）取本品粗粉10 g，照挥发油测定法（中国药典2010年版一部附录X D）提取挥发油。取挥发油0.1 ml，加无水乙醇使成2 ml，混匀，作为供试品溶液。另取桉油精对照品0.1 ml，加无水乙醇制成每1 ml含0.01 ml的溶液，作为对照品溶液。照薄层色谱法（中国药典2010年版一部附录Ⅵ B）试验，吸取上述两种溶液各1 μl，分别点于同一硅胶G薄层板上，以环己烷-乙酸乙酯（9：1）为展开剂，展开，取出，晾干，喷以10%磷钼酸无水乙醇溶液（临用新制），于105 ℃加热至斑点显色清晰。供试品色谱中，在与对照品色谱相应的位置上，显相同颜色的斑点。13批样品按本法检验，均符合规定，且薄层色谱分离效果好，斑点圆整清晰，比移值

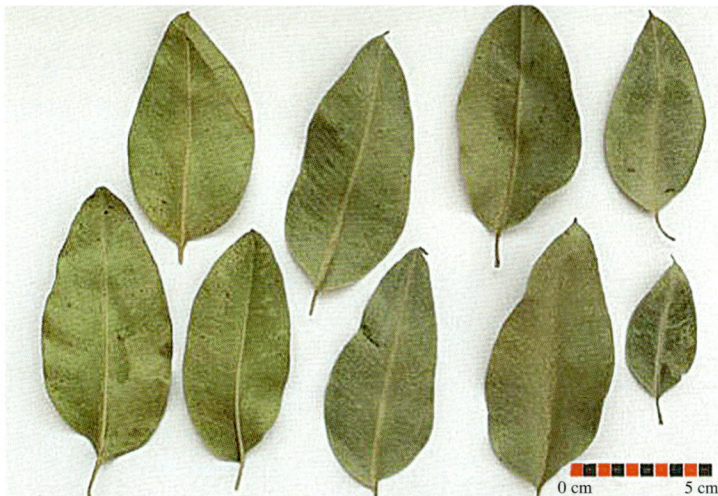

图4　大叶桉叶横切面显微全貌图

1. 角质层　　　2. 上表皮　　　3. 栅栏组织
4. 油室　　　　5. 中柱鞘纤维　6. 海绵组织
7. 气孔　　　　8. 木质部　　　9. 韧皮部
10. 草酸钙簇晶　11. 厚角组织　　12. 下表皮

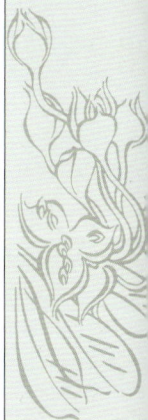

适中，重现性好。

耐用性实验考察：对自制板、高效板（默克公司生产，批号：HS956108）的展开效果进行考察，对不同展开温度（5 ℃、29 ℃）进行考察，对点状、条带状点样进行考察，对展开剂、显色剂的浓度和显色的温度进行考察，结果均表明本法的耐用性良好。

从13批大叶桉薄层鉴别图谱可以看到，1~13号样在与桉油精对照品相应的位置上显相同颜色的斑点，表明13批样品中均含桉油精成分，该检测方法可保证药材的质量，详见图5。

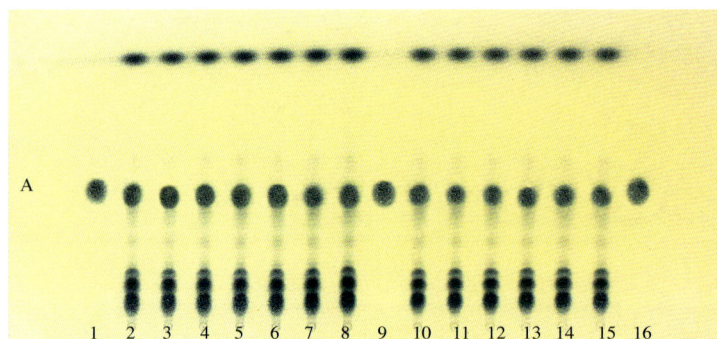

图5　大叶桉样品TLC图

1. 桉油精对照品　　　2. DYA-1　　　3. DYA-2　　　4. DYA-3
5. DYA-4　　　6. DYA-5　　　7. DYA-6　　　8. DYA-7（对照药材）
9. 桉油精对照品　　　10. DYA-8　　　11. DYA-9　　　12. DYA-10
13. DYA-11　　　14. DYA-12　　　15. DYA-13　　　16. 桉油精对照品
　A. 蓝色斑点

色谱条件：硅胶G薄层预制板，生产厂家：青岛海洋化工厂，批号：20091208，
　　　　　规格：10 cm × 20 cm
　　　　　圆点状点样，点样量：5 μl；温度：28 ℃；相对湿度：65RH%
　　　　　展开剂：环己烷-乙酸乙酯（9∶1）

【检查】　水分　照水分测定法（中国药典2010年版一部附录ⅨH第二法）测定。

对本品13批样品进行水分测定，结果见表2，据最高值、最低值及平均值，将本品水分拟定为不得过13.0%。

表2　大叶桉样品水分测定结果一览表

样品	水分均值（%）	样品	水分均值（%）
DYA-1	6.0	DYA -8	11.1
DYA-2	10.1	DYA -9	6.3
DYA-3	5.3	DYA -10	10.2
DYA-4	5.6	DYA -11	10.4
DYA-5	7.8	DYA -12	8.3
DYA-6	8.2	DYA -13	5.0
DYA-7	10.7		

《广西壮族自治区壮药质量标准第二卷（2011年版）》注释

总灰分 照灰分测定法（中国药典2010年版一部附录ⅨK）测定。

对本品13批样品进行总灰分测定，结果见表3，据最高值、最低值及平均值，将本品总灰分拟定为不得过9.0%。

表3 大叶桉样品总灰分测定结果一览表

样品	总灰分（%）	样品	总灰分（%）
DYA–1	7.1	DYA–8	7.0
DYA–2	7.0	DYA–9	7.3
DYA–3	6.7	DYA–10	6.8
DYA–4	6.6	DYA–11	6.8
DYA–5	7.2	DYA–12	7.1
DYA–6	6.4	DYA–13	7.0
DYA–7	7.7		

参考文献

[1]广西壮族自治区革命委员会卫生局. 广西本草选编［M］. 南宁：广西人民出版社，1974：322.

[2]［4］钟伏生，罗永明，单荷珍，等. 大叶桉果实挥发油成分分析［J］. 时珍国医国药，2006，17（6）：942.

[3]［5］［11］唐伟军，周菊峰，李晓宁，等. 大叶桉叶挥发油的化学成分研究［J］. 分析科学学报，2006，22（2）：182–186.

[6]叶舟. 大叶桉叶精油化学成分及其抑菌活性［J］. 福建林学院学报，2007，27（1）：48–51.

[7]刘玉明，柴逸峰，吴玉田，等. GC–MS对蓝桉果实及大叶桉果实挥发油成分研究［J］. 药物分析杂志，2004，24（1）：24–26.

[8]郭向群，曹建民. 蓝桉和大叶桉不同部位中的挥发油含量测定［J］. 卫生职业教育，2003，21（2）：124.

[9]《全国中草药汇编》编写组. 全国中草药汇编［M］. 北京：人民卫生出版社，1975.

[10]南京中医药大学. 中药大辞典［M］. 上海：上海科学技术出版社，2006：0250.

[12]王岳峰，余延春，杨国军. 大叶桉黄酮类化合物的分析及抑菌活性的研究［J］. 中医药学刊，2004，22（11）：2135.

[13]广东省食品药品监督管理局. 广东中药材标准：第一册［M］. 广州：广东科学技术出版社，2004：10–12.

[14]肖芙蓉，符永健，贾杰，等. 大叶桉治疗感染性腹泻疗效观察［J］. 海南医学，2001，12（5）：65.

药学编著： 周嵩煜 莫迎 韦环
药学审校： 广西壮族自治区食品药品检验所

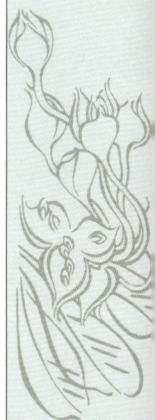

大金不换　　棵楞沤

Dajinbuhuan　　　　Golaeng'aeuj

POLYGALAE CHINENSIS HERBA

《广西壮族自治区壮药质量标准第二卷（2011年版）》注释

【概述】　大金不换，别名肥儿草（《药性考补遗》）、蛇总管、鹧鸪茶、金不换、紫背金牛（《生草药性备要》）、大兰青、大金草（《岭南采药录》）、叶叶一枝花、大叶金不换、大金牛草（《常用中草药手册》）、疳积草、厚皮柑（《广西药植名录》）、金牛远志（《海南常用中草药手册》）。大金不换已收载于《广西中药材标准》（第一册）。由于本品与同属植物瓜子金*Polygala japonica* Houtt.在外观形态上较为相似，而本品植株略为高大，瓜子金矮小，因此壮族民间为了区分二者，称本品为"大金不换"，称瓜子金为"小金不换"。所以沿用壮乡民间的习惯叫法，以"大金不换"为正名。原植物分布于西南及广西、福建、湖北、湖南、广东、海南等地，生长于海拔200~1000 m的草地灌丛中。

【来源】　本品为远志科植物华南远志*Polygala chinensis* Linn.的干燥全草。

大金不换为一年生直立草本，高10~50 cm。根粗壮，橘黄色。茎基部木质化，枝圆柱形，绿色，被卷曲短柔毛。单叶互生；叶柄长约1 mm，被柔毛；叶纸质，倒卵形、椭圆形至披针形，长2.6~7 cm，宽1~1.5 cm，先端钝，具短尖或渐尖，基部楔形，全缘，微反卷，疏被短柔毛；主脉在上面具槽，下面隆起，侧脉少，背面不明显。花两性，总状花序腋上生，稀腋生，长约1 cm，花少，密集；萼片5枚，绿色，宿存，外面3枚小，卵状披针形，长约2 mm，具缘毛，里面2枚大，镰刀形，长约4.5 mm，具缘毛；花瓣3枚，淡黄色，白色带淡红，基部合生，龙骨瓣顶端背部具2束条裂的鸡冠状附属物；雄蕊8枚，花丝长约3 mm，1/2~3/4以下合生成鞘，无缘毛，花药棒状卵形，顶孔开裂；子房扁圆形，直径约1 mm，具缘毛，花柱弯曲，先端马蹄状弯曲，柱头嵌入其内。蒴果圆形，直径约2 mm，先端微凹，具狭翅、缘毛。种子稍扁，长圆形，黑色，长约4 mm，被白色长柔毛，种阜白色，具3短裂膜质的附属物。花期7~9月，果期8~10月。

大金不换以全草入药。春、夏季采收，切段晒干。

起草样品收集情况：共收集到样品7批，详细信息见表1、图1、图2。

表1　大金不换样品信息一览表

编号	原编号	药用部位	产地/采集地点	样品状态
DJBH-1	11040902	全草	金秀瑶族自治县头排乡	药材
DJBH-2	11040903	全草	象州县中平镇	药材
DJBH-3	10122302	全草	横县	药材
DJBH-4	10122301	全草	隆安县	药材
DJBH-5	11041801	全草	武鸣县	药材

编号	原编号	药用部位	产地/采集地点	样品状态
DJBH-6	11042301	全草	那坡县百都乡	药材
DJBH-7	11032901	全草	上思县十万大山	药材

备注：大金不换样品DJBH-5同时压制成腊叶标本，腊叶标本经过方鼎和黄燮才两位植物分类专家鉴定为远志科植物华南远志，实验中以该品作为大金不换的对照药材与其他样品进行对比试验研究。完成样品收集后，将所有7份样品（约300 g）进行粉碎处理，并统一过40目筛，备用。

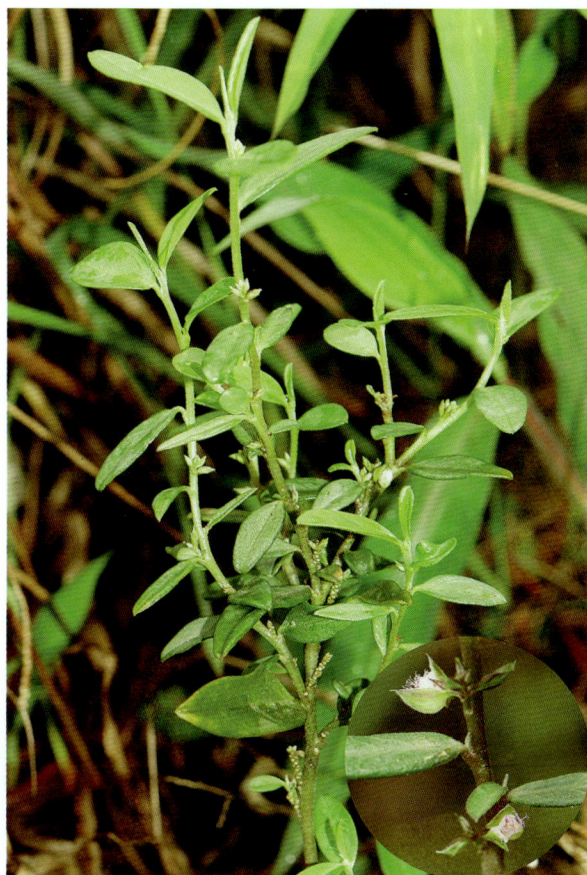

图1　大金不换原植物

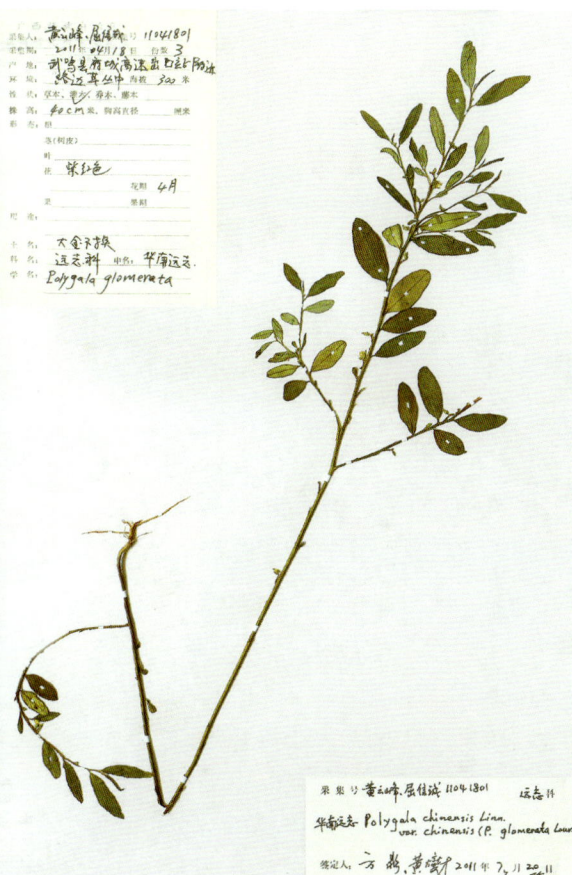

图2　大金不换标本

【化学成分】　全草含黄酮苷、皂苷。全草含金不换内酯（srchilactome，2-piperonylidene-3-veratroyl-3S-y-brtyrolactone）、赛菊芋黄素（helioxanthin）、金不换新内酯（chisrlactome）、华远志内酯（chinensin）、羟基华远志内酯（chinensinaphthol）及羟基华远志内酯甲醚（chinensinaphtholmethylether）。尚含皂苷1.47%、黄酮化合物[1]和glomeratoseA-D[2]。

【药理与临床】　有关大金不换的现代药理研究甚少，远志属含的远志皂苷类具有安神益智、祛痰、抑菌等作用，酮类化合物是良好的神经抑制剂和心血管兴奋剂，还具有很好的镇痛活性和保肝作用等。[3]

【性状】　本品长6~40 cm，茎被柔毛，多数有分枝。叶片皱缩，完整叶呈椭圆形、长圆

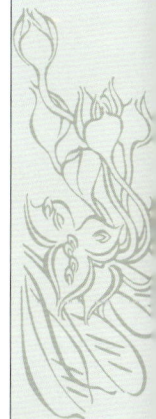

状披针形或卵圆形，长1~6 cm，宽0.5~1.5 cm，灰绿色或黄褐色，叶端常有一小突尖，叶柄短，有柔毛。气微，味淡。

本品主要鉴别特征为茎被柔毛，叶端常有一小突尖，且以干燥、无杂质者为佳，详见图3。

【鉴别】（1）本品粉末灰绿色。纤维较多，成束或分离，壁光滑平直，直径15~26 μm。叶上表皮细胞垂周壁较平直，具角质纹理；叶下表皮细胞垂周壁波状弯曲，气孔为不定式。非腺毛单细胞，直径约20 μm，长90~110 μm。螺纹导管直径16~48 μm。草酸钙簇晶暗灰色，直径18~31 μm。

显微鉴别要点：本品粉末中，有短的非腺毛和草酸钙簇晶是其显微鉴别的主要特征，详见图4。

（2）取本品粉末3 g，加乙醇50 ml，加热回流60分钟，滤过，滤液蒸干，残渣加水20 ml，超声处理15分钟使溶解，用乙醚振摇提取2次，每次20 ml，合并乙醚液，挥干，残渣加甲醇1 ml溶解，作为供试品溶液。另取大金不换对照药材3 g，同法制成对照药材溶液。照薄层色谱法（中国药典2010年版一部附录Ⅵ B）试验，吸取供试品溶液及对照药材溶液各1 μl，

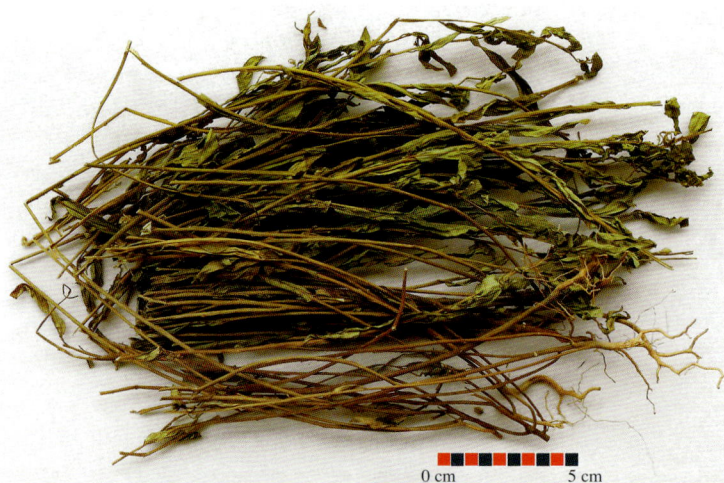

图3　大金不换药材

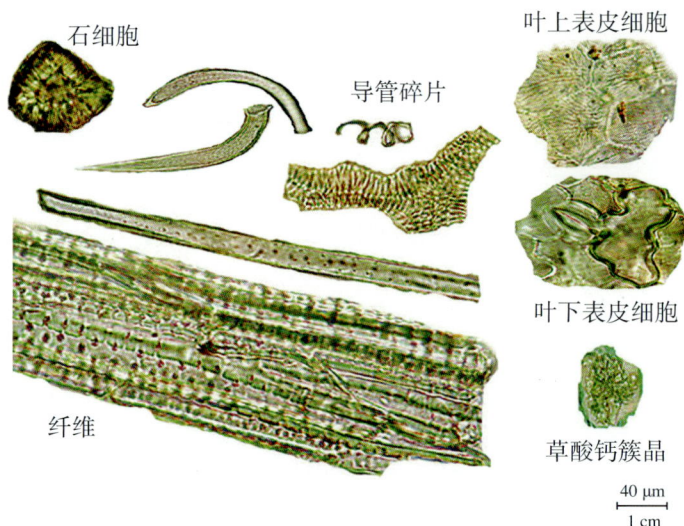

图4　大金不换粉末显微图

分别点于同一硅胶G薄层板上，以二氯甲烷—甲酸乙酯（9∶1）为展开剂，展开，取出，晾干，置紫外光灯（365 nm）下检视。供试品色谱中，在与对照药材相应的位置上，显相同颜色的荧光斑点；喷以5%香草醛硫酸溶液，在105 ℃加热至斑点显色清晰，供试品色谱中，在与对照药材色谱相应位置上，显相同颜色的斑点。7批样品按本法检验，均符合规定，且薄层色谱分离效果好，斑点圆整清晰，比移值适中，重现性好。

耐用性实验考察：采用点状点样，对自制板、预制板（青岛海洋化工厂提供，批号：20111008）的展开效果进行考察，对不同展开温度（10 ℃、30 ℃）进行考察，结果均表明本法的耐用性良好，详见图5。

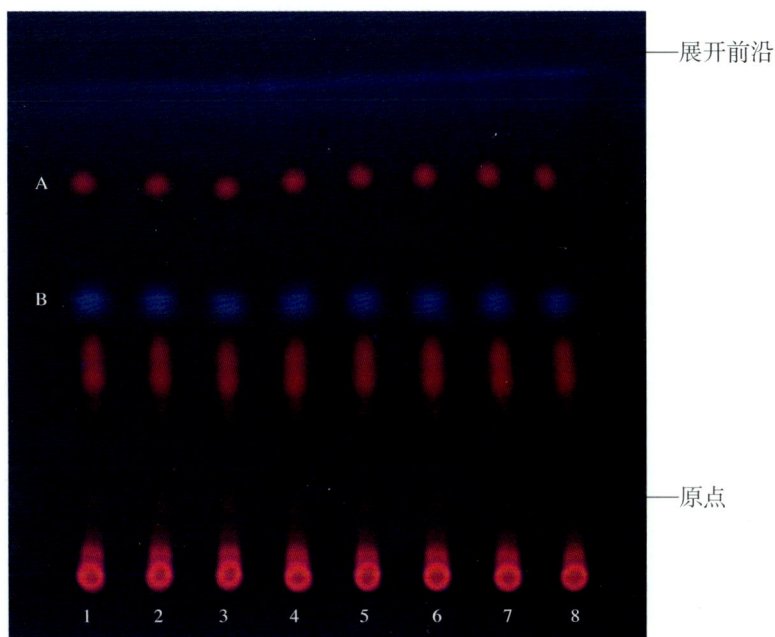

展开前沿

原点

图5　大金不换样品TLC图

1. DJBH–1（对照药材）　　　　2. DJBH–2
3. DJBH–3　　　　　　　　　4. DJBH–4
5. DJBH–5　　　　　　　　　6. DJBH–6
7. DJBH–7　　　　　　　　　8. DJBH–1（对照药材）
A. 红色荧光斑点　　　　　　B. 蓝色荧光斑点

色谱条件：硅胶G薄层预制板，生产厂家：青岛海洋化工厂，批号：20111008，
规格：10 cm×10 cm
圆点状点样，点样量：1 μl；温度：30 ℃；相对湿度：70RH%
展开剂：二氯甲烷—甲酸乙酯（9∶1）
检识：置紫外光灯（365 nm）下检视

【检查】　水分　照水分测定法（中国药典2010年版一部附录Ⅸ H第一法）测定。

对本品7批样品进行水分测定，结果见表2，据最高值、最低值及平均值，将本品水分拟定为不得过12.0%。

表2　大金不换样品水分测定结果一览表

样品	水分均值（%）	样品	水分均值（%）
DJBH–1	9.4	DJBH–5	9.2
DJBH–2	8.6	DJBH–6	9.0
DJBH–3	9.2	DJBH–7	9.0
DJBH–4	9.0	DJBH–1–FH	10.4
DJBH–3–FH	10.2	DJBH–5–FH	10.1

总灰分　照灰分测定法（中国药典2010年版一部附录Ⅸ K）测定。

对本品7批样品进行总灰分测定，结果见表3，据最高值、最低值及平均值，将本品总灰分拟定为不得过5.0%。

表3 大金不换样品总灰分测定结果一览表

样品	总灰分（%）	样品	总灰分（%）
DJBH-1	2.6	DJBH-5	3.9
DJBH-2	2.9	DJBH-6	3.7
DJBH-3	4.1	DJBH-7	3.1
DJBH-4	2.6	DJBH-1-FH	2.2
DJBH-3-FH	2.9	DJBH-5-FH	2.5

【浸出物】 对本品先后进行了水溶性浸出物的热浸法和醇溶性浸出物的热浸法试验，两种试验结果表明水溶性浸出物含量比醇溶性浸出物含量高一些，但总体差异不大，二种方法均可使用，考虑到水溶性浸出物普遍收率较高，再考虑到采用水为溶剂进行测定时具有经济性和安全性，因此，照水溶性浸出物测定法（中国药典2010年版一部附录Ⅹ A）项下的热浸法测定。对本品7批样品进行浸出物含量测定，结果见表4，据最高值、最低值及平均值，将本品浸出物含量拟定为不得少于9.0%。

表4 大金不换样品水溶性浸出物测定结果一览表

样品	浸出物均值（%）	样品	浸出物均值（%）
DJBH-1	9.2	DJBH-5	14.6
DJBH-2	9.7	DJBH-6	13.0
DJBH-3	15.1	DJBH-7	10.6
DJBH-4	16.7	DJBH-1-FH	22.5
DJBH-3-FH	20.4	DJBH-5-FH	19.8

参考文献

[1]广州部队后勤部卫生部. 常用中草药手册［M］. 北京：人民卫生出版社，1969：107.

［2］Zhang D，Miyase T，et al. Oligosaccharide Polyesters from roots of polygala glomerata［J］. Phytochemistry，1998，47（1）：45-52.

［3］李萍，闫明，李平亚. 远志属植物化学成分及生物活性研究进展［J］. 特产研究，2004（3）：56-61.

药学编著：赖茂祥　屈信成　黄云峰
药学审校：广西壮族自治区食品药品检验所

DYB45-GXZYC0015-2011

大钻　　勾钻洪

Dazuan　　Gaeucuenqhung

KADSURAE COCCINEAE RADIX

【概述】　大钻，别名冷饭团、过山龙、臭饭团、入地麝香、十八症、红钻。[1-5]始载于《岭南采药录》，谓："黑老虎，蔓生，根有香气。连州、英德、清远出产。妇女经期前后肚痛，酒煎饮之，水煎亦可。"《中国药典》1977年版以"黑老虎根"名收载。本品为民间用药，广西壮族自治区壮、瑶族将其作为胃病、风湿骨痛、跌打瘀痛、妇科常用药已经有很长的历史。《海南植物志》、《广西本草选编》、《岭南采药录》、《广西植物志》等均有记载。[6, 7]大钻原植物主要分布于广西、广东、海南等省（区）的山谷、山坡林下，其藤常缠绕于树上。

【来源】　本品为木兰科南五味子属植物厚叶五味子Kadsura coccinea（Lem.）A.C.Smith的干燥根。

厚叶五味子（黑老虎）为常绿木质藤本。根常数条粗细相近而集生于膨大结节状的茎基上。茎下部偃伏土中，上部缠绕，枝圆柱形，棕黑色，皮孔稀疏，白色点状。叶互生，长椭圆形至卵状披针形，顶端急尖或短渐尖，基部阔楔形，全缘。上表面深绿色，有光泽，几无毛，侧脉羽状，无托叶，叶柄长1~2 cm，革质。花单性，雌雄同株，单生于叶腋；花梗粗短，盛开时花径约4 cm，花被红色或红黄色，轮状排列，雄花有雄蕊14~48枚，花丝结合成圆柱状雄蕊柱，顶端有钻形附属物，雌花雌蕊群卵形至近球形，心皮离生，50~80个，排成5~7轮。聚合果近球形，成熟时红色或紫黑色，果柄粗壮挺直。种子卵形，红色。花期4~7月，果期8~10月。[8]

大钻以根入药，全年均可采收，洗净鲜用或切片晒干备用。[9]生于山谷、疏林，常缠绕在其他树上。广西产于德保、大新、龙州、马山、武鸣、上思、平南、贺县、昭平、金秀、三江、融水、罗城等县市；在云南、贵州、四川、湖南、广东等省亦有分布。[10]

起草样品收集情况：共收集到样品9批，详细信息见表1、图1、图2。

表1　大钻样品信息一览表

编号	药用部位	产地/采集地点/批号	样品状态
DZ-1	根	广西来宾	药材（短段）
DZ-2	根	广西南宁	药材（短段）
DZ-3	根	广西南宁	药材（短段）
DZ-4	根	广西博白	饮片（短段）
DZ-5	根	广西崇左	药材（短段）
DZ-6	根	广西来宾	饮片（短段）
DZ-7	根	广西梧州	饮片（短段）
DZ-8	根	广西银丰	饮片（短段）
DZ-9	根	广西银丰	饮片（短段）

备注：大钻样品DZ-4同时制成腊叶标本，经鉴定，结果确定其为五味子科植物黑老虎，实验中以该样品作为大钻的对照药材与其他样品进行对比。完成样品收集后，将所有9份样品（约300 g）进行粉碎处理，并统一过40目筛，备用。

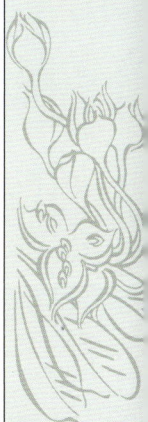

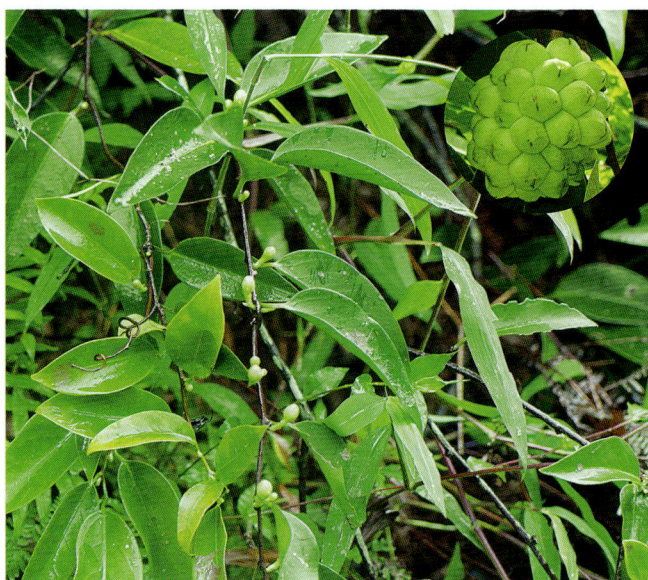

图1 大钻原植物

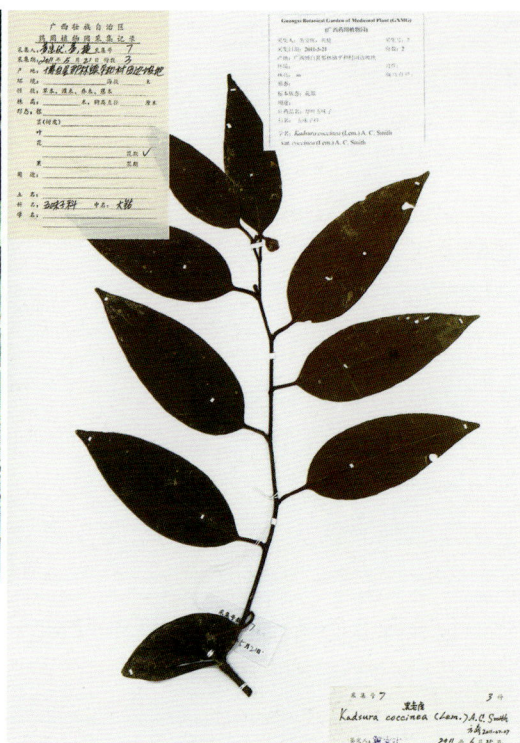

图2 大钻标本

【化学成分】 本品主要含木脂素和三萜类化合物，其次还有单萜类、倍半萜类、甾体类、氨基酸和微量元素等。其中木脂素类化合物主要为联苯环辛二烯型木脂素类。此外还有少量的芳基萘型和二苄基丁烷型木脂素类。三萜类化合物有羊毛甾烷型、环阿屯烷型、kadlongilactone型以及降三萜类。[11-14]

【药理与临床】 本品主治风湿性关节炎、风湿骨痛、腰腿痛、慢性胃炎、胃溃疡、痛经、产后腹痛、疝气痛、跌打损伤。[15-18]

1．对肝脏的作用。降低转胺酶，治疗慢性肝炎。2．抗氧化作用。能明显地减少对四氯化碳引起的过氧化物的产生。3．血小板活化因子的拮抗作用。竞争性地拮抗血小板活化因子。4．抗HIV病毒作用。对HIV-1逆转录酶有一定的抑制作用。5．抗衰老作用。降低与衰老相关的红细胞超氧化物歧化酶（SOD）和全血谷胱甘肽过氧化物酶（GSH-P）的活性。[19]

【性状】 本品呈圆柱形，略弯曲，长短不一，直径1~4 cm。表面深褐色或黑褐色，具纵皱纹及横向深裂，弯曲处深裂成横向沟纹。皮部多横向断裂呈串珠状，易与木部剥离。质坚韧，不易折断，断面纤维性。皮部厚，浅蓝灰色，有密集的小白点和放射状的细纹；木部黄白色或浅棕色，可见多数小孔。气微香，味微辛。

以根条大小均匀、皮厚、表面黑褐色、无须根并香气浓者为佳。详见图3。

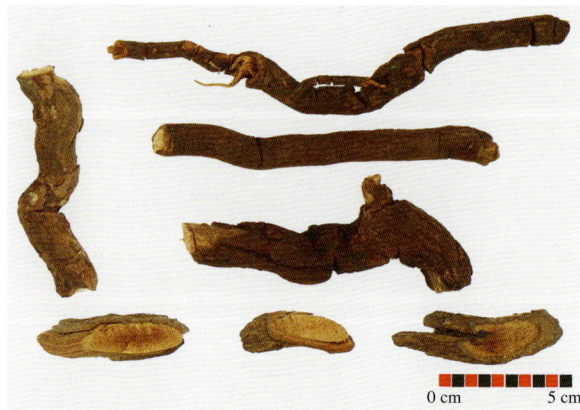

图3 大钻药材

《广西壮族自治区壮药质量标准第二卷（2011年版）》注释

【鉴别】　（1）本品根横切面：木栓层由数列长方形扁平细胞组成，皮层较厚，有嵌晶纤维单个散在；韧皮部有少数石细胞及嵌晶纤维，单个散在或2~4个相聚，射线宽1~3列细胞；木质部导管大小不一，多单个呈径向排列，纤维木化，射线宽1~3列细胞。

粉末淡红棕色。嵌晶纤维较多，长55~1745 μm，直径17~68 μm。淀粉粒较少，单粒或复粒，单粒直径8~22 μm，复粒由2~3分粒组成。主为螺纹导管、梯纹导管，螺纹导管直径10~25 μm。

显微鉴别要点：淀粉粒、嵌晶纤维和木栓细胞较多见，可见油细胞，导管以具缘纹孔导管为主，详见图4、图5、图6。

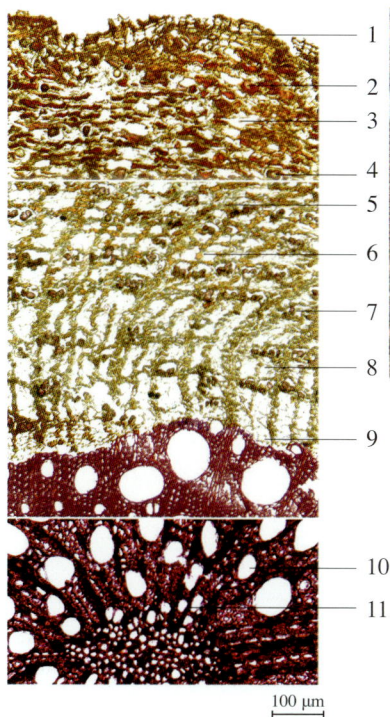

图5　大钻根横切面显微放大图
1. 淀粉粒　2. 嵌晶纤维　3. 油细胞

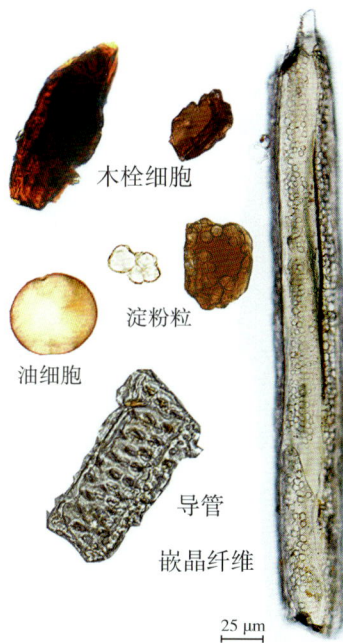

图4　大钻根横切面显微全貌图
1. 木栓层　　2. 色素块　　3. 皮层
4. 油细胞　　5. 淀粉粒　　6. 韧皮射线
7. 嵌晶纤维　8. 韧皮部　　9. 形成层
10. 导管　　11. 木射线

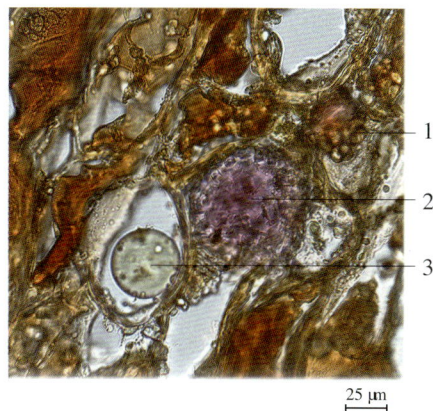

木栓细胞　淀粉粒　油细胞　导管　嵌晶纤维

图6　大钻药材粉末显微鉴别图

（2）取本品粉末2 g，分别加入甲醇30 ml，超声处理1小时，滤过，滤液用石油醚（60~90 ℃）30 ml振摇提取，甲醇液浓缩至2 ml，作为供试品溶液；另取大钻对照药材2 g，同法制成对照药材溶液。照薄层色谱法（中国药典2010年版一部附录Ⅵ B）试验，吸取上述两种溶液各5~10 μl，分别点于同一硅胶G薄层板上，以三氯甲烷-乙酸乙酯-乙酸（20：1：0.1）为展开剂，展开，取出，晾干，喷以10%的磷钼酸乙醇液，加热至斑点显色清晰。供试品色谱中，在与对照药材色谱相应的位置上，显相同颜色的斑点。6批样品按本法检验，均符合规定，且薄层色谱分离效果好，斑点圆整清晰，比移值适中，重现性好。

耐用性实验考察：对不同类型预制板（硅胶60荧光薄层层析铝箔板，生产厂家：MERCK，批号：OB466475；硅胶60荧光薄层层析玻璃板，生产厂家：MERCK，批号：HX93325）的展开效果进行考察，对不同展开温度（4 ℃、22 ℃）进行考察，对点状、条带状点样进行考察，结果均表明本法的耐用性良好，详见图7。

壮药质量标准注释

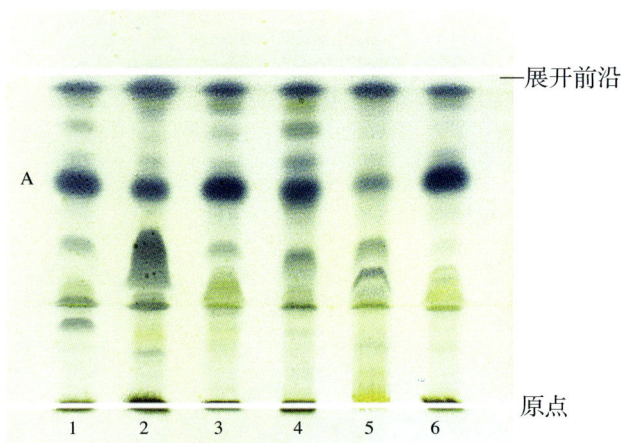

图7　大钻样品TLC图

| 1. DZ-1 | 2. DZ-2 | 3. DZ-3 |
| 4. DZ-4（对照药材） | 5. DZ-5 | 6. DZ-6 | A. 蓝绿色斑点 |

色谱条件：硅胶60荧光薄层层析玻璃板，生产厂家：MERCK，批号：HX93325，规格：10 cm×10 cm

条带状点样，点样量：5 μl；温度：22 ℃；相对湿度：51RH%

展开剂：正己烷-乙酸乙酯（9∶1）

【检查】　水分　照水分测定法（中国药典2010年版一部附录Ⅸ H第一法）测定。

对本品6批样品进行水分测定，结果见表2，据最高值、最低值及平均值，并考虑到该药材为南方所产，而南方气候较为湿润，因此，将本品水分拟定为不得过17.0%。

表2　大钻样品水分测定结果一览表

样品	水分均值（%）
DZ-1	15.7
DZ-2	15.4
DZ-3	16.5
DZ-4	15.5
DZ-5	13.8
DZ-6	15.3
DZ-5-FH	11.9
DZ-6-FH	16.3
DZ-7-FH	12.9

总灰分　照灰分测定法（中国药典2010年版一部附录Ⅸ K）测定。

对本品6批样品进行总灰分测定，结果见表3，据最高值、最低值及平均值，将本品总灰分拟定为不得过6.0%。

表3　大钻样品总灰分测定结果一览表

样品	总灰分（%）
DZ-1	2.6
DZ-2	4.5
DZ-3	3.0
DZ-4	3.5

《广西壮族自治区壮药质量标准第二卷（2011年版）》注释

续表

样品	总灰分（%）
DZ-5	4.8
DZ-6	5.9
DZ-5-FH	2.6
DZ-6-FH	2.6
DZ-7-FH	4.1

酸不溶性灰分　照灰分测定法（中国药典2010年版一部附录Ⅸ K）测定。

对本品6批样品进行酸不溶性灰分测定，结果见表4，据最高值、最低值及平均值，将本品酸不溶性灰分拟定为不得过2.0%。

表4　大钻样品酸不溶性灰分测定结果一览表

样品	酸不溶性灰分（%）
DZ-1	0.6
DZ-2	1.9
DZ-3	1.0
DZ-4	1.3
DZ-5	1.1
DZ-6	1.4
DZ-5-FH	0.6
DZ-6-FH	0.7
DZ-7-FH	1.6

【浸出物】　查阅文献表明[20, 21]，大钻中主要含有木脂素和三萜类化合物，该成分为脂溶性成分，因此，考虑用醇溶性浸出物来考察大钻中所含活性成分的多少，照醇溶性浸出物测定法（中国药典2010年版一部附录Ⅹ A）项下的热浸法测定。

对本品6批样品进行浸出物含量测定，结果见表5，据最高值、最低值及平均值，将本品浸出物含量拟定为不得少于10.0%。

表5　大钻样品浸出物测定结果一览表

样品	浸出物均值（%）
DZ-1	13.5
DZ-2	13.3
DZ-3	12.5
DZ-4	15.7
DZ-5	15.9
DZ-6	17.2
DZ-5-FH	11.8
DZ-6-FH	13.7
DZ-7-FH	15.9

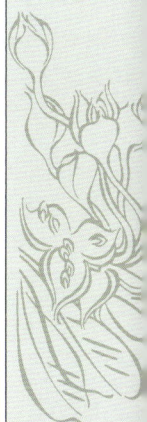

参考文献

［1］［6］［15］广西壮族自治区中国科学院广西植物研究所. 广西植物志：第一卷［M］. 南宁：广西科学技术出版社，1991：107.

［2］［7］［8］［10］中国科学院中国植物志编辑委员会. 中国植物志［M］. 北京：科学出版社，2004：135.

［3］宋立人，洪恂，丁绪亮，等. 现代中药学大辞典：下册［M］. 北京：人民卫生出版社，2001：2172.

［4］江苏新医学院. 中药大辞典［M］. 上海：上海人民出版社，1977：1151.

［5］谭立英，刘耕耘. 冷饭团的生药鉴定［J］. 中国中药杂志，1994，19（3）：141.

［9］［16］戴斌. 中国现代瑶药［M］. 南宁：广西科学技术出版社，2009：63.

［11］洪庚辛，唐人九. 治疗风湿性关节炎新药祛风痛片［J］. 中草药，1986，17（10）：91.

［12］［20］王楠，李占林，华会明. 黑老虎根化学成分的研究［J］. 中草药，2010，41（2）：195.

［13］［19］［21］舒永志，成亮，杨培明. 黑老虎的化学成分及药理作用研究进展［J］. 中草药，2011，42（4）：805.

［14］刘锡钧，王宝奎. 冷饭团晶I的分离与鉴定［J］. 中草药，1989，2（6）：2.

［17］覃迅云，罗金裕，高志刚. 中国瑶药学［M］. 北京：民族出版社，2002：58-59.

［18］国家中医药管理局《中华本草》编委会. 中华本草：第二卷［M］. 上海：上海科学技术出版社，1999：895.

药学编著： 缪剑华　樊兰兰　赵以民
药学审校： 广西壮族自治区食品药品检验所

万寿果　　冷要给

Wanshouguo　　　　　Lwgnyaujgaeq

HOVENIAE ACERBAE FRUCTUS

【概述】 万寿果，俗名鸡爪子、拐枣子（《四川中药志》），鸡距子（《广西本草选篇》），万字果（《全国中草药汇编》），鸡爪果（《南宁市药物志》）。本品入药是以枳椇子之名始载于《新修本草》，万寿果之名则始见于《药物出产辨》。《新修本草》云："其树径尺，木名白石，叶如桑柘，其子作房似珊瑚，核在其端。"《本草纲目》收载于果部，谓："枳椇木高三四丈，叶圆大如桑柘，夏月开花，枝头结实，如鸡爪形，长寸许，扭曲开作二三歧，俨若鸡之足距，嫩时青色，经霜乃黄，嚼之味甘如蜜，每开歧尽处，结一二小子，状如蔓荆子，内有扁核赤色，如酸枣仁形。"上述植物形态及《本草纲目》所附枳椇图的特征与本品原植物一致。本品名称沿用《药物出产辨》、《广西本草选编》名称，并考虑到广西壮族地区民间多称本品为"万寿果"，故以"万寿果"为正名。

据调查，在广西和广东地区，尤其是壮族地区，万寿果的药用部位习惯使用带肉质花序轴的成熟干燥果实。

【来源】 本品为鼠李科植物枳椇子 *Hovenia acerba* Lindl. 带果序轴的成熟干燥果实。秋冬季果实成熟时，连肉质果序轴一并采下，晒干。

高大乔木，高 10~25 m；小枝褐色或黑紫色，被棕褐色短柔毛或无毛，有明显白色的皮孔。叶互生，厚纸质至纸质，宽卵形、椭圆状卵形或心形，长 8~17 cm，宽 6~12 cm，顶端长渐尖或短渐尖，基部截形或心形，稀近圆形或宽楔形，边缘常具整齐浅而钝的细锯齿，上部或近顶端的叶有不明显的齿，稀近全缘，上面无毛，下面沿脉或脉腋常被短柔毛或无毛；叶柄长 2~5 cm，无毛。二歧式聚伞圆锥花序，顶生和腋生，被棕色短柔毛；花两性，直径 5~6.5 mm；萼片具网状脉或纵条纹，无毛，长 1.9~2.2 mm，宽 1.3~2 mm；花瓣椭圆状匙形，长 2~2.2 mm，宽 1.6~2 mm，具短爪；花盘被柔毛；花柱半裂，稀浅裂或深裂，长 1.7~2.1 mm，无毛。浆果状核果近球形，直径 5~6.5 mm，无毛，成熟时黄褐色或棕褐色；果序轴明显膨大；种子暗褐色或黑紫色，直径 3.2~5 mm。花期 5~6 月，果期 9~10 月。

生长环境：生于海拔 2 100 m 以下的开旷地、山坡林缘或疏林中，庭院宅旁常有栽培。

主产地：广西各地均有产，甘肃、陕西、河南、安徽、江苏、浙江、江西、福建、广东、湖南、湖北、四川、云南、贵州等地有分布。

以肉质果序轴肥大、味甜、棕红色者为佳。

起草样品收集情况：共收集到样品8批，详细信息见表1、图1、图2。

表1　万寿果样品信息一览表

编号	原编号	药用部位	产地/采集地点	样品状态
WSG-1	10110201	果实	广西荔浦	药材
WSG-2	10111001	果实	广西桂林雁山	药材

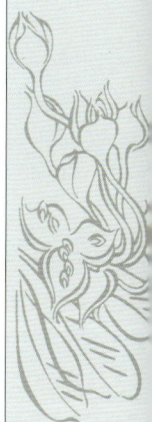

壮药质量标准注释

编号	原编号	药用部位	产地/采集地点	样品状态
WSG–3	10110601	果实	广西灵山陆屋	药材
WSG–4	10110602	果实	广西灵山旧州	药材
WSG–5	10102601	果实	广西钦州	药材
WSG–6	10110201	果实	广西平南	药材
WSG–7	10110501	果实	广西河池	药材
WSG–8	10101601	果实	广西横县	药材

备注：万寿果样品WSG–1同时制成腊叶标本，经方鼎和黄燮才两位植物分类学家鉴定为鼠李科植物枳椇子，实验中以该样品作为万寿果的对照药材与其他样品进行对比研究。完成样品收集后，将所有8批样品（约500 g）进行粉碎处理，并统一过40目筛，备用。

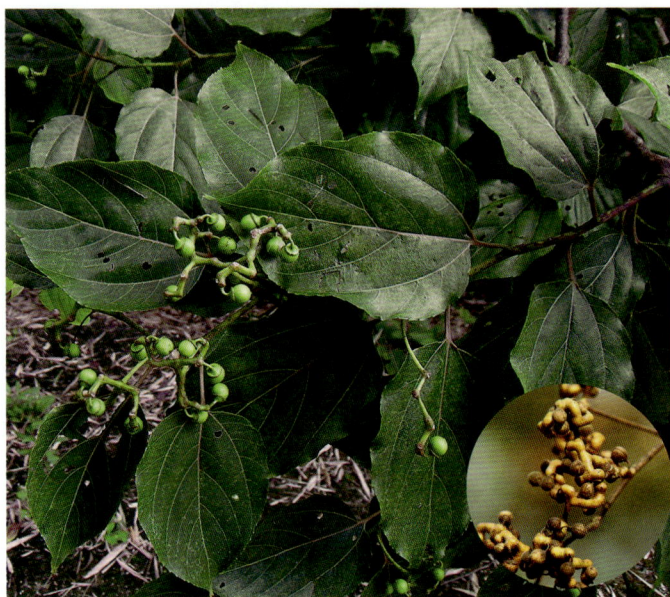

图1　万寿果原植物

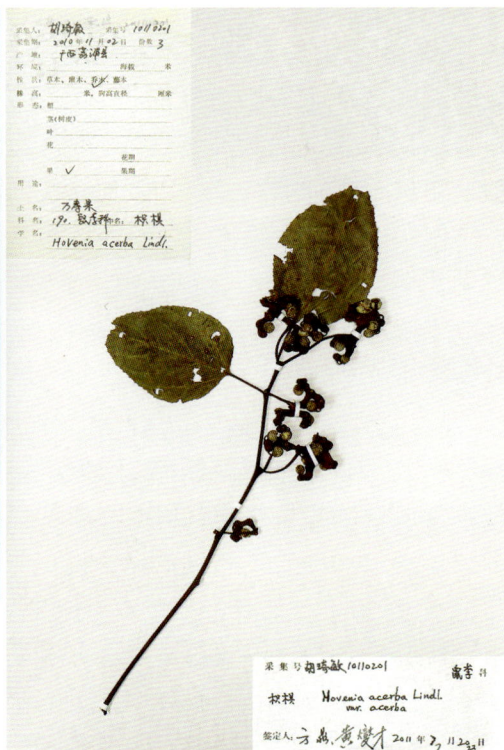

图2　万寿果标本

【化学成分】　据文献检索，万寿果主要含有槲皮素（Quercetin）、异槲皮素（Isoquercetin）、山奈酚（Kaempferol）、双氢山奈酚（Dihydrokaempferol）、杨梅素（Myricetin）、二氢杨梅素（Dihydromyricetin）、大黄素（Emodin）、芦丁（Rutin）、洋芹素（Apigenin）等。[1, 2]此外，枳椇子还含有异欧鼠李碱（Frangulanine）、枳椇碱A（Hovenine A）、枳椇碱B（Hovenine B）、黑麦草碱（Perlolyrine）[3]，以及不饱和脂肪酸5种和饱和脂肪酸22种。[4]

【药理与临床】　1.中枢抑制作用。小鼠腹腔注射枳椇子皂苷30 mg/kg，能明显减少自发活动，并延长环己巴比妥的睡眠时间；大鼠腹腔注射30 mg/kg，能特异性地抑制条件反射，显示有一定的镇静作用。小鼠腹腔注射较大剂量（400 mg/kg以上）时，对电刺激及戊四唑或士的宁所致的惊厥均有一定的抗惊厥作用。

2.降压作用。小鼠静脉注射枳椇子皂苷3~10 mg/kg，均有短暂的降压作用。

3.抗脂质过氧化作用。万寿果匀浆液给雄性小鼠以6 g/kg、9 g/kg灌胃给药14 d，以硫代巴比妥酸比色法测定血清及肝、肾、脑组织中丙二醛（MAP）含量，表明能显著降低血清和组织中MAD含量并显量效依赖关系；以邻苯三酚自氧化法测定超氧化物歧化酶（SOD），表明能显著增加小鼠肝、脑组织中的SOD含量。[5]

4.其他作用。万寿果匀浆液6 g/kg灌胃给药7 d能增强小鼠耐寒（−20 ℃）功能和耐热（50 ℃）功能，并能延长小鼠游泳时间。表明万寿果能显著增加小鼠综合体能和抗御不良刺激的能力。[6]

【性状】 本品为带肉质果序轴的果实，肉质果序轴肥厚，膨大，多分枝，弯曲不直，形似鸡爪；长3~5 cm或更长，直径4~6 mm；表面棕褐色，有纵皱纹，略具光泽。质松易断。果实近圆形，表面黑棕色，上有3条浅沟及网状条纹，先端略尖，下有细果柄，内有种子3枚。气微，味甜。详见图3。

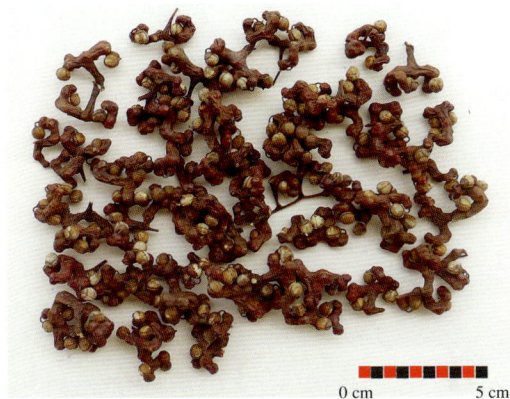

图3　万寿果药材

【鉴别】 （1）本品果序轴横切面：木栓层细胞6~10列，细胞长圆形，棕黄色。皮层细胞5~10列，圆形、类圆形或不规则形，有的含棕黄色分泌物；维管束间断环状分布，韧皮部筛管群细胞曲圆形或不规则形，有的含棕黄色分泌物，形成层不明显。木质部导管不明显，木纤维细胞壁较厚，木化，射线细胞1~2列，含棕黄色分泌物质；髓部约占茎的1/2，薄壁细胞圆形、类圆形，壁薄，有的含棕黄色分泌物质。本品薄壁细胞中多含草酸钙簇晶，直径5~6 μm。

显微鉴别要点：果柄横切面的薄壁细胞中有的含棕黄色分泌物，详见图4、图5。

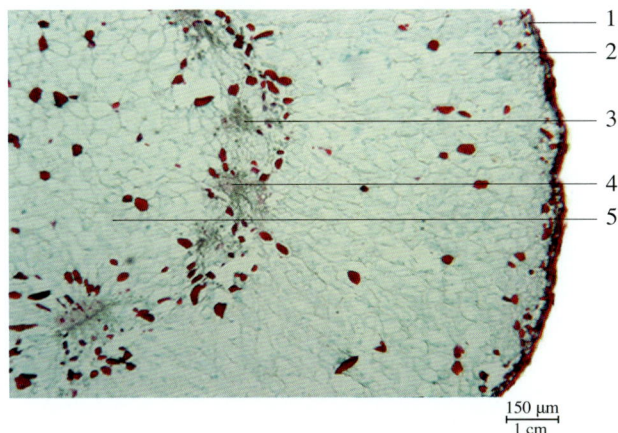

图4　万寿果（肉质果序轴）横切面显微全貌图
1. 木栓层　2. 皮层　3. 韧皮部　4. 木质部　5. 髓部

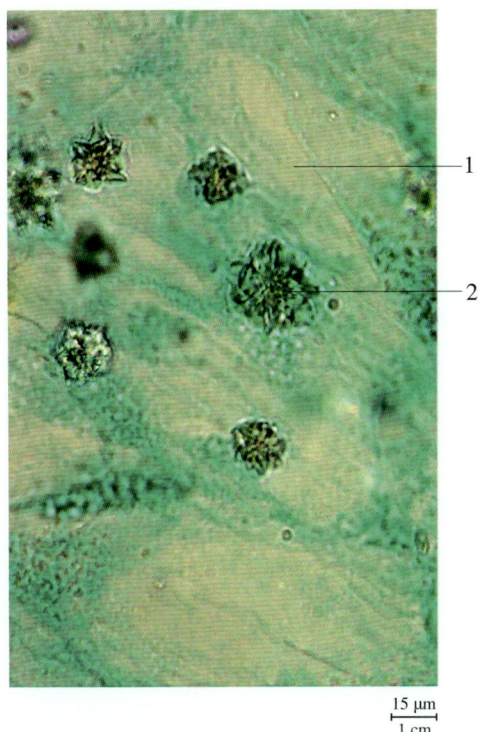

图5　万寿果（肉质果序轴）横切面显微放大图
1. 薄壁细胞　　2. 草酸钙簇晶

（2）取本品粉末5 g，加无水乙醇50 ml，置80 ℃水浴中回流提取1.5小时，滤过，滤液蒸干，残渣加水20 ml，超声处理15分钟使溶解，用乙醚振摇提取2次，每次20 ml，合并乙醚液，挥干，残渣加甲醇1 ml使溶解，作为供试品溶液。另取万寿果对照药材5 g，同法制成对照药材溶液。照薄层色谱法（中国药典2010年版一部附录Ⅵ B）试验，吸取上述两种溶液各1～5 μl，分别点于同一硅胶G薄层板上，以三氯甲烷–甲醇（15∶1）为展开剂，展开，取出，晾干，喷以5%香草醛硫酸溶液，在105 ℃加热至斑点显色清晰。供试品色谱中，在与对照药材色谱相应的位置上，显相同颜色斑点。8批样品按本法检验，均符合规定，重现性好。

耐用性实验考察：采用点状点样，对自制板、预制板（青岛海洋化工厂提供，批号：20111008）的展开效果进行考察，对不同展开温度（10 ℃、30 ℃）进行考察，结果均表明本法的耐用性良好，详见图6。

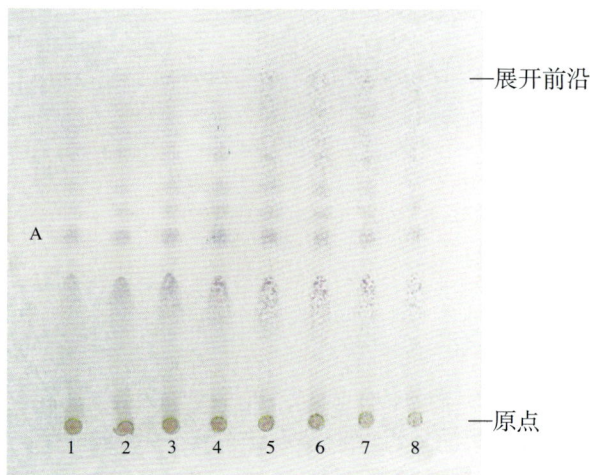

—展开前沿

A

—原点

1 2 3 4 5 6 7 8

图6　万寿果样品TLC图

1. WSG–1（对照药材）　　2. WSG–2　　3. WSG–3　　4. WSG–4
5. WSG–5　　6. WSG–6　　7. WSG–7　　8. WSG–8　　A. 红紫色斑点

色谱条件：硅胶G薄层预制板，生产厂家：青岛海洋化工厂，批号：20111008，规格：10 cm×10 cm
　　　　　圆点状点样，点样量：5 μl；温度：24 ℃；相对湿度：60RH%
　　　　　展开剂：三氯甲烷–甲醇（15∶1）；检识：喷5%香草醛硫酸溶液，105 ℃加热至斑点显色清晰

【检查】 **水分**　照水分测定法（中国药典2010年版一部附录Ⅸ H第一法）测定。

对本品8批样品进行水分测定，结果见表2，据最高值、最低值及平均值，并考虑到万寿果富含糖分物质不易干燥，而且考察批次有限，因此，将本品水分拟定为不得过16.0%。

表2　万寿果样品水分测定结果一览表

样品	水分均值（%）	样品	水分均值（%）
WSG–1	13.2	WSG–5	14.2
WSG–2	16.0	WSG–6	15.7
WSG–3	15.7	WSG–7	16.1
WSG–4	15.1	WSG–8	15.4
WSG–1–FH	12.8	WSG–3–FH	12.8
WSG–2–FH	12.8		

总灰分 照灰分测定法（中国药典2010年版一部附录Ⅸ K）测定。

对本品8批样品进行总灰分测定，结果见表3，据最高值、最低值及平均值，将本品总灰分拟定为不得过8.0%。

表3　万寿果样品总灰分测定结果一览表

样品	总灰分（%）	样品	总灰分（%）
WSG-1	5.3	WSG-5	6.0
WSG-2	4.3	WSG-6	4.7
WSG-3	5.0	WSG-7	6.6
WSG-4	5.3	WSG-8	6.2
WSG-1-FH	4.3	WSG-3-FH	4.3
WSG-2-FH	4.4		

【浸出物】　本品浸出物试验分别比较了水溶性浸出物的热浸法和醇溶性浸出物的热浸法的浸出效果，结果表明，醇溶性浸出物收率偏低，而水溶性浸出物收率明显较高，操作简便，易于滤过，且收率较稳定，故最终确定以水为提取溶剂，照水溶性浸出物测定法（中国药典2010年版一部附录Ⅹ A）项下的热浸法测定。

对本品8批样品进行浸出物含量测定，结果见表4，据最高值、最低值及平均值，将本品浸出物含量拟定为不得少于17.0%。

表4　万寿果样品浸出物测定结果一览表

样品	浸出物均值（%）	样品	浸出物均值（%）
WSG-1	19.8	WSG-5	17.4
WSG-2	22.4	WSG-6	19.7
WSG-3	18.8	WSG-7	19.9
WSG-4	19.3	WSG-8	18.6
WSG-1-FH	45.8	WSG-3-FH	45.9
WSG-2-FH	47.6		

参考文献

[1]李克明，任丽娟. 枳椇子化学成分的研究 Ⅱ. 黄酮类成分的分离与鉴定 [J]. 中草药，1999，30（增刊）：60.

[2]沙美，丁林生. 枳椇子的化学成分研究 [J]. 中国药科大学学报，2001，32（6）：418.

[3]MAKOTO T，YUKIO O，SHOJI S. New peptide alkaloids from Hovenia dulcis and H. tomentella [J]. Phytocgemistry，1973（12）：2985-2986.

[4]李克明，任丽娟. 枳椇子化学成分的研究 Ⅰ. 脂肪油中脂肪酸成分分析 [J]. 中草药，1997，28（11）：653.

[5][6]王艳林，韩钰，钱京萍. 枳椇子抗脂质过氧化作用的实验研究 [J]. 中草药，1994，25（6）：306.

药学编著：赖茂祥　梁冰　覃兰芳
药学审校：广西壮族自治区食品药品检验所

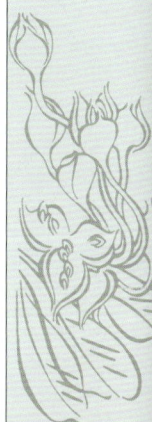

广钩藤　　扣温钩

Guanggouteng　　　　Gaeuoenngaeu

UNCARIAE SCANDENSIS ET RHYNCHPHYLLOIDESIS RAMULUS CUMUNCIS

【概述】　广钩藤，俗名钩藤、双钩藤、单钩藤。钩藤始载于《别录》，原名钓藤。其后《唐本草》、《本草图经》、《神农本草经》等均有记载。2010年版《中国药典》一部收载的钩藤品种有茜草科植物钩藤 *Uncaria rhynchphylla*（Miq.）Miq. ex Havil.、大叶钩藤 *U. macrphylla* Wall.、毛钩藤 *U.hirsuta* Havil.、华钩藤 *U.sinensis*（Oliv.）Havil. 以及无柄果钩藤 *U.sessilifructus* Roxb.。据调查，广西壮、瑶民间也有使用攀茎钩藤及侯钩藤的习惯。中医认为钩藤类药材有清热平肝、息风定惊的功效，壮医除了上述中医应用以外，还常用于扭挫伤、风湿痹痛和坐骨神经痛等。对本标准收载的品种，《广西药用植物名录》记载："用于感冒，高热抽搐，高血压病，头晕，头痛。"[1]《广西中药资源名录》记载："用于头痛眩晕，感冒夹惊，惊痫抽搐，妊娠子痫，高血压症。"[2]《广西植物名录》[3]、《广西道地药材》[4]等专著亦有记载。攀茎钩藤产于广东、海南、广西、云南、四川及西藏。广西东兰、凤山、上林、崇左、凭祥、龙州、宁明、邕宁、横县、上思、平南、桂平、昭平、靖西、田林、西林、隆林等地的山地树林有分布。侯钩藤产于广东、广西；广西南宁、横县、宁明、钦州、浦北、上思、融水、梧州、博白、昭平等地的林中或林缘均有分布。

【来源】　本品为茜草科植物攀茎钩藤 *Uncaria scandens*（Smith）Hutchins 或侯钩藤 *Uncaria rhynchphylloides* F.C.How 的干燥带钩茎枝。

攀茎钩藤：木质藤本，幼枝四棱柱形，密被锈色柔毛。叶腋有成对或单生的钩。叶纸质，卵形、卵状长圆形、椭圆形或椭圆状长圆形，长10~15 cm，顶端短尖至渐尖，基部钝圆、近心形或楔形，两面有疏糙伏毛，脉腋有黏液毛；托叶深2裂，裂片披针形，长5~6 mm，外面有糙伏毛，基部有黏液毛。头状花序径25 mm，单生叶腋，花序梗长3~7 cm；花萼管长2~3 mm，密生灰白色硬毛或柔毛，萼裂片线形至线状匙形，密被柔毛，约与花萼管等长；花冠淡黄色，花冠管纤细，长8~10 mm，被柔毛，裂片长倒卵形，长约2 mm，被短柔毛；果序径20~25 mm；蒴果长约11 mm，倒披针状长圆锥形，疏被长柔毛。花期夏季。[5]

侯钩藤：本种与攀茎钩藤的区别在于幼枝和叶无毛；萼裂片短，长圆形，密被金黄色绢毛；蒴果被黄色长柔毛。

据调查，广西壮族民间使用广钩藤多以带钩茎枝入药；本品广西壮、瑶民间习惯全年均采收；产地加工去叶、切段、晒干。目前广钩藤以野生采集为主，广西靖西药市及部分药材市场有销售。

起草样品收集情况：共收集到样品10批，详细信息见表1、图1、图2、图3、图4。

表1　广钩藤样品信息一览表

编号	原编号	药用部位	产地/采集地点/批号	样品状态
GGT-1	1	带钩茎枝	凭祥市友谊乡	药材
GGT-2	2	带钩茎枝	龙州县八角乡	药材
GGT-3	3	带钩茎枝	宁明县那楠乡	药材
GGT-4	4	带钩茎枝	东兰县武篆镇	药材
GGT-5	5	带钩茎枝	南宁市	药材
GGT-6	6	带钩茎枝	崇左市江州区	药材
GGT-7	7	带钩茎枝	浦北县小江镇	药材
GGT-8	8	带钩茎枝	横县镇龙乡	药材
GGT-9	9	带钩茎枝	钦州市市郊	药材
GGT-10	10	带钩茎枝	上思县红旗林场	药材

　　备注：除攀茎钩藤样品GGT-6外，其余样品均制成腊叶标本，经鉴定，结果确定GGT-1～GGT-5为茜草科植物攀茎钩藤，GGT-7～GGT-10为候钩藤，实验中以GGT-2和GGT-8作为广钩藤对照药材与其他样品进行对比。完成样品收集后，将所有10份样品（约300 g）进行粉碎处理，并统一过65目筛，备用。

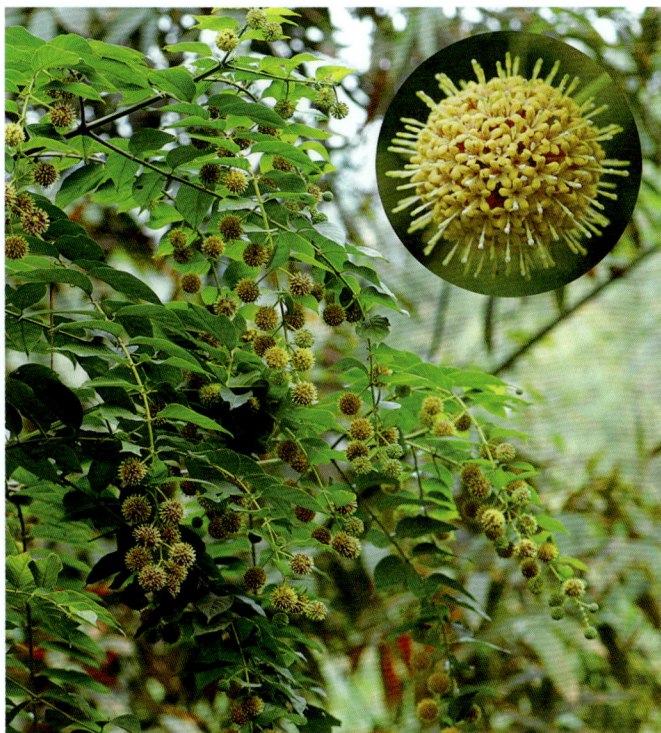

图1　攀茎钩藤原植物

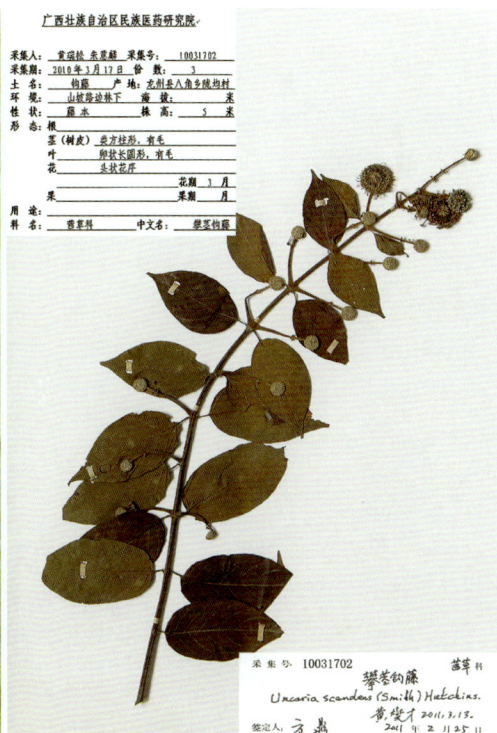

图2　攀茎钩藤标本

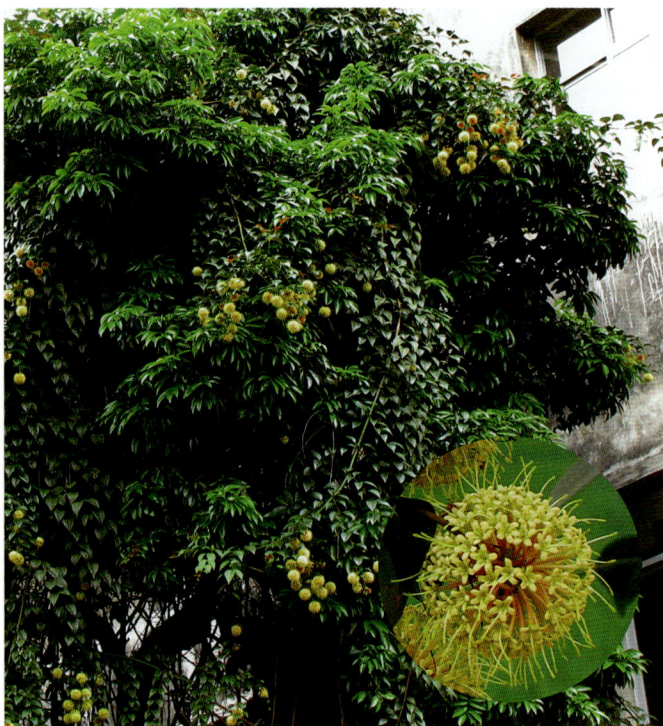

图3　侯钩藤原植物

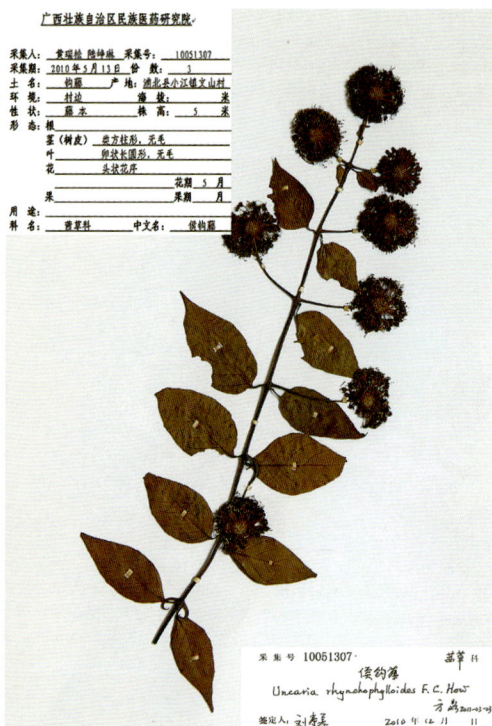

图4　侯钩藤标本

【化学成分】　文献记载，钩藤类药材多含吲哚类生物碱：钩藤碱（rhynchophyline）、异钩藤碱（isorhynchophyline）、去氢钩藤碱（corynoxeine）、异去氢钩藤碱（isocorynoxeine）、毛钩藤碱（hirsutine）、去氢毛钩藤碱（hirsuteine）、柯楠因碱（corynantheine）、二氢柯楠因碱（dihydrocorynantheine）、阿枯米京碱（akuammigine）和缝籽木嗪甲醚（geissoschizine methyl ether）等。还含常春藤苷元，钩藤苷元A、B、C、D等三萜成分。此外，尚含有6-甲氧基-7-羟基香豆素（Scopoletin）、常春藤皂苷元。[6、7]攀茎钩藤所含生物碱为钩藤碱（rhynchophyline）、异钩藤碱（isorhynchophyline）、毛钩藤碱（hirsutine）、翅果定碱和异翅果定碱等。[8]侯钩藤的化学成分尚未见文献报道。

【药理与临床】　中医认为钩藤类药材具有息风定惊、清热平肝之功，用于肝风雷动、惊痫抽搐、高热惊厥、感冒夹惊、小儿惊啼、妊娠子痫、头痛、眩晕。目前钩藤类药材的药理研究的文献报道较多，但攀茎钩藤和侯钩藤的药理研究未见有报道。

壮医认为广钩藤具调火路、清热毒、祛风毒之功，用于血压嗓（高血压）、贫痧头痛、胴尹（胃痛）、狠风（小儿惊风）、扭像（扭挫伤）、发旺（痹病）。研究表明，侯钩藤乙醇提取物34.2 g（生药）/kg剂量对正常大鼠给药后第11天收缩压和舒张压的下降值均达2.66 kPa以上，且与对照组比较均有显著性差异。结果表明，侯钩藤以上述剂量多次灌胃给药能够显著降低正常大鼠血压。

【性状】　攀茎钩藤　本品茎枝呈圆柱形或类方柱形，直径0.1~0.5 cm。黄绿色至灰褐色，被黄褐色或灰褐色毛。多数枝节上对生两个向下弯曲的钩，或仅一侧有钩，另一侧为突起的疤痕；钩略扁或稍圆，先端细尖，基部较阔；钩基部的枝上可见叶柄脱落后的窝点状痕迹和环状的托叶痕。质坚韧，断面棕黄色，皮部纤维性，髓部黄白色或中空。气微，味淡。

侯钩藤　本品茎枝呈方柱形或类方柱形，直径0.1~0.3 cm，表面红棕色至紫红色，具细纵纹，无毛。

本品主要鉴别特征为，攀茎钩藤：质地较硬，茎略粗，有毛。侯钩藤：质地较脆，茎较细，无毛。详见图5、图6。

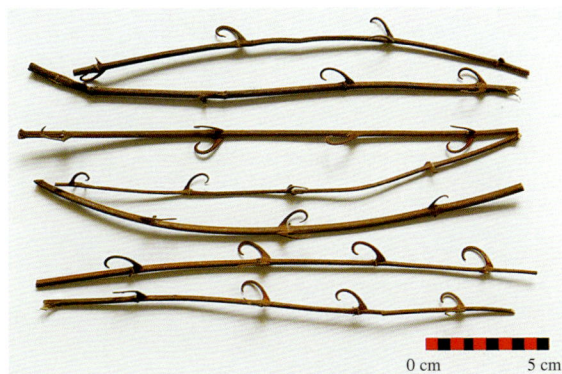

图5　攀茎钩藤药材　　　　　　　　　　　　　图6　侯钩藤药材

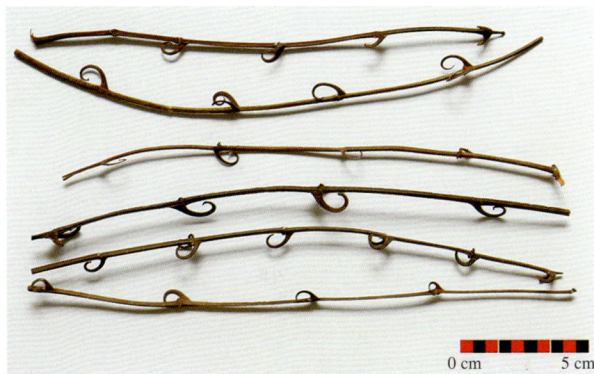

【鉴别】　粉末显微鉴别方法，它们的显微特征如下：

攀茎钩藤　粉末淡黄色或棕黄色。多细胞非腺毛多见，直径56~480 μm；螺纹或孔纹导管，直径12~28 μm；纤维束多见，直径10~15 μm；棕色块物质较多。

侯钩藤　粉末淡黄色。多细胞非腺毛较短小，长度为44~295 μm；纤维束直径10~25 μm；螺纹或具缘纹孔导管，直径9~26 μm。石细胞直径32~95 μm，壁厚，腔较小，层纹明显。

鉴别要点：攀茎钩藤，多细胞非腺毛直径较大，无石细胞；侯钩藤，多细胞非腺毛较短小，具石细胞。详见图7、图8。

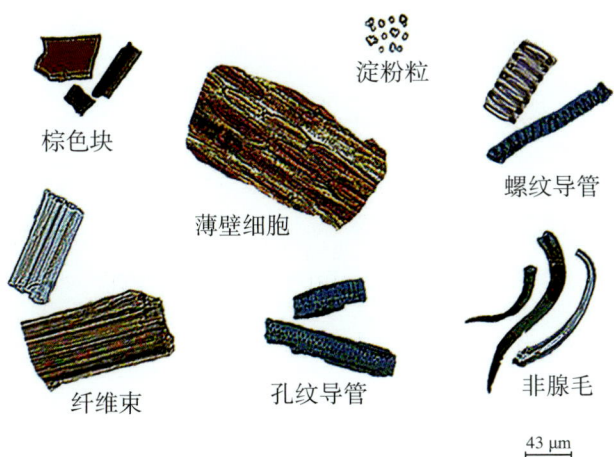

图7　攀茎钩藤茎枝粉末显微图　　　　　　　图8　侯钩藤茎枝粉末显微图

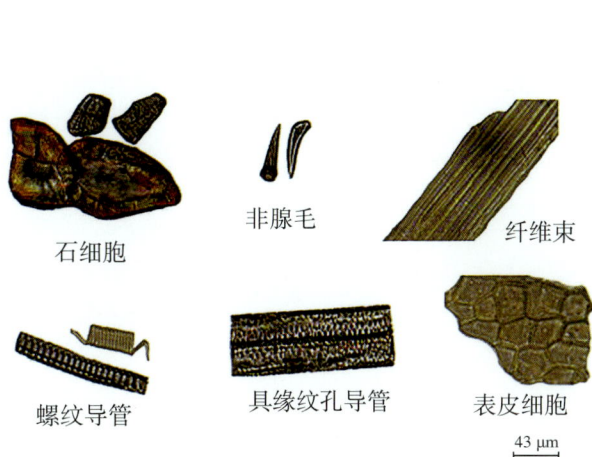

【检查】 水分 照水分测定法（中国药典2010年版一部附录Ⅸ H第一法）测定。

对本品10批样品进行水分测定，结果见表2，据最高值、最低值及平均值，并考虑到该药材为南方所产，而南方气候较为湿润，药材在运输和贮存过程中发生变化等因素，因此，将本品水分拟定为不得过13.0%。

表2 广钩藤样品水分测定结果一览表

样品	水分均值（%）	样品	水分均值（%）
GGT-1	10.1	GGT-6	10.9
GGT-2	10.5	GGT-7	10.8
GGT-3	10.1	GGT-8	10.8
GGT-4	10.6	GGT-9	11.3
GGT-5	9.8	GGT-10	11.0
GGT-1-FH	10.2	GGT-8-FH	10.8
GGT-2-FH	10.4		

总灰分 照灰分测定法（中国药典2010年版一部附录Ⅸ K）测定。

对本品10批样品进行总灰分测定，结果见表3，据最高值、最低值及平均值，将本品总灰分拟定为不得过6.0%。

表3 广钩藤样品总灰分测定结果一览表

样品	总灰分（%）	样品	总灰分（%）
GGT-1	3.8	GGT-6	4.4
GGT-2	5.1	GGT-7	1.8
GGT-3	3.5	GGT-8	3.2
GGT-4	4.0	GGT-9	2.7
GGT-5	4.9	GGT-10	2.8
GGT-1-FH	4.3	GGT-8-FH	3.8
GGT-2-FH	3.5		

酸不溶性灰分 照灰分测定法（中国药典2010年版一部附录Ⅸ K）测定。

对本品10批样品进行酸不溶性灰分测定，结果见表4，据最高值、最低值及平均值，将本品酸不溶性灰分拟定为不得过0.45%。

表4 广钩藤样品酸不溶性灰分测定结果一览表

样品	酸不溶性灰分（%）	样品	酸不溶性灰分（%）
GGT-1	0.16	GGT-6	0.06
GGT-2	0.07	GGT-7	0.08
GGT-3	0.14	GGT-8	0.20
GGT-4	0.13	GGT-9	0.08
GGT-5	0.08	GGT-10	0.01
GGT-1-FH	0.30	GGT-8-FH	0.38
GGT-2-FH	0.19		

【浸出物】 查阅文献表明，钩藤属植物多含生物碱类成分[9-13]，该类成分为醇溶性成分。因此，考虑用醇溶性浸出物来考察广钩藤中所含活性成分的多少，而加热提取一方面

有利于化学成分的溶出，另一方面又节省了实验时间，经研究最终确定采用热浸法来进行实验。照醇溶性浸出物测定法（中国药典2010年版一部附录X A）项下的热浸法测定。

对本品10批样品进行浸出物含量测定，结果见表5，据最高值、最低值及平均值，将本品浸出物含量拟定为不得少于5.0%。

表5　广钩藤样品浸出物测定结果一览表

样品	浸出物均值（%）	样品	浸出物均值（%）
GGT–1	15.2	GGT–6	12.2
GGT–2	11.7	GGT–7	17.7
GGT–3	9.3	GGT–8	14.4
GGT–4	12.1	GGT–9	12.0
GGT–5	10.9	GGT–10	17.2
GGT–1–FH	18.0	GGT–8–FH	15.7
GGT–2–FH	6.2		

参考文献

[1]广西壮族自治区中医药研究所. 广西药用植物名录 [M]. 南宁：广西人民出版社，1986：400.

[2][9]广西中药资源普查办公室. 广西中药资源名录 [M]. 南宁：广西民族出版社，1993：207.

[3][10]覃海宁，刘演. 广西植物名录 [M]. 北京：科学出版社，2010：339.

[4][11]邓家刚，韦松基. 广西道地药材 [M]. 北京：中国中医药出版社，2007：335.

[5][12]国家药典委员会. 中华人民共和国药典2010年版一部 [M]. 北京：中国医药科技出版社，2010：20，204.

[6][13]张峻，杨成金，吴大刚. 钩藤的化学成分研究（Ⅱ）[J]. 中草药，1998，29（10）：649.

[7]杨成金，张峻，吴大刚. 钩藤的三萜成分 [J]. 云南植物研究，1995，17（2）：209.

[8]肖培根. 新编中药志：第三卷 [M]. 北京：化学工业出版社，2002：796.

药学编著： 黄瑞松　覃冬杰　朱意麟
药学审校： 广西壮族自治区食品药品检验所

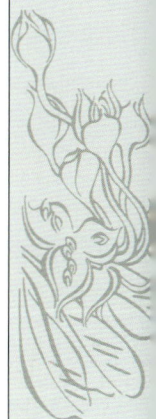

小钻　　勾钻依

Xiaozuan　　Gaeucuenqiq

KADSURAE LONGIPEDUNCULATAE RADIX ET RHIZOMA

【概述】　小钻，异名红木香（《本草纲目拾遗》），紫金皮、金谷香、紧骨香、木腊（汪连仕《采药书》），广福藤、内消风（《植物名实图考》），冷饭团、大活血（《天目山药用植物志》），小血藤、大红袍（《文山中草药》），内红消（《江西中药》），钻骨风（《广西本草选编》），紫金藤（《安徽中草药》），香藤根、过山龙（浙江）。本品始载于《纲目拾遗》藤部："红木香，立夏后生苗，枝茎蔓延。叶类桂，略尖而软，叶蒂红色，咀之微香，有滑涎。根入土，入药用须以水洗净，去粗皮，取内皮色红者用之。入口气味辛香而凉，沁如龙脑。"《植物名实图考》、《江西中药》、《广西本草选编》、《安徽中草药》、《中药大辞典》、《中华本草》等文献均有记载。小钻主要生长于海拔100~1 200 m的山坡、山谷及溪边阔叶林中，分布于长江流域以南的浙江、江西、江苏、福建、广西等地。在广西主要产于贺州、玉林、来宾、桂林、柳州、梧州等地。

【来源】　本品为五味子科植物长梗南五味子Kadsura longipedunculata Fin. et Gagnep.的干燥根及根茎。

南五味子为常绿木质藤本，各部无毛。叶长圆状披针形、倒卵状披针形或卵状长圆形，长5~13 cm，宽2~6 cm，先端渐尖或尖，基部狭楔形或宽楔形，边有疏齿，侧脉每边5~7条；上面具淡褐色透明腺点，叶柄长0.6~2.5 cm。花单生于叶腋，雌雄异株。雄花：花被片白色或淡黄色，8~17片，中轮最大1片，椭圆形，长8~13 mm，宽4~10 mm；花托椭圆形，顶端伸长圆柱状，不凸出雄蕊群外；雄蕊群球形，直径8~9 mm，具雄蕊30~70枚；雄蕊长1~2 mm，药隔与花丝连成扁四方形，药隔顶端横长圆形，药室几乎与雄蕊等长，花丝极短。花梗长0.7~4.5 cm。雌花：花被片与雄花相似，雌蕊群椭圆形或球形，直径约10 mm，具雌蕊40~60枚；子房宽卵圆形，花柱具盾状心形的柱头冠，胚珠3~5枚叠生于腹缝线上。花梗长3~13 cm。聚合果球形，径1.5~3.5 cm；小浆果倒卵圆形，长8~14 mm，外果皮薄革质，干时显出种子。种子2~3枚，稀4~5枚，肾形或肾状椭圆形，长4~6 mm，宽3~5 mm。花期6~9月，果期9~12月。[1, 2]

小钻以根及根茎入药，全年均可采收，去粗皮，洗净，切片，晒干。目前小钻药材以野生为主，在广西区内部分药材市场可购买到小钻。

起草样品收集情况：共收集到小钻样品10批，详细信息见表1、图1、图2。

表1　小钻样品信息一览表

编号	原编号	药用部位	产地/采集地点/批号	样品状态
XZ-1	1	根和根茎	广西金秀瑶族自治县	药材
XZ-2	2	根和根茎	广西恭城县	药材
XZ-3	3	根和根茎	广西恭城县	药材

编号	原编号	药用部位	产地/采集地点/批号	样品状态
XZ-4	4	根和根茎	广西大新县	药材
XZ-5	5	根和根茎	广西鹿寨县	药材
XZ-6	6	根和根茎	广西蒙山县	药材
XZ-7	7	根和根茎	广西兴安县	药材
XZ-8	8	根和根茎	广西平乐县	药材
XZ-9	9	根和根茎	广西博白县	药材
XZ-10	10	根和根茎	广西金秀瑶族自治县	药材

备注：小钻样品XZ-9同时制成腊叶标本，经鉴定，结果确定其为五味子科南五味子属植物长梗南五味子，实验中以该样品作为小钻的对照药材与其他样品进行对比。完成样品收集后，将所有10份样品（约300 g）进行粉碎处理，并统一过40目筛，备用。

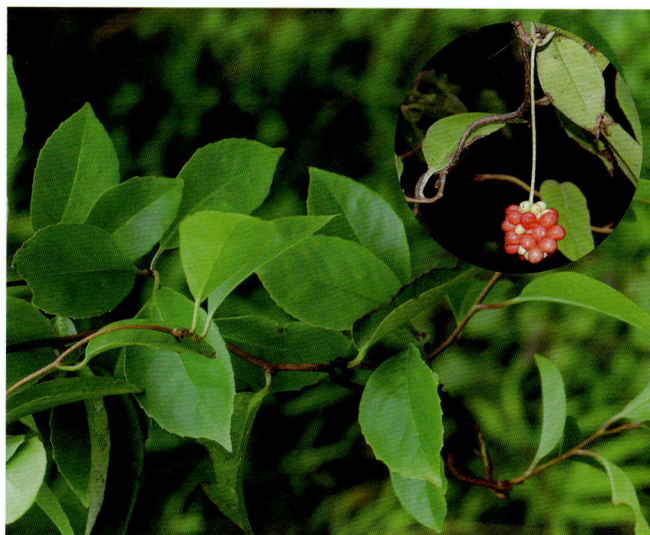

图1　小钻原植物

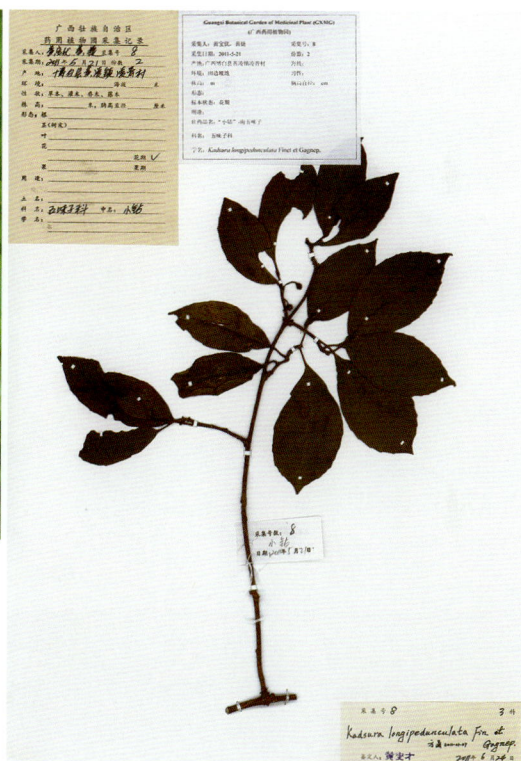

图2　小钻标本

【化学成分】　目前从小钻根中分离的化合物主要为木脂素类化合物和三萜类化合物。刘嘉森等[3-5]从长梗南五味子*Kadsura longipedunculata* Fin.et Gagnep.中分离得到新三萜化合物：五内酯E（schisanlactone E）和长南酸（changnanic acid），以及已知物：五内酯B（schisanlactone B）、meso-二氢愈创木脂酸（meso-dihydoguaiaretic acid）和β-谷甾醇（β-sitosterol）。（+）-安五脂素、五味子酯（schisantherin）J和五内酯（schisanlactone）F、五内酯（schisanlactone）A、schizandronic acid、表安五酸（epianwuweizic acid）和二甲基去当归酰五味子酯F。游志鹏等[6]从长梗南五味子分离得到南五内酯酸（kadsulactone acid），同时还分离得到南五内酯、（+）2安五脂素、二氢愈疮木脂素、d-表加巴辛和β-谷甾醇。Sun等[7]从长梗南五味子中分离得到 longipedunins A、longipedunins B、longipedunins C、benzoyl-binankadsurin A、acetyl-binankadsurin A、schisanlactone A。Li等[8]从长梗南五味子中分离得到三个化

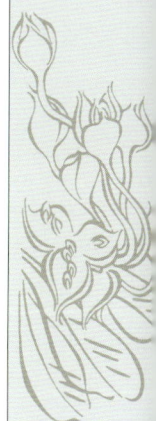

合物：benzoylbinankadsurin A、isovaleroylbinankadsurin A和isobutyroylbinankadsurin A。Pu等[9,10]从长梗南五味子中分离得到kadlongirins A 、kadlongirins B、2，7-dihydroxy-11，12-dehydrocalamenene、kadlongilactones A and B。

【药理与临床】 小钻具有理气止痛、祛风通络、活血消肿等功效。中医或少数民族民间医生常用于治疗胃痛、腹痛、风湿痹痛、痛经、月经不调、产后腹痛、咽喉肿痛、痔疮、无名肿毒、跌打损伤等症。[11]刘嘉森等[12,13]从长梗南五味子中分离得到的五内酯（schisanlactone）F在体外对白血病p-388细胞有明显的抑制作用。五内酯E（schisanlactone E）和长南酸（changnanic acid）在体外对白血病p-358细胞有明显的抑制作用，IC_{50}分别为1 μg/ml和10 μg/ml。

张守仁[14]等通过实验表明长梗南五味子乙醇提取物及其组分在100 mg/kg时对大鼠幽门结扎型溃疡模型有较好的保护作用，但对胃液分泌影响不大。张白嘉等[15]的实验表明三萜酸和木脂素能显著抑制吲哚美辛引起的胃黏膜损伤，抑制率达到95%以上；对无水乙醇引起的大鼠胃黏膜损伤也有良好的预防作用。小钻的水煎剂66 mg/kg，12小时灌胃1次，连续2~3次，对醋酸所致小鼠扭体反应，对角叉菜引起的小鼠足肿胀均有显著的抑制作用，表明其具有一定的镇静作用。小钻水煎剂小鼠灌胃的LD_{50}为334.1 ± 42.4 g（生药）/kg。Sun等[16]报道称从长梗南五味子中分离得到的 longipedunins A和schisanlactone A具有一定的抗HIV-1活性，IC_{50}值分别为50 mM和20 mM。文献[17]报道称长梗南五味子提取物体外对金黄色葡萄球菌等有一定程度的抑制作用。

【性状】 本品根呈圆柱形，扭曲，直径0.3~2.5 cm。表面灰黄色至灰褐色，具纵皱纹及横裂纹，栓皮疏松，剥落露出红棕色皮层或横向断裂，露出淡棕色木心，质坚韧，不易折断；断面不平整，皮部稍厚，红棕色或淡紫褐色，纤维性；木部淡棕黄色至浅棕色，具密集小孔。气香，味微苦、辛。详见图3。

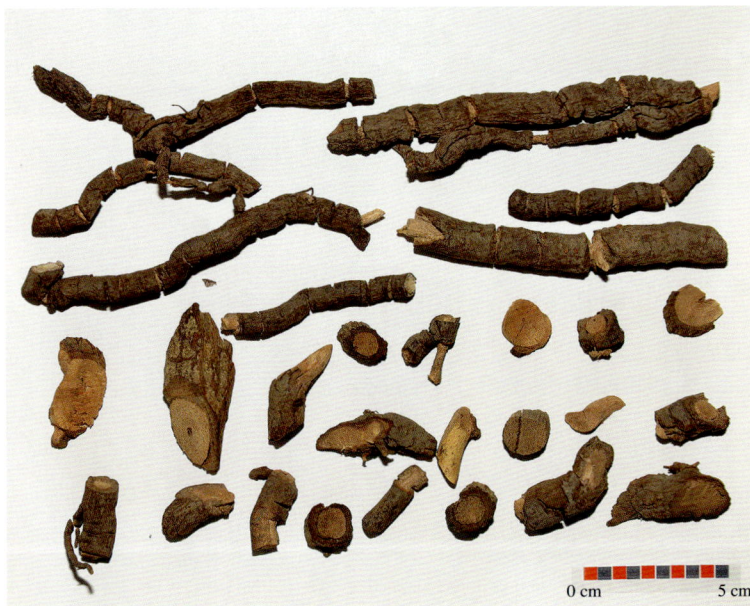
图3 小钻药材

【鉴别】 （1）根茎横切面：木栓层由数列细胞组成，皮层较宽，石细胞及油细胞散在，有些薄壁细胞中含有黄色分泌物；中柱鞘纤维成束，断续排列成环；韧皮部较宽，韧皮纤维成束或单个散在，纤维壁上嵌有细小草酸钙方晶；髓薄壁细胞中有些含有黄色分泌物。

显微鉴别要点：中柱鞘纤维断续排列成环，壁上嵌有细小草酸钙方晶，因此是其显微鉴别的主要特征。详见图4。

《广西壮族自治区壮药质量标准第二卷（2011年版）》注释

（2）取本品粉末2 g，加入甲醇30 ml，超声处理1小时，滤过，用石油醚（30~60 ℃）30 ml振摇提取，弃去石油醚液，甲醇液浓缩至2 ml，作为供试品溶液。另取小钻对照药材2 g，同法制成对照药材溶液。照薄层色谱法（中国药典2010年版一部附录ⅥB）试验，吸取上述两种溶液各5~10 μl，分别点于同一硅胶G薄层板上，以石油醚（60~90 ℃）–乙酸乙酯–乙酸（4：1：0.1）为展开剂，展开，取出，晾干，喷以10%磷钼酸乙醇溶液，加热至斑点显色清晰。供试品色谱中，在与对照药材色谱相应的位置上，显相同颜色的斑点。薄层色谱图见图5。

实验中对展开剂的条件进行摸索：使用了三氯甲烷-乙酸乙酯-乙酸（5：1：0.1）、三氯甲烷-乙酸乙酯-乙酸（8：1：0.1）、石

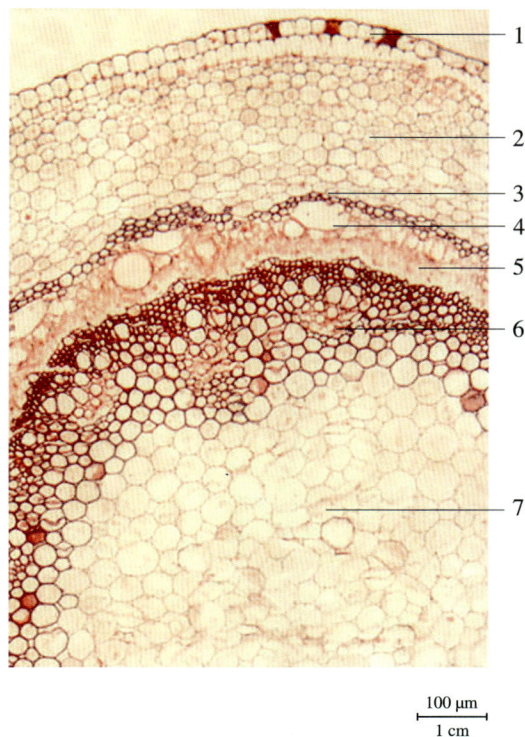

图4　小钻根茎横切面显微全貌图

1. 表皮　　2. 皮层　　3. 中柱鞘　　4. 分泌道
5. 韧皮部　　6. 木质部　　7. 髓

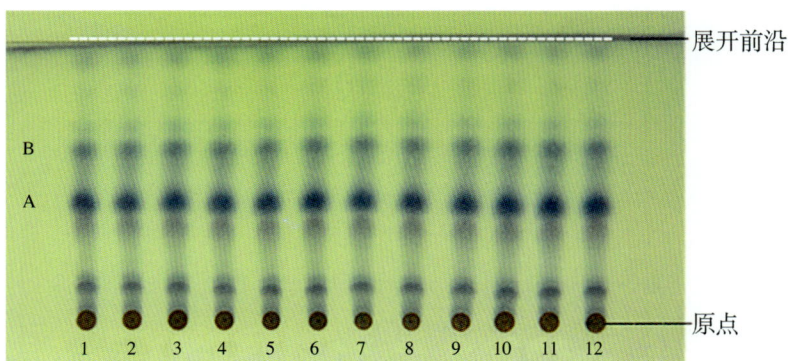

图5　小钻样品TLC图

1. XZ-9（对照药材）	2. XZ-1	3. XZ-2	4. XZ-3
5. XZ-4	6. XZ-9（对照药材）	7. XZ-5	8. XZ-6
9. XZ-7	10. XZ-8	11. XZ-10	12. XZ-9（对照药材）

A、B. 蓝色斑点

色谱条件： 硅胶G薄层预制板，生产厂家：青岛海洋化工厂，批号：20110808，规格：10 cm×20 cm
圆点状点样，点样量：5 μl；温度：27 ℃；相对湿度：65 RH%
展开剂：石油醚（60~90 ℃）-乙酸乙酯-乙酸（4：1：0.1）

油醚（60～90 ℃）-丙酮-冰醋酸（8：1：1）、石油醚（60~90 ℃）-乙酸乙酯（5：1）、石油醚（60~90 ℃）-乙酸乙酯-乙酸（4：1：0.1）五种展开剂条件，最终确定了石油醚（60~90 ℃）-乙酸乙酯-乙酸（4：1：0.1）为最适条件。

耐用性实验考察：对硅胶G薄层自制板和预制板的展开效果进行考察，对不同的展开温度和相对湿度进行考察（温度：14 ℃，相对湿度：74 RH%；温度：30 ℃，相对湿度：70 RH%；温度：34 ℃，相对湿度：49 RH%；温度：43 ℃，相对湿度：62 RH%），对点状、条带点样进行考察，结果均表明本法的耐用性良好。

【检查】 水分　照水分测定法（中国药典2010年版一部附录Ⅸ H第一法）测定。

对本品10批样品进行水分测定，结果见表2，据最高值、最低值及平均值，将本品水分拟定为不得过15.0%。

表2　小钻样品水分测定结果一览表

样品	水分均值（%）	样品	水分均值（%）
XZ-1	10.0	XZ-6	11.5
XZ-2	10.1	XZ-7	13.2
XZ-3	10.7	XZ-8	11.1
XZ-4	11.7	XZ-9	9.8
XZ-5	11.4	XZ-10	13.4
XZ-5-FH	14.0	XZ-7-FH	13.4
XZ-6-FH	13.2		

总灰分　照灰分测定法（中国药典2010年版一部附录Ⅸ K）测定。

对本品10批样品进行总灰分测定，结果见表3，据最高值、最低值及平均值，将本品总灰分拟定为不得过6.0%。

表3　小钻样品总灰分测定结果一览表

样品	总灰分（%）	样品	总灰分（%）
XZ-1	3.4	XZ-6	4.0
XZ-2	3.6	XZ-7	4.4
XZ-3	4.0	XZ-8	4.0
XZ-4	4.8	XZ-9	4.8
XZ-5	3.4	XZ-10	4.4
XZ-5-FH	2.4	XZ-7-FH	3.3
XZ-6-FH	3.5		

酸不溶性灰分　照灰分测定法（中国药典2010年版一部附录Ⅸ K）测定。

对本品10批样品进行酸不溶性灰分测定，结果见表4，据最高值、最低值及平均值，将本品酸不溶性灰分拟定为不得过2.0%。

《广西壮族自治区壮药质量标准第二卷（2011年版）》注释

表4 小钻样品酸不溶性灰分测定结果一览表

样品	酸不溶性灰分（%）	样品	酸不溶性灰分（%）
XZ-1	1.4	XZ-6	1.0
XZ-2	1.1	XZ-7	0.9
XZ-3	1.1	XZ-8	1.1
XZ-4	1.6	XZ-9	1.6
XZ-5	1.0	XZ-10	1.3
XZ-5-FH	0.2	XZ-7-FH	0.5
XZ-6-FH	0.7		

【浸出物】 试验考察了水溶性浸出物和醇溶性浸出物两种指标，由于水溶性浸出物测定时，药材水溶液黏度过大，无法完成过滤和抽滤，因此选择醇溶性浸出物为考察指标。在确定醇溶性浸出物测定的乙醇浓度时，分别以稀乙醇、75%乙醇、85%乙醇和乙醇为溶剂，以XZ-8为供试品按醇溶性浸出物测定法（中国药典2010年版一部附录 X A）项下的热浸法测定，得到的醇溶性浸出物含量分别为11.62%、12.07%、12.45%和13.06%。因此，最终确定以乙醇为提取溶剂。

对本品10批样品进行浸出物含量测定，结果见表5，据最高值、最低值及平均值，将本品浸出物含量拟定为不得少于9.0%。

表5 小钻样品浸出物测定结果一览表

样品	浸出物均值（%）	样品	浸出物均值（%）
XZ-1	16.5	XZ-6	18.6
XZ-2	16.6	XZ-7	17.4
XZ-3	15.3	XZ-8	13.1
XZ-4	18.8	XZ-9	17.7
XZ-5	12.5	XZ-10	11.9
XZ-5-FH	10.8	XZ-7-FH	11.4
XZ-6-FH	13.6		

参考文献

[1][11]国家中医药管理局《中华本草》编委会. 中华本草 [M]. 上海：上海科学技术出版社，2000：899.

[2]南京中医药大学. 中药大辞典 [M]. 2版. 上海：上海人民出版社，2006：1387.

[3][12]刘嘉森，潘燕萍. 五味子酯J和五内酯F的分离与结构 [J]. 化学学报，1991，49（3）：308.

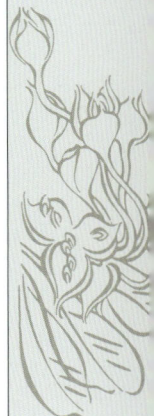

［4］刘嘉森，黄梅芬. 五内酯E和长南酸的分离与结构［J］. 化学学报，1991（4）：502.

［5］［13］刘嘉森，黄梅芬. (+)-安五脂素的分离与结构［J］. 有机化学，1988，8（3）：277.

［6］游志鹏，廖玫江，石玉瑚，等. 长梗南五味子化学成分的研究［J］. 药学学报，1997，32（6）：455-457.

［7］［16］Sun Q Z，Chen D F，Ding P L，et al. Three new lignans，longipedunins A-C，from Kadsura longipedunculata and their inhibitory activity against HIV-1 protease［J］. Chem Pharm Bull，2006，54（1）：129-132.

［8］Li L N，Xue H，Li X. Three New Dibenzocyclooctadiene Lignans from Kadsura longipedunculata［J］. Planta Med，1991，57（2）：169-171.

［9］Pu J X，Gao X M，Lei C，et al. Three new compounds from Kadsura longipedunculata［J］. Chem Pharm Bull，2008，56（8）：1143-1146.

［10］Pu J X，Xiao W L，Lu Y，et al. Kadlongilactones A and B，two novel triterpene dilactones from Kadsura longipedunculata possessing a unique skeleton［J］. Org Lett，2005，7（22）：5079-5082.

［14］张守仁. 长梗南五味子对实验性大鼠胃溃疡作用的初步观察［J］. 中草药，1990，21（9）：27-28.

［15］张白嘉，李吉珍，黄良月，等. 三种商品紫荆皮药理作用比较研究［J］. 中药材，1991，14（12）：33-35.

［17］Lu H，Liu G T. Anti-oxidant activity of dibenzocyclooctene lignans isolated from Schisandraceae［J］. Planta Med，1992，58（4）：311-313.

药学编著： 谷筱玉　李 翠　付金娥
药学审校： 广西壮族自治区食品药品检验所

小蜡树叶　　盟甘课

Xiaolashuye　　　　Mbawgaemhgaet

LIGUSTRI　SINENSIS　FOLIUM

【来源】　本品为木犀科植物小蜡树*Ligustrum sinense* Lour. 的干燥叶。

小蜡树为半常绿灌木或小乔木，高2~4 m。小枝圆柱形，幼时被淡黄色短柔毛。单叶，对生；叶柄长2~8 mm，被短柔毛；叶片纸质，卵形至披针形，或近圆形，长2~7 cm，宽1~3 cm，先端锐尖、短尖至渐尖，或钝而微凹，基部宽楔形至近圆形，或为楔形，上面深绿色，沿中脉被短柔毛。圆锥花序顶生或腋生，塔形，花序轴被较密的淡黄色短柔毛，或以至近无毛；花梗长1~3 mm，被短柔毛或无毛；花萼长1~1.5 mm，先端呈截形或呈浅波齿；花冠管长1~2.5 mm，裂片长圆状椭圆形或卵状椭圆形；花丝与裂片近等长或长于裂片，花药长圆形，长约1 mm。果实近球形，直径5~8 mm。花期3~6月，果期9~12月。[1]

小蜡树叶夏、秋季采收，晒干入药。实验研究表明，小蜡树叶中含有山奈素及槲皮素。[2]槲皮素具有较好的祛痰、止咳、平喘、降血脂等作用[3]，山奈素具有抗菌、抗炎、止咳祛痰、抑酶作用[4]，与小蜡树叶的功效功用一致，因此认为槲皮素、山奈素是小蜡树叶的主要有效活性成分之一有一定的科学依据。

起草样品收集情况：共收集到样品11批，详细信息见表1、图1、图2。

壮药质量标准注释

表1　小蜡树叶样品信息一览表

编号	原编号	药用部位	产地/采集地点	样品状态
XLSY-1	10110601	叶	那坡县百都乡	药材
XLSY-2	11050701	叶	巴马瑶族自治县西山乡	药材
XLSY-3	11042501	叶	那坡县德隆乡	药材
XLSY-4	11042302	叶	靖西县龙邦镇	药材
XLSY-5	11032801	叶	南宁市良庆区大塘镇	药材
XLSY-6	11042201	叶	大新县下雷镇	药材
XLSY-7	11040201	叶	灌阳县加油站对面山	药材
XLSY-8	11040801	叶	金秀瑶族自治县金秀镇九二冲	药材
XLSY-9	11032201	叶	南宁市四塘镇	药材
XLSY-10	11021901	叶	荔浦县马岭镇	药材
XLSY-11	11041701	叶	武鸣县两江镇	药材

备注：所有小蜡树叶样品均由各地采集，并压制同号腊叶标本，腊叶标本经过方鼎和黄燮才两位植物分类专家鉴定为木犀科植物小蜡树。完成样品收集后，将所有11份样品（约300 g）进行粉碎处理，并统一过三号筛，备用。

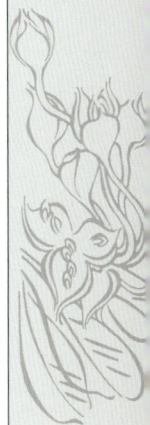

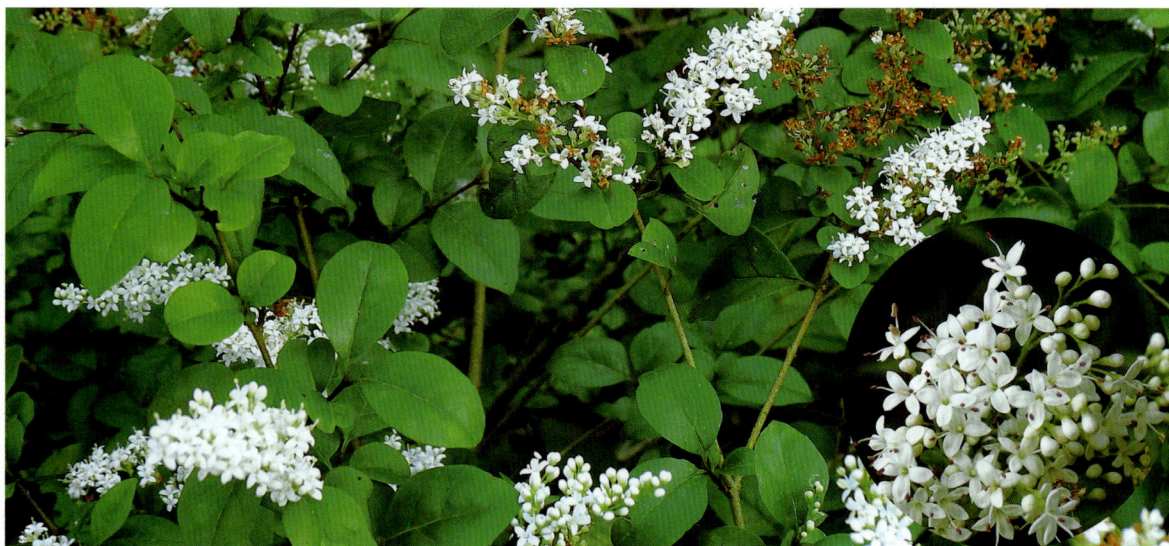

图1　小蜡树原植物

【化学成分】　小蜡树中含有生物碱、黄酮苷、甾醇、香豆素和树脂等[5]成分。

蓝树彬等[6]从小蜡树的嫩茎叶中分离得到4个结晶，经理化常数和波谱分析，鉴定为D-甘露醇（D-mannitol）、正卅二烷（n-dotriacotane）、β-谷甾醇（β-sitosterol）和山奈苷（kaempferitrin）；欧阳明安等[7]从小蜡树的茎叶部的甲醇提取物的水溶性部分分离得到2类酚性配糖体成分，它们分别是裂环环烯醚萜类和苯乙醇类配糖体成分，采用核磁共振波谱法、质谱法、红外光谱等进行结构鉴定，分别为10-hydroxyoleuropein，specneuzhenide、3，4二羟基苯乙醇、3，4二羟基苯乙醇-2′-O-β-D-吡喃葡萄糖苷、3-甲氧基-苯乙醇-4-O-β-D-吡喃葡萄糖苷、4羟基苯乙醇、4-羟基苯乙醇-2′-O-β-D-吡喃葡萄糖苷、小蜡苷A（sinenoside A）；李晓蒙等[8]从小蜡树的枝叶中分离得到6种化合物，经波谱分析及理化常数的对照，鉴定出其中的4种是β-谷甾醇、齐墩果酸、熊果酸及甘露醇。

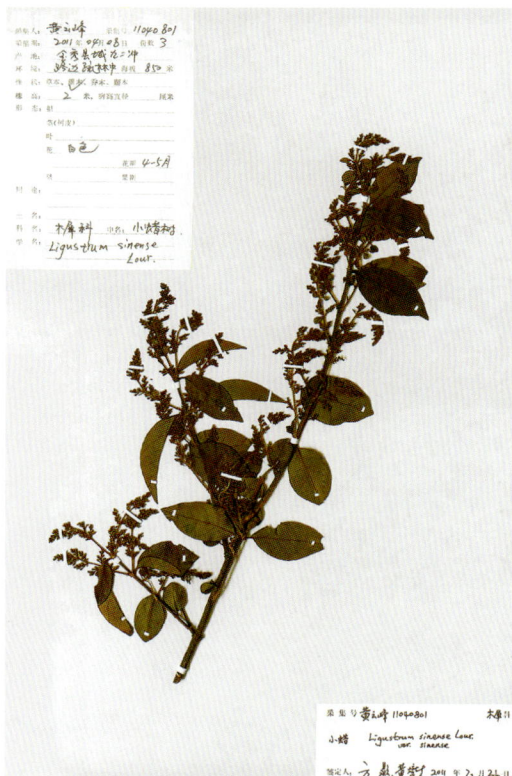

图2　小蜡树标本

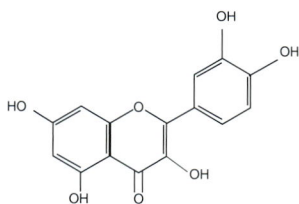

槲皮素（$C_{15}H_{10}O_7$）

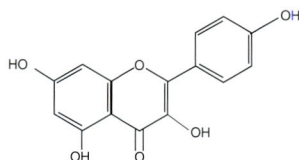

山奈素（$C_{15}H_{10}O_6$）

《广西壮族自治区壮药质量标准第二卷（2011年版）》注释

【**药理与临床**】 小蜡树叶具有清热利湿、解毒消肿之功。民间常用于感冒发热、肺热咳嗽、咽喉肿痛、口舌生疮、湿热黄疸、痢疾、痈肿疮毒、湿疹、皮炎、跌打损伤、烫伤等症。[9]抑菌试验证明,小蜡树叶对金黄色葡萄球菌、伤寒杆菌、甲型副伤寒杆菌、绿脓杆菌、大肠杆菌、弗氏痢疾杆菌、肺炎杆菌有极强的抗菌作用。[10]

【**性状**】 本品多破碎,呈黄绿色或绿褐色。完整的叶片呈卵形、披针形或近圆形,长3~7 cm,宽1~3 cm,先端锐尖至渐尖,或钝而微凹,基部宽楔形至近圆形,全缘;上表面近无毛,下表面被短柔毛。纸质,易碎。气微,味微苦、甘。详见图3。

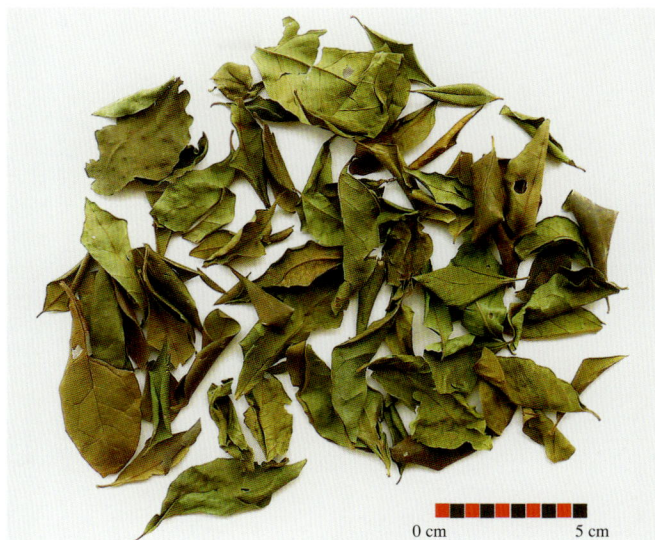

图3　小蜡树叶药材

【**鉴别**】 （1）本品粉末棕绿色。叶表皮细胞呈类长方形或不规则形,垂周壁略呈波状弯曲;气孔不定式,直径25~28 μm,非腺毛多断裂,单个散在,完整者直径13~27 μm,长约120 μm。导管以螺纹导管为主,直径8~15 μm。纤维多成束,其周边薄壁细胞中含有草酸钙方晶,形成晶纤维,可见含有草酸钙方晶的细胞。

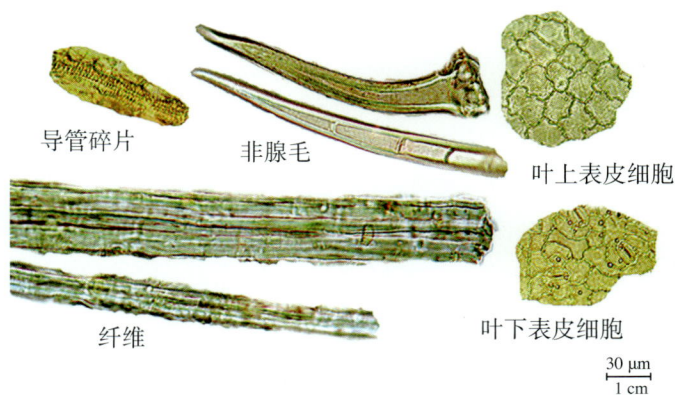

图4　小蜡树叶粉末显微图

显微鉴别要点:粉末中非腺毛较多,详见图4。

（2）取本品粉末2 g,加甲醇40 ml,超声处理30分钟,滤过,滤液蒸干,残渣加甲醇1.5 ml使溶解,作为供试品溶液。另取小蜡树叶对照药材2 g,同法制成对照药材溶液。照薄层色谱法（中国药典2010年版一部附录Ⅵ B）试验,吸取上述两种溶液各1~5 μl,分别点于同一硅胶G薄层板上,以石油醚（60~90 ℃）-乙酸乙酯-丙酮-甲酸（15:3:2:0.5）为展开剂,展开,取出,晾干,在自然光下即可见清晰斑点;喷以10%硫酸乙醇溶液,在105 ℃加热至斑点显色清晰。供试品色谱中,在与对照药材相应的位置上,显相同颜色的斑点。11批样品按本法检验,均符合规定,且薄层色谱分离效果好,斑点圆整清晰,比移值适中,重现性好。

耐用性实验考察:采用点状点样对自制板、预制板（青岛海洋化工厂提供,批号:20111008）的展开效果进行考察,对不同展开温度（10 ℃、30 ℃）进行考察,结果均表明本法的耐用性良好,详见图5。

壮药质量标准注释

63

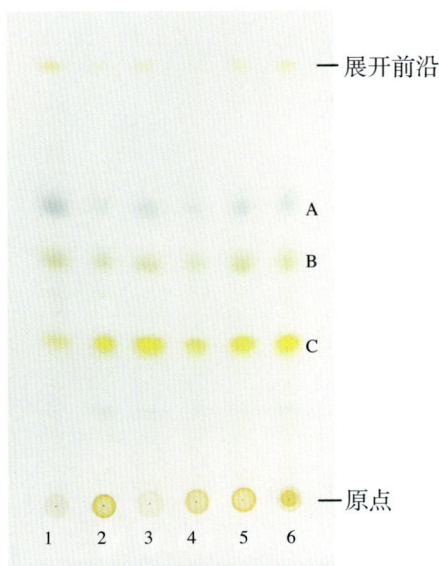

图5　小蜡树叶样品TLC图

1. XLSY–1　　2. XLSY–2　　3. XLSY–3　　4. XLSY–4　　5. XLSY–5
6. XLSY–8（对照药材）　　A. 墨绿色斑点　　B. 黄绿色斑点　　C. 黄色斑点

色谱条件： 硅胶G薄层预制板，生产厂家：青岛海洋化工厂，批号：20111008，规格：10 cm×20 cm
圆点状点样，点样量：5 μl；温度：20 ℃；相对湿度：60 RH %
展开剂：石油醚-乙酸乙酯-丙酮-甲酸（15：3：2：0.5）
检识：置日光下检视

【检查】 **水分**　照水分测定法（中国药典2010年版一部附录Ⅸ H第一法）测定。

对本品11批样品进行水分测定，结果见表2，据最高值、最低值及平均值，并考虑到该药材为南方所产，而南方气候较为湿润，因此，将本品水分拟定为不得过15.0%。

表2　小蜡树叶样品水分测定结果一览表

样品	水分均值（%）	样品	水分均值（%）
XLSY–1	11.4	XLSY–7	14.1
XLSY–2	8.4	XLSY–8	13.1
XLSY–3	11.4	XLSY–9	13.0
XLSY–4	12.4	XLSY–10	11.9
XLSY–5	9.3	XLSY–11	9.8
XLSY–6	8.6	XLSY–2–FH	8.6
XLSY–5–FH	9.3	XLSY–9–FH	9.8

总灰分　照灰分测定法（中国药典2010年版一部附录Ⅸ K）测定。

对本品11批样品进行总灰分测定，结果见表3，据最高值、最低值及平均值，将本品总灰分拟定为不得过8.0%。

表3　小蜡树叶样品总灰分测定结果一览表

样品	总灰分（%）	样品	总灰分（%）
XLSY–1	4.4	XLSY–7	6.9
XLSY–2	6.6	XLSY–8	5.1
XLSY–3	5.3	XLSY–9	4.6
XLSY–4	6.9	XLSY–10	6.6

《广西壮族自治区壮药质量标准第二卷（2011年版）》注释

样品	总灰分（%）	样品	总灰分（%）
XLSY–5	5.3	XLSY–11	5.5
XLSY–6	6.3	XLSY–2–FH	7.2
XLSY–5–FH	5.3	XLSY–9–FH	4.9

【浸出物】 实验之初进行了水溶性浸出物（热浸法）和醇溶性浸出物（热浸法）试验，结果表明，水溶性浸出物比醇溶性浸出物普遍收率高，最终确定以水为提取溶剂，照水溶性浸出物测定法（中国药典2010年版一部附录Ⅹ A）项下的热浸法测定。

对本品11批样品进行浸出物含量测定，结果见表4，据最高值、最低值及平均值，将本品浸出物含量拟定为不得少于12.0%。

表4　小蜡树叶样品浸出物测定结果一览表

样品	浸出物均值（%）	样品	浸出物均值（%）
XLSY–1	19.6	XLSY–7	16.9
XLSY–2	18.8	XLSY–8	13.2
XLSY–3	15.2	XLSY–9	19.3
XLSY–4	20.4	XLSY–10	17.3
XLSY–5	20.5	XLSY–11	17.6
XLSY–6	19.5	XLSY–2–FH	39.3
XLSY–5–FH	44.8	XLSY–9–FH	44.1

【含量测定】 槲皮素和山奈素是本品活性成分之一[11-15]，为提高本品质量控制水平，参照有关文献，采用高效液相色谱法，对本品中槲皮素和山奈素进行含量测定，结果显示该方法灵敏，精密度高，重现性好，结果准确，可作为本品内在质量的控制方法，测定方法考察及验证结果如下。

1. 方法考察与结果

1.1 色谱条件

以十八烷基硅烷键合硅胶为填充剂；以甲醇–0.1%磷酸为流动相；进样量10 μl，流速1.0 ml/min。用紫外–可见分光光度计在200~400 nm进行扫描，槲皮素在373 nm波长处有最大吸收，山奈素对照品在360 nm波长处有最大吸收，故确定检测波长为360 nm，详见图6、图7。

数据集：File_110421_151251_161132 - RawData

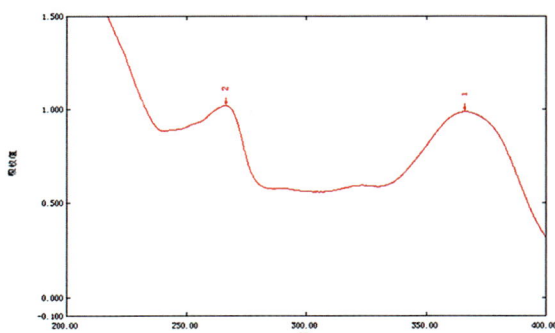

图6　山奈素对照品紫外扫描图

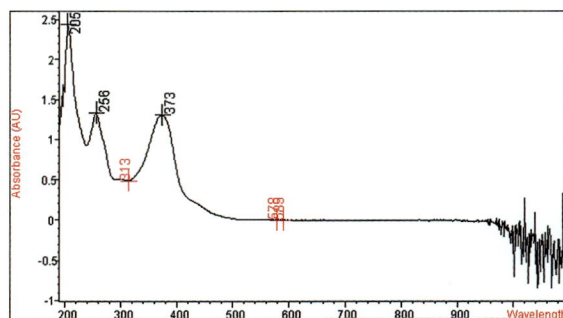

图7　槲皮素对照品紫外扫描图

1.2 提取方法

槲皮素和山柰素是小蜡树叶中含有的黄酮苷的苷元，通过酸水解可同时得到二者，为了方便起见，本实验仅记录槲皮素一种成分的考察结果，而实验结果也证明了在考察供试品溶液的制备方法时，山柰素含量的变化趋势与槲皮素是同步的。

1.2.1 不同种类酸提取溶剂的考察

取本品（XLSY-1）粉末0.7 g，精密称定，共4份，分别加入甲醇-盐酸（4∶1）、甲醇-25%盐酸（4∶1）、甲醇-2.5 mol/L硫酸（4∶1）、甲醇-硫酸（4∶1）混合溶液各50 ml，称定重量，采用加热回流处理1小时后，放冷，再称定重量，用甲醇补足减失的重量，摇匀，滤过，取续滤液，即得。结果表明，用甲醇-25%盐酸（4∶1）作提取溶剂时提取效果最优，详见表5。

表5　酸种类考察结果

酸种类	槲皮素含量（%）
甲醇-盐酸	0.199
甲醇-25%盐酸	0.202
甲醇-2.5 mol/L硫酸	0.139
甲醇-硫酸	0.144

1.2.2 甲醇-25%盐酸不同比例的考察

取本品（XLSY-1）粉末0.7 g，精密称定，共4份，分别加入甲醇-25%盐酸（3∶1）、甲醇-25%盐酸（4∶1）、甲醇-25%盐酸（5∶1）、甲醇-25%盐酸（6∶1）混合溶液各50 ml，称定重量，采用加热回流处理1小时后，放冷，再称定重量，用甲醇补足减失的重量，摇匀，滤过，取续滤液，即得。结果表明，用甲醇-25%盐酸（4∶1）作提取溶剂时提取效果最优，详见表6。

表6　甲醇-25%盐酸不同比例考察结果

不同比例	槲皮素含量（%）
3∶1	0.203
4∶1	0.210
5∶1	0.206
6∶1	0.200

1.2.3 提取方法考察

取本品（XLSY-1）粉末0.7 g，精密称定，共3份，分别加入甲醇-25%盐酸（4∶1）混合溶液50 ml，称定重量，分别采用超声、加热回流、索氏提取方法处理1小时后，放冷，再称定重量，用甲醇补足减失的重量，摇匀，滤过，取续滤液，即得。结果表明，加热回流提取效果最优，详见表7。

表7 提取方法考察结果

提取方法	槲皮素含量（%）
超声提取	0.174
加热回流	0.194
索氏提取	0.144

1.2.4 提取时间考察

取本品（XLSY-1）粉末0.7 g，精密称定，共4份，分别加入甲醇-25%盐酸（4∶1）混合溶液50 ml，称定重量，分别加热回流40分钟、60分钟、80分钟、100分钟后，放冷，再称定重量，用甲醇补足减失的重量，摇匀，滤过，取续滤液，即得。结果表明，加热回流提取80分钟效果最优，详见表8。

表8 提取时间考察结果

提取时间（分钟）	槲皮素含量（%）
40	0.186
60	0.195
80	0.199
100	0.192

综合以上试验结果，最终提取方法确定如下：取本品粉末0.7 g，精密称定，精密加入50 ml甲醇-25%盐酸（4∶1）混合溶液，称定重量，加热回流80分钟，放冷，再称定重量，用甲醇补足减失的重量，摇匀，滤过，取续滤液，即得。

2. 方法学验证与结果

2.1 山奈素线性及范围

精密称取山奈素对照品5.3 mg，置10 ml棕色量瓶中，加甲醇使溶解并稀释至刻度，摇匀，备用。分别精密吸取以上对照品溶液0.2 ml、0.4 ml、0.6 ml、0.8 ml、1.0 ml、1.4 ml置10 ml量瓶中，各加甲醇稀释至刻度，摇匀，作为不同浓度的对照品溶液。将上述对照品溶液按正文拟定色谱条件分别进样10 µl，以对照品的进样量（µg）为横坐标，峰面积为纵坐标，绘制标准曲线，结果表明：当山奈素对照品进样量在0.203~0.712 µg范围内，进样量与峰面积呈良好的线性关系，其线性回归方程为$Y=2.38\times10^4+3.85\times10^6X$，$r=0.9998$。

2.2 槲皮素线性及范围

精密称取槲皮素对照品7.5 mg，置10 ml棕色量瓶中，加甲醇使溶解并稀释至刻度，摇匀，备用。分别精密吸取以上对照品溶液0.2 ml、0.4 ml、1.0 ml、1.4 ml、1.8 ml置25 ml量瓶中，各加甲醇稀释至刻度，摇匀，作为不同浓度的对照品溶液。将上述对照品溶液按正文拟定色谱条件分别进样10 µl，以对照品的进样量（µg）为横坐标，峰面积为纵坐标，绘制标准曲线，结果表明：当槲皮素对照品进样量在0.05838~0.52542 µg范围内，进样量与峰面积呈良好的线性关系，其线性回归方程为$Y=3.05\times10^6X+4.96\times10^5$，$r=0.9997$。

2.3 精密度试验

2.3.1 重复性

取同一份供试品溶液（XLSY-1），按正文拟定的色谱条件，连续测定6次。结果表明

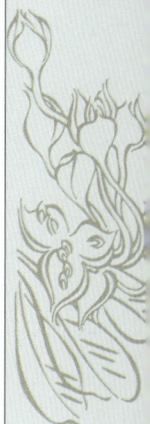

6次测定的槲皮素峰面积平均值为1133864（RSD为1.97%，*n*=6），山柰素峰面积平均值为1365925（RSD为0.70%，*n*=6），试验表明本法的精密度良好。

2.3.2 重现性

取同一批供试品（XLSY-1）粉末0.7 g，精密称定，按正文的方法平行测定6份，计算，6份样品测得槲皮素含量的平均值为0.199%（RSD为1.61%，*n*=6），山柰素含量的平均值为0.241%（RSD为0.63%，*n*=6），试验结果表明本法的重现性较好。

2.4 准确度试验

2.4.1 山柰素加样回收率试验

精密称取山柰素对照品5.3 mg，置10 ml棕色量瓶中，加甲醇溶解并稀释至刻度，摇匀，作为山柰素对照品储备液A。

精密称取已知含量（山柰素含量为0.241%）的供试品（XLSY-1）粉末0.35 g置平底烧瓶中，共6份，再精密吸取1 ml对照品储备液A分别至上述6个平底烧瓶中，按正文拟定的方法提取、测定，计算加样回收率，结果山柰素平均回收率为107.55%，RSD=0.52%（*n*=6）。

2.4.2 槲皮素加样回收率试验

精密称取槲皮素对照品7.5 mg，置10 ml棕色量瓶中，加甲醇溶解并稀释至刻度，摇匀，作为槲皮素对照品储备液A。

精密称取已知含量（槲皮素含量为0.199%）的供试品（XLSY-1）粉末0.35 g置平底烧瓶中，共6份，再精密吸取1 ml对照品储备液A分别至上述6个平底烧瓶中，按正文拟定的方法提取、测定，计算加样回收率，结果槲皮素平均回收率为103.03%，RSD=4.42%（*n*=6）。

2.5 耐用性试验

2.5.1 色谱柱的考察

分别采用不同品牌的色谱柱〔Kromasil C18（5 μm，4.6 mm×250 mm）、Ultimate XB-C18（5 μm，4.6 mm×250 mm）、Inertsil ODS-SP（5 μm，4.6 mm×150 mm）〕测定样品（XLSY-1）中山柰素和槲皮素的含量，结果发现山柰素在上述色谱柱上都能获得良好的分离，三根色谱柱测定结果平均值为0.239%，RSD=3.08%（*n*=3）；而槲皮素在瑞典Kromasil 100-5C18（5 μm，4.6 mm×250 mm）柱及岛津Inertsil ODS-SP（5 μm，4.6 mm×150 mm）柱上分离度不佳，这是由于同时检测两个成分，不同的柱子对流动相有选择性，通过对流动相的比例进行微调应该可以解决此问题。

2.5.2 色谱仪的考察

分别采用不同型号的色谱仪（岛津10AT型、岛津20A型）测定样品（XLSY-1）中山柰素和槲皮素的含量，结果两台色谱仪测定结果是：山柰素含量平均值为0.239%，RAD=3.45%（*n*=2），槲皮素含量平均值为0.239%，RAD=4.15%（*n*=2）。

按正文含量测定方法，测定了本品11批样品中的槲皮素和山柰素的含量（详见表9），据最高值、最低值及平均值，并考虑药材来源差异情况，暂定本品含量限度为槲皮素和山柰素的总含量不得少于0.15%。

空白溶剂HPLC图、山柰素对照品HPLC图、槲皮素对照品HPLC图、小蜡树叶样品HPLC图分别见图8、图9、图10、图11。

《广西壮族自治区壮药质量标准第二卷（2011年版）》注释

表9　11批样品测定结果

编号	采集（收集）地点	总含量（%）
XLSY-1	那坡县百都乡	0.43
XLSY-2	巴马瑶族自治县西山乡	0.48
XLSY-3	那坡县德隆乡	0.30
XLSY-4	靖西县龙邦镇	0.35
XLSY-5	南宁市良庆区大塘镇	0.49
XLSY-6	大新县下雷镇	1.01
XLSY-7	灌阳县加油站对面山	0.28
XLSY-8	金秀瑶族自治县金秀镇九二冲	0.19
XLSY-9	南宁市四塘镇	0.60
XLSY-10	荔浦县马岭镇	0.46
XLSY-11	武鸣县两江镇	0.24
XLSY-2-FH	巴马瑶族自治县西山乡	0.39
XLSY-5-FH	南宁市良庆区大塘镇	0.37
XLSY-9-FH	南宁市四塘镇	0.49

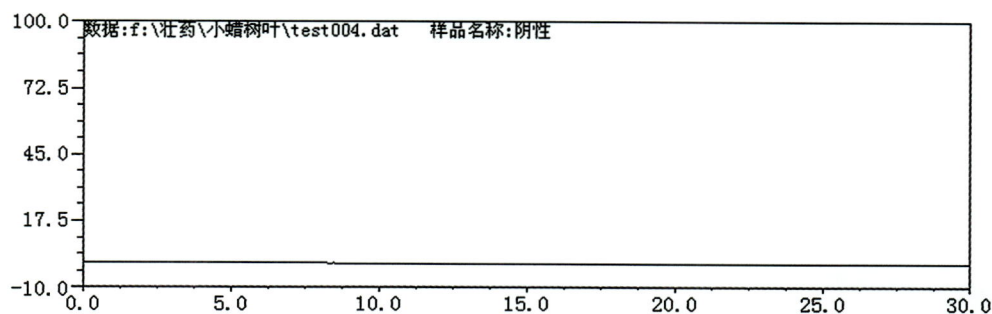

图8　空白溶剂HPLC图

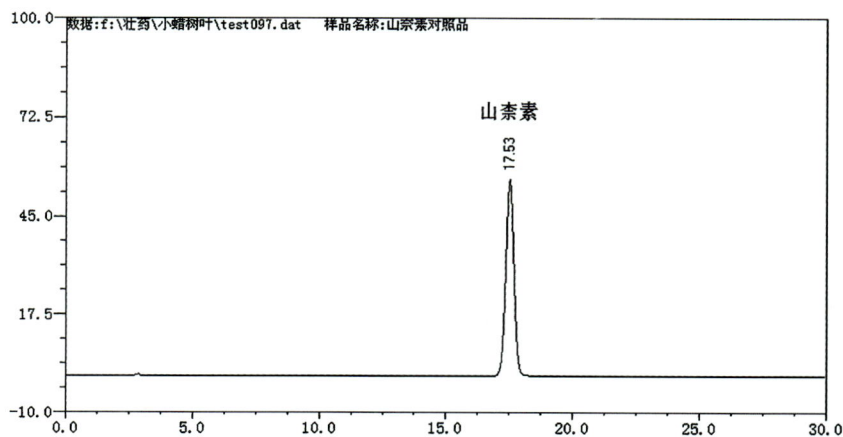

图9　山柰素对照品HPLC图

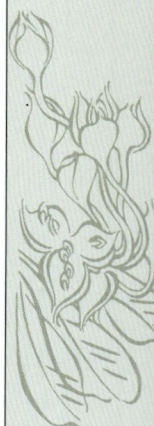

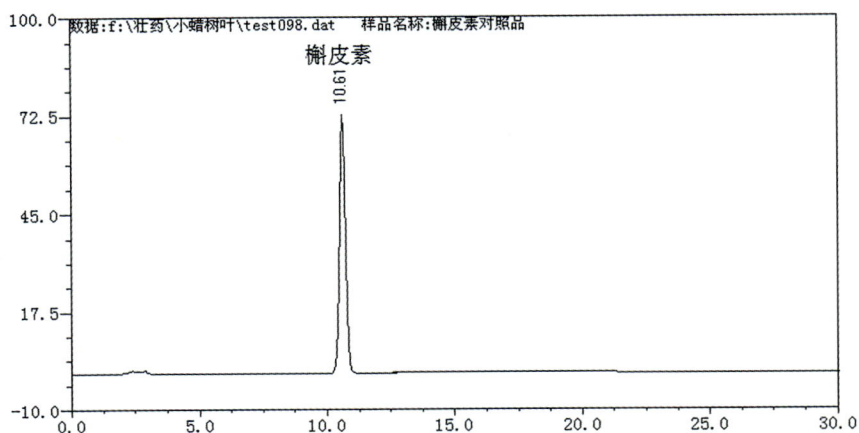

图10 槲皮素对照品HPLC图

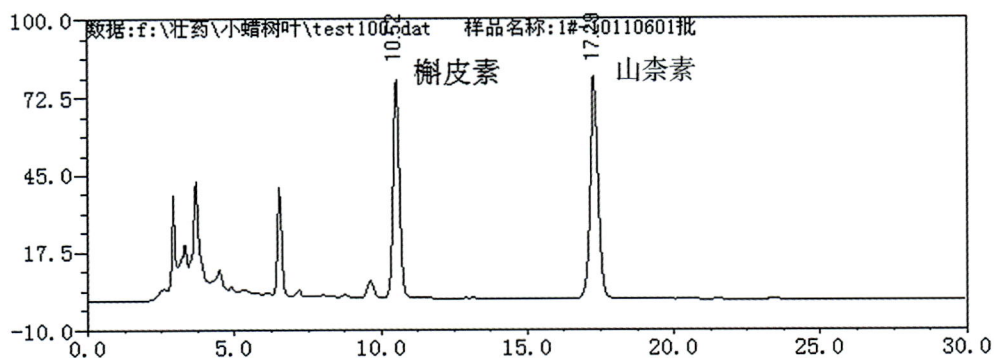

图11 小蜡树叶样品HPLC图

参考文献

[1] [9] [10] 国家中医药管理局《中华本草》编委会. 中华本草：第6册 [M]. 上海：上海科学技术出版社，1999：191-192.

[2] [6] [11] [15] 蓝树彬，思秀玲，韦松，等. 小蜡树化学成分的研究 [J]. 中草药，1996，27（6）：331-332.

[3] [4] [12] [13] 江纪武，肖庆祥. 植物药有效成分手册 [M]. 北京：人民卫生出版社，1986：642，876.

[5] [14] 广西壮族自治区革命委员会卫生局. 广西本草选编：上册 [M]. 南宁：广西人民出版社，1974：832.

[7] 欧阳明安，周剑宁. 女贞小蜡树的酚性配糖体成分研究 [J]. 广西植物，2003，23（3）：276-278.

[8] 李晓蒙，蔡志蓬，李显奇. 小叶女贞化学成分研究 [J]. 广东药学院学报，1998，14（2）：93-94.

药学编著： 赖茂祥　覃兰芳　黄云峰
药学审校： 广西壮族自治区食品药品检验所

飞龙掌血　　温肖

Feilongzhangxue　　　　Oenceu

TODDALIAE ASIATICAE RADIX

【概述】　飞龙掌血，俗称散血飞、血莲肠、见血飞、血见悉、大救驾、三百棒、见血散、散血丹、飞龙斩血[1、2]、白苦木（苗语）、胃卡麻（仫佬语）[3]。其药用始见于清代的《分类草药性》，其后在《中药大辞典》、《中国本草图录》、《全国中草药汇编》、《实用中草药原色图谱》（一）、《广西中药材标准》等均有记载。飞龙掌血是一个多民族使用的民间中草药，壮、瑶、苗、仫佬、傣、侗等多个民族的民间药书均有记载。飞龙掌血主要分布于湖南、广西、陕西、四川、贵州等省（区）的小树丛中或疏林下。

【来源】　本品为芸香科植物飞龙掌血 *Toddalia asiatica*（Linn.）Lam. 的干燥根。

飞龙掌血为木质藤本。枝及分枝常有向下弯的钩刺，小枝常被有褐锈色的短柔毛及白色圆形皮孔。叶互生为3小叶复叶，具柄；小叶无柄，纸质或近革质，倒卵形、椭圆形或倒卵状矩圆形，长3~9 cm，宽1.5~3.5 cm，边有细钝锯齿，齿缝处及叶片均有油点。花单性，白色或淡黄色；萼片同花瓣，均为4~5枚；雄花常排成腋生的伞房状圆锥花序；雌花常排成聚伞状圆锥花序，花较少。核果近球形，橙黄色至朱红色，有油点，果皮肉质，有3~5条微凸的肋纹；种子肾形，黑色，有光泽。花果期几乎全年。《实用中草药原色图谱》（一）[4]有本种的彩色照片图。

飞龙掌血以根入药，全年均可采收，鲜用或切段、切片晒干。广西玉林中药港、南宁市场、百色市场、河池市场及民间草药市场均有销售。

起草样品收集情况：共收集到样品11批，详细信息见表1、图1、图2。

表1　飞龙掌血样品信息一览表

编号	药用部位	产地/采集地点/批号	样品状态
FLZX–1	根	广西荔蒲/南宁市朝阳沟个体药铺	饮片（块片）
FLZX–2	根	广西武鸣/南宁市朝阳沟个体药铺	饮片（块片）
FLZX–3	根	广西金秀/南宁市朝阳沟个体药铺	饮片（块片）
FLZX–4	根	广西武鸣/南宁市朝阳沟个体药铺	饮片（块片）
FLZX–5	根	南宁伊岭岩	药材
FLZX–6	根	南宁高峰林场	药材
FLZX–7	根	桂林荔浦	饮片（块片）
FLZX–8	根	玉林市六万山	饮片（块片）
FLZX–9	根	玉林市六万山	饮片（块片）
FLZX–10	根	大新县	药材
FLZX–11	根	河池市环江毛南族自治县	药材

备注：飞龙掌血样品FLZX–6同时制成腊叶标本，经鉴定，结果确定其为芸香科植物飞龙掌血，实验中以该样品作为飞龙掌血的对照药材与其他样品进行对比。完成样品收集后，将所有11份样品（约500 g）进行粉碎处理，并统一过40目筛，备用。

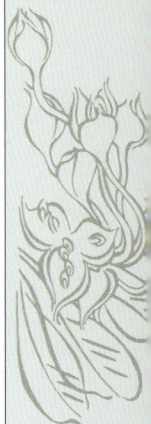

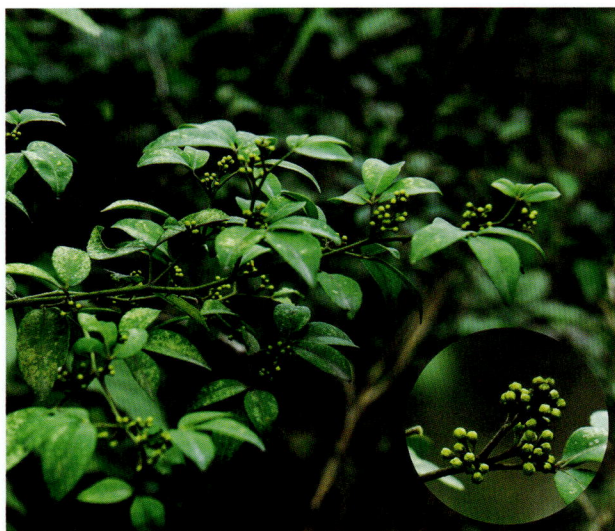

图1 飞龙掌血原植物

图2 飞龙掌血标本

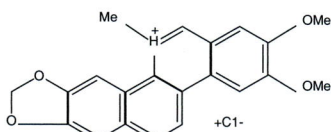

【化学成分】 飞龙掌血中含氯化两面针碱（Nitidine Chloride）[5]、白屈菜红碱（Chelerythrine，Toddaline）、二氢白屈菜红碱（Dihydrochelerythrine，Toddaline）、茵芋碱（Skimmianlne）、小檗碱（Berberine）等生物碱，另含香豆精类飞龙掌血内酯（Tddaculine）、挥发油、树脂、β-谷甾醇等。[6]飞龙掌血还含飞龙掌血香豆醌（toddacoumaqnone）。[7]

另外，王平等人还从飞龙掌血中提取分离出4个新三萜酸，还分离鉴定出已知成分野鸭春酸（5）、arjunic acid（6）、飞龙掌血素、勒钩内酯和β-谷甾醇。[8]

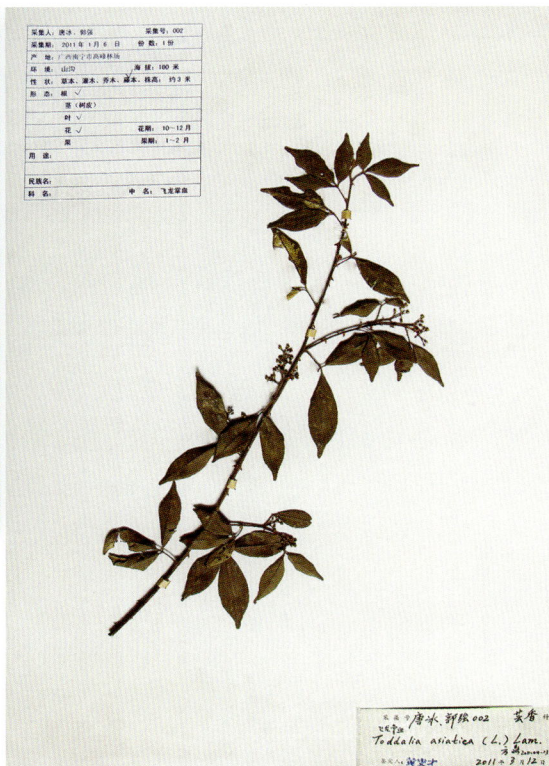

氯化两面针碱（$C_{21}H_{18}ClNO_4$）

【药理与临床】 飞龙掌血具有镇痛、抗炎、抗菌、抗病毒、抗血小板聚集、抑菌和抗心血管疾病作用，有祛风止痛、散瘀止血的功效。

王秋静等人用飞龙掌血的水提取物进行实验，结果表明，飞龙掌血的水提取物有镇痛、抗炎的作用[9]；郝小燕等人[10]对飞龙掌血生物总碱进行了药效学研究，实验结果表明，飞龙掌血生物总碱制剂小鼠灌胃给药能抑制二甲苯所致耳肿胀和琼脂所致足肿胀，抑制羧甲基纤维素钠所致腹腔白细胞游走，抑制醋酸所致小鼠扭体反应。丁文等[11]用飞龙掌血提取物对枯草杆菌、痢疾杆菌、啤酒酵母菌进行抑菌试验，结果表明，飞龙掌血提取物对3种菌的抑菌作用非常显著。

《广西壮族自治区壮药质量标准第二卷（2011年版）》注释

何小萍等的实验证明，飞龙掌血根的水提取物对结扎冠脉前降支所致心肌梗死、垂体后叶素所致急性缺血心肌、心脏过度兴奋所致心肌缺血有保护作用。[12-14]

飞龙掌血临床上主要用于治疗慢性腰腿疼痛、风湿痹痛、胃痛、跌打损伤、吐血、刀伤出血、阿米巴痢疾、牙痛、疟疾等疾病。

【性状】 本品根呈圆柱形，弯曲，直径 0.8~3 cm，有分枝。表面黄色至土黄色，具纵皱，刮除栓皮，皮部棕红色呈颗粒状。质硬，不易折断，断面灰黄色；皮部灰棕色，颗粒状；木部具小而密集的小孔。气微，味辛、微苦。

本品主要鉴别特征为黄色至土黄色，具纵皱，刮除栓皮，皮部棕红色呈颗粒状。质硬，不易折断。详见图3。

图3 飞龙掌血药材

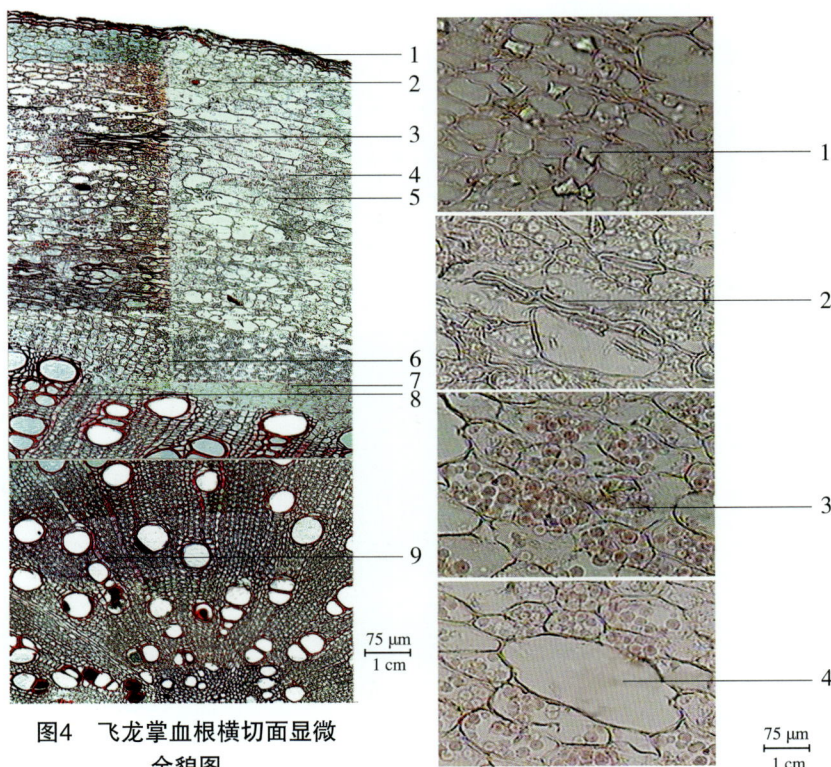

【鉴别】 （1）本品根横切面：木栓层为数至数十列长圆形薄壁细胞，皮层薄，散有大型分泌腔，薄壁细胞含草酸钙方晶。韧皮部宽，外侧具石细胞，纤维单个或成群散在，具大型分泌腔，韧皮射线为1~2列细胞，薄壁细胞含草酸钙方晶，直径19~40 μm。木质部导管呈类圆形，单个或连续放射状排列，直径为162~260 μm；木射线明显，为1~2列细胞。

粉末棕黄色。淀粉粒类圆形或椭圆形，直径3~10 μm，脐点点状

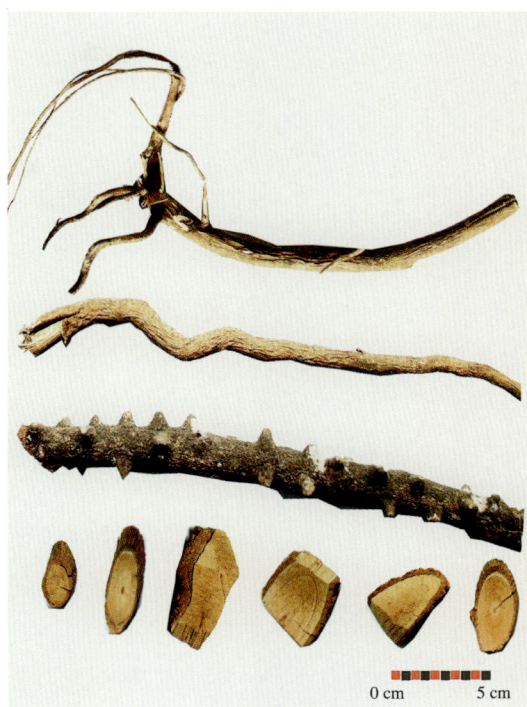

图4 飞龙掌血根横切面显微全貌图

1. 木栓层　　2. 分泌细胞
3. 石细胞　　4. 淀粉粒
5. 皮层　　　6. 韧皮部
7. 草酸钙方晶　8. 导管
9. 射线

图5 飞龙掌血根横切面显微放大图

1. 草酸钙方晶　2. 石细胞
3. 淀粉粒　　　4. 分泌细胞

或短缝状，层纹不明显。网纹导管、具缘纹孔导管多见，呈碎片状，直径38~260 μm。草酸钙方晶多成行排布在薄壁细胞中。石细胞呈类方形、类圆形或不规则形。纤维多成束，直径约15 μm，壁略增厚。

显微鉴别要点：观察到草酸钙方晶和淀粉粒是飞龙掌血显微鉴别的主要特征，详见图4、图5、图6。

（2）取本品粉末1 g，加乙醇40 ml，超声处理1小时，滤过，滤液蒸干，残渣加乙醇1 ml使溶解，作为供试品溶液。另取飞龙掌血对照药材1 g，同法制成对照药材溶液。再取氯化两面针碱对照品，加乙醇制成每1 ml含1 mg的溶液，作为对照品溶液。照薄层色谱法（中国药典2010年版一部附录Ⅵ B）试验，吸取对照品溶液5 μl、供试品和对照药材溶液5~10 μl，分别点于同一硅胶G薄层板上，以三氯甲烷-甲醇-浓氨试液（30：1：0.2）为展开剂，展开，取出，晾干，置紫外光灯（365 nm）下检视。供试品色谱中，在与对照药材色谱主斑点相应的位置上，显相同颜色的荧光斑点；在与对照品色谱相应的位置上，显相同的黄色荧光斑点。

耐用性实验考察：对自制板、预制板（青岛海洋化工厂提供，批号：20070404）的展开效果进行考察，对不同展开温度（21 ℃、29 ℃）进行考察，对点状、条带状点样进行考察，结果均表明本法的耐用性良好。

从11批飞龙掌血的薄层鉴别图谱可以看到，样品在与氯化两面针碱对照品相应的位置上均显相同颜色的荧光斑点，表明飞龙掌血的药用部位均含氯化两面针碱，详见图7。

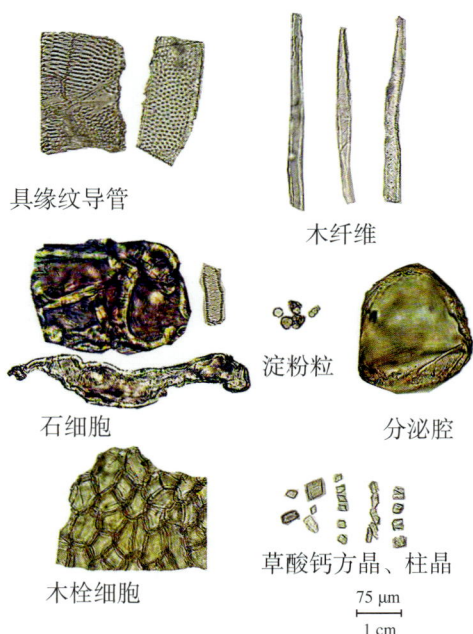

图6 飞龙掌血粉末显微图

具缘纹导管　木纤维　淀粉粒　石细胞　分泌腔　木栓细胞　草酸钙方晶、柱晶

75 μm
1 cm

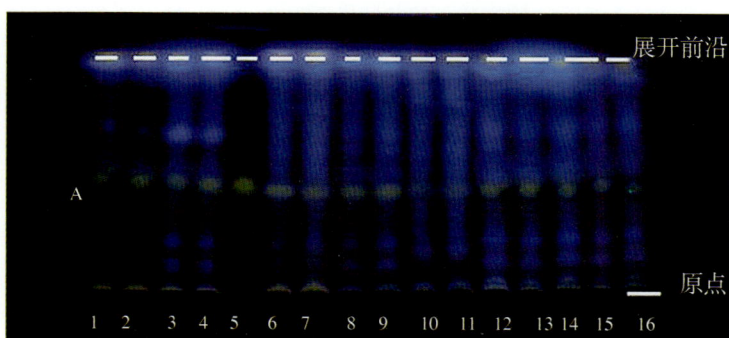

图7 飞龙掌血样品TLC图

1. FLZX-6（对照药材）　2. FLZX-5　3. FLZX-10　4. FLZX-10
5. 氯化两面针碱对照品　6. FLZX-8　7. FLZX-9　8. FLZX-2
9. FLZX-4　10. FLZX-1　11. FLZX-7　12. FLZX-9
13. FLZX-11　14. FLZX-3　15. FLZX-2　16. FLZX-4
A. 黄色荧光斑点

色谱条件：硅胶G薄层预制板，生产厂家：青岛海洋化工厂，批号：20070404，规格：10 cm×20 cm
圆点状点样，点样量：5 μl；温度：25 ℃；相对湿度：56RH%
展开剂：三氯甲烷-甲醇-浓氨试液（30：1：0.2）

【检查】 水分　照水分测定法（中国药典2010年版一部附录Ⅸ H第一法）测定。

对本品11批样品进行水分测定，结果见表2，据最高值、最低值及平均值，将本品水分拟定为不得过13.0%。

表2　飞龙掌血样品水分测定结果一览表

样品	水分均值（%）	样品	水分均值（%）
FLZX–1	11.7	FLZX –7	10.9
FLZX –2	13.5	FLZX –8	12.1
FLZX –3	10.0	FLZX –9	10.1
FLZX –4	10.6	FLZX –10	9.7
FLZX –5	13.7	FLZX –11	11.6
FLZX –6	12.7	FLZX –1–FH	6.1
FLZX –2–FH	6.4	FLZX –3–FH	5.8

总灰分　照灰分测定法（中国药典2010年版一部附录Ⅸ K）测定。

对本品11批样品进行总灰分测定，结果见表3，据最高值、最低值及平均值，将本品总灰分拟定为不得过4.5%。

表3　飞龙掌血样品总灰分测定结果一览表

样品	总灰分（%）	样品	总灰分（%）
FLZX–1	5.2	FLZX –7	2.1
FLZX –2	3.0	FLZX –8	2.4
FLZX –3	2.2	FLZX –9	1.5
FLZX –4	2.6	FLZX –10	4.0
FLZX –5	2.9	FLZX –11	4.1
FLZX –6	0.4	FLZX –1–FH	2.8
FLZX –2–FH	3.1	FLZX –3–FH	3.7

【浸出物】 飞龙掌血中主要活性成分为生物碱，根据生物碱容易溶于乙醇的性质，选择乙醇作为溶剂来考察飞龙掌血中醇溶性浸出物所含活性成分的多少，又考虑采用冷浸法能更低碳和更省事，经研究最终确定采用冷浸法来进行实验。实验过程比较了三种不同浓度的乙醇（30%乙醇、稀乙醇及乙醇）作为提取溶剂的提取效果，经实验后，认为乙醇的提取效果更优，最终确定以乙醇为提取溶剂，照醇溶性浸出物测定法（中国药典2010年版一部附录Ⅹ A）项下的冷浸法测定。

对本品11批样品进行浸出物含量测定，结果见表4，据最高值、最低值及平均值，将本品浸出物含量拟定为不得少于6.5%。

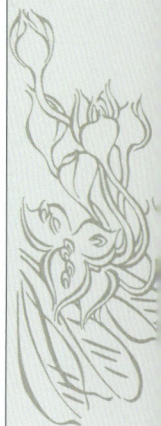

表4　飞龙掌血样品浸出物测定结果一览表

样品	浸出物均值（%）	样品	浸出物均值（%）
FLZX-1	5.2	FLZX-7	6.9
FLZX-2	9.0	FLZX-8	9.6
FLZX-3	9.9	FLZX-9	7.5
FLZX-4	12.4	FLZX-10	16.5
FLZX-5	13.0	FLZX-11	4.1
FLZX-6	9.7	FLZX-1-FH	8.9
FLZX-2-FH	9.8	FLZX-3-FH	8.2

参考文献

[1]［6］江苏新医学院. 中药大辞典：上册［M］. 上海：上海科学技术出版社，2003：0573.

[2]广西壮族自治区革命委员会卫生局. 广西本草选编：上册［M］. 南宁：广西人民出版社，1974：1612.

[3]黄燮才，周珍诚，张骏. 广西民族药简编［M］. 南宁：广西壮族自治区卫生局药品检验所，1980：170.

[4]黄燮才. 实用中草药原色图谱（一）［M］. 南宁：广西科学技术出版社，1993：222-223.

[5]赵丽恋，刘韶，罗杰英. RP-HPLC法测定飞龙掌血中氯化两面针碱的含量［J］. 中国实验方剂学杂志，2009，15（4）：26-28.

[7]徐树芸. 贵州十种民族药的应用研究［J］. 世界科学技术：中医药现代化，2006，8（6）：75.

[8]王平，韦善新. 飞龙掌血中三萜酸成分研究［J］. 天然产物研究与开发，2005，17（4）：404.

[9]王秋静，路航，吕文伟，等. 飞龙掌血水提物镇痛抗炎作用的实验研究［J］. 中国实验方剂学杂志，2007，13（5）：35.

[10]郝小燕，彭琳，叶兰，等. 飞龙掌血生物总碱抗炎镇痛作用的研究［J］. 中西医结合学报，2004，2（6）：450.

[11]丁文，文赤夫，陈建华，等. 飞龙掌血提取物抑菌作用初步研究［J］. 生物质化学工程，2007，41（5）：33.

[12]何小萍，任先达. 飞龙掌血水提取物对大鼠实验性心肌梗死的保护作用［J］. 暨南大学学报：自然科学与医学版，1999，20（4）：15.

[13]何小萍，任先达. 飞龙掌血水提物对垂体后叶素所致大鼠缺血心肌的保护作用［J］. 中国病理生理杂志，1998，14（3）：283.

[14]任先达，何小萍. 飞龙掌血水提物对异丙肾上腺素致大鼠心肌缺血的保护作用［J］. 暨南大学学报：自然科学与医学版，1998，19（2）：22.

药学编著：唐　冰　姚文冰　徐世霞
药学审校：广西壮族自治区食品药品检验所

马齿苋　　碰北

Machixian　　　　Byaekbeiz

PORTULACAE OLERACEAE HERBA

【概述】　马齿苋，别名五行草、长命菜、五方草、瓜子菜、麻绳菜等。其药用始见于唐代陈藏器《本草拾遗》，其后在《开宝本草》、《滇南本草》和《本草纲目》中均有记载，是常用的中药材。1977年收入《中国药典》（一部），2010年版《中国药典》（一部）亦有收载。马齿苋原植物广泛分布于全世界温带和热带地区，我国南北各地均产；其性喜肥沃土壤，耐旱亦耐涝，生命力强，生于菜园、农田、路旁，为田间常见杂草。

【来源】　本品为马齿苋科植物马齿苋*Portulaca oleracea* Linn. 的干燥地上部分。

马齿苋为一年生草本，全株无毛。茎平卧或斜倚，伏地铺散，多分枝，圆柱形，长10~15 cm，淡绿色或带暗红色。叶互生，有时近对生；叶片扁平，肥厚，倒卵形，似马齿状，长1~3 cm，宽0.6~1.5 cm，顶端圆钝或平截，有时微凹，基部楔形，全缘，上面暗绿色，下面淡绿色或带暗红色，中脉微隆起；叶柄粗短。花无梗，直径4~5 mm，常3~5朵簇生枝端，午时盛开；苞片2~6枚，叶状，膜质，近轮生；萼片2枚，对生，绿色，盔形，左右压扁，长约4 mm，顶端急尖，背部具龙骨状凸起，基部合生；花瓣5枚，稀4枚，黄色，倒卵形，长3~5 mm，顶端微凹，基部合生；雄蕊通常8枚，或更多，长约12 mm，花药黄色；子房无毛，花柱比雄蕊稍长，柱头4~6裂，线形。蒴果卵球形，长约5 mm，盖裂；种子细小，多数，偏斜球形，黑褐色，有光泽，直径不及1 mm，具小疣状凸起。花期5~8月，果期6~9月。

马齿苋于夏、秋二季采收，除去残根和杂质，洗净，略蒸或烫后晒干。多数药店均有销售。

起草样品收集情况：供收集到样品10批，详细信息见表1、图1、图2。

表1　马齿苋样品信息一览表

编号	原编号	药用部位	产地/购买地/批号	样品状态
MCX–1	无	地上部分	天峨/20110518	药材
MCX–2	无	地上部分	天峨/20110624	药材
MCX–3	无	地上部分	宜州/20110621	药材
MCX–4	无	地上部分	大化/20110515	药材
MCX–5	无	地上部分	老百姓/20100321	饮片
MCX–6	无	地上部分	童春堂/20101113	饮片
MCX–7	无	地上部分	玉林/20110519	饮片
MCX–8	无	地上部分	宝和堂/110511	饮片
MCX–9	无	地上部分	童春堂/20110309	饮片
MCX–10	无	地上部分	老百姓/20110111	饮片

备注：马齿苋样品MCX–4同时制成腊叶标本，经鉴定，结果确定其为马齿苋科植物马齿苋，试验中以该样品作为马齿苋的对照药材与其他样品进行对比。完成样品采集后，将所有10份样品（约150 g）进行粉碎处理，并统一过24目筛，备用。

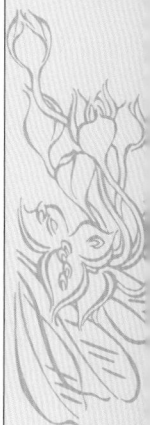

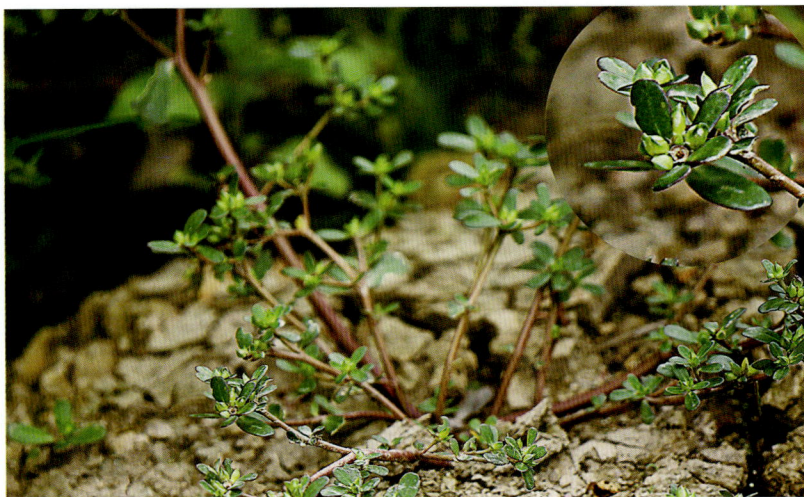

图1　马齿苋原植物

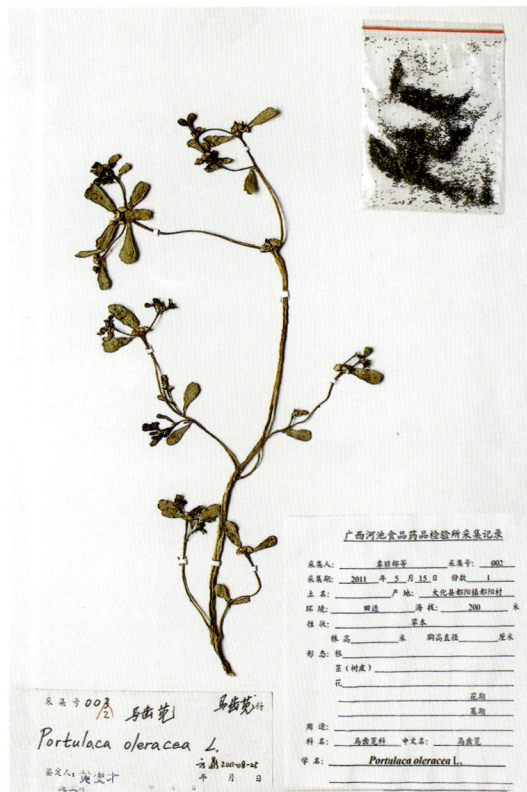

图2　马齿苋标本

【化学成分】　马齿苋中含有酸类、挥发油、花色苷、蛋白质与氨基酸、多糖、维生素和矿物质、萜类化合物等其他成分。马齿苋全草中以亚麻酸、亚油酸及棕榈酸为主，籽中以亚油酸及亚麻酸为主。马齿苋挥发油成分主要为芳樟醇、去甲肾上腺素、亚麻酸酯、3，7，11，15-四甲基-2-十六烯醇、牻牛儿醇、十七碳烷等。马齿苋总甜菜色苷经Dower50 W-X2树脂柱分离得到马齿苋素Ⅰ、马齿苋素Ⅱ、酰化甜菜色苷；总甜菜色苷碱性水解得到阿魏酸，甜菜苷配基5-O-β-纤维二糖苷和异甜菜苷配基5-O-β-纤维二糖苷。马齿苋中所含的萜类化合物主要有α-香树脂、β-香树脂、β-谷甾醇、丁香迷帕醇、帕克醇、环阿屯醇等。[1]

【药理与临床】　马齿苋具有清热解毒、凉血止血、止痢的功效，用于热毒血痢、痈肿疔疮、湿疹、丹毒、蛇虫咬伤、便血、痔血、崩漏下血。[2]马齿苋能提高细胞的免疫功能。贺圣文等用3H-TdR深入法研究马齿苋对家兔淋巴细胞增殖的影响，结果表明，马齿苋能显著提高家兔正常淋巴细胞和PHA诱导的淋巴细胞增殖能力。马齿苋能明显降低家兔血清总胆固醇（TC）、甘油三酯（TG）及低密度脂蛋白胆固醇（LDL-C），并能升高血清高密度脂蛋白胆固醇（HDL-C）。可使动脉硬化指数下降，还能降低全血低切表观黏度及显著降低血浆中切表观黏度，光镜及电镜观察显示出马齿苋能有效减轻主动脉壁脂质沉积，减轻主动脉内膜增生，泡沫细胞形成减少，细胞内外脂质减少。马齿苋具有广谱的抗菌作用。马齿苋乙醇提取物对志贺氏和佛氏付赤痢杆菌有显著的抑制作用，其水煎剂对志贺氏、宋内氏、斯氏及费氏痢疾杆菌有抑制作用。马齿苋对各种常见的食品污染菌如大肠杆菌、沙门氏菌、志贺氏菌、金黄色葡萄球菌、变形杆菌、枯草芽孢杆菌等具有较强的抑制作用，即使稀释到12.5%时，仍有一定的抑菌作用。[3]

【性状】 本品多皱缩卷曲，常结成团。茎圆柱形，长可达30 cm，直径0.1~0.2 cm，表面黄褐色，有明显纵沟纹。叶对生或互生，易破碎，完整叶片倒卵形，长1~2.5 cm，宽0.5~1.5 cm；绿褐色，先端钝平或微缺，全缘。花小，3~5朵生于枝端，花瓣5片，黄色。蒴果圆锥形，长约5 mm，内含多数细小种子。气微，味微酸。[4]

本品主要鉴别特征为茎表面黄褐色，有明显纵沟纹；完整叶片倒卵形；蒴果圆锥形，内含多数细小种子。详见图3。

【鉴别】 （1）本品粉末灰绿色。草酸钙簇晶众多，大小不一，直径7~108 μm，大型簇晶的晶块较大，棱角钝。草酸钙方晶宽8~69 μm，长至125 μm，有的方晶堆砌成簇晶状。叶表皮细胞垂周壁弯曲或较平直，气孔平轴式。含晶细胞常位于维管束旁，内含细小草酸钙簇晶。内果皮石细胞大多成群，呈长梭形或长方形，壁稍厚，可见孔沟与纹孔。种皮细胞棕红色或棕黄色，表面观呈多角星状，表面密布不整齐小突起。花粉粒类球形，直径48~65 μm，表面具细刺状纹饰，萌发孔短横线状。[5]详见图4。

（2）取本品粉末2 g，加水20 ml，加甲酸调节pH值至3~4，冷浸3小时，滤过，滤液蒸干，残渣加水5 ml使溶解，作为供试品溶液。另取马齿苋对照药材2 g，同法制成对照药材溶液。照薄层色谱法（中国药典2010年版一部附录Ⅵ B）试验，吸取上述两种溶液各1~2 μl，分别点于同一硅胶G薄层板上，以水饱和正

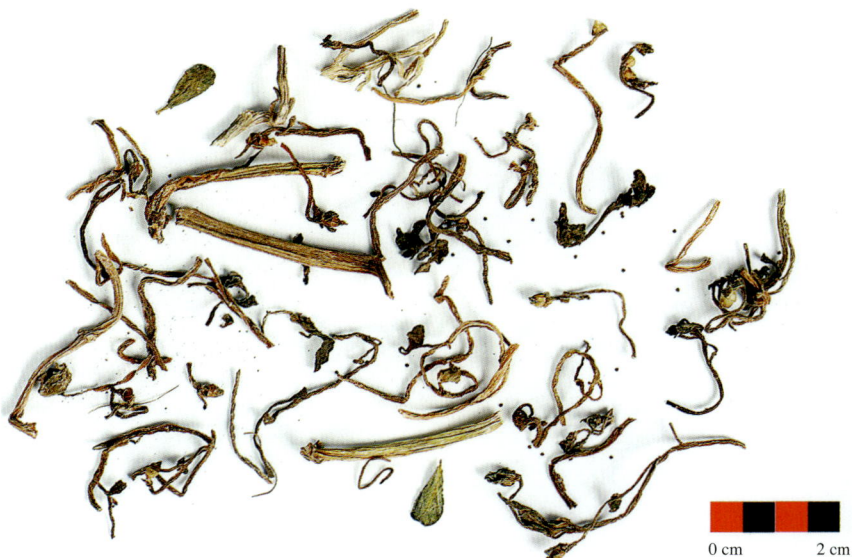

图3　马齿苋药材

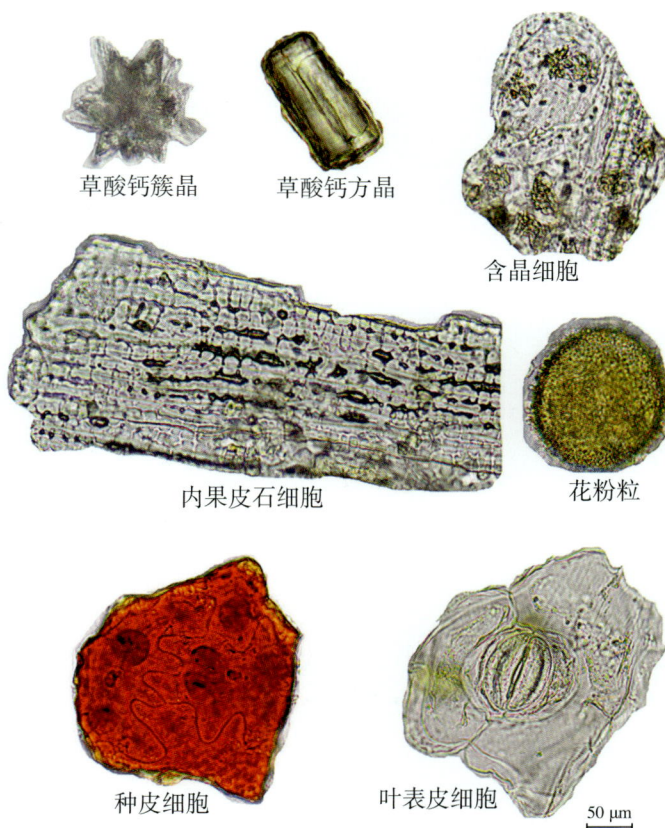

图4　马齿苋粉末显微图

草酸钙簇晶　　草酸钙方晶　　含晶细胞　　内果皮石细胞　　花粉粒　　种皮细胞　　叶表皮细胞

丁醇–冰醋酸–水（4∶1∶1）为展开剂，展开，取出，晾干，喷以0.2％茚三酮乙醇溶液，在110 ℃加热至斑点显色清晰。供试品色谱中，在与对照药材色谱相应的位置上，显相同颜色的斑点。[6]详见图5。

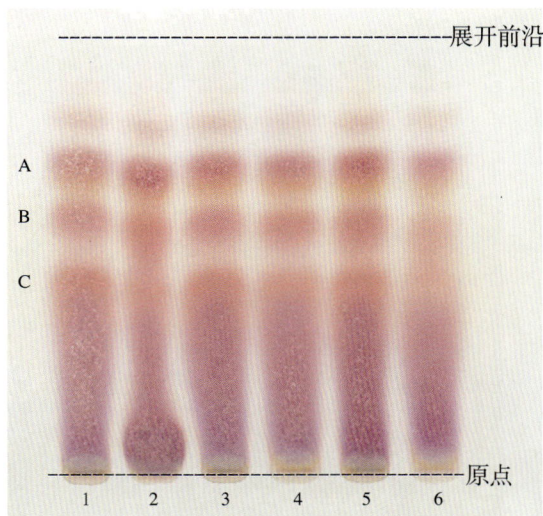

图5　马齿苋样品TLC图

1. 对照药材　　　2. MCX–1（天峨）　　3. MCX–2（天峨）　　4. MCX–3（市售）
5. MCX–4（市售）　6. MCX–5（宜州）　　A、B、C. 紫红色斑点

色谱条件：硅胶G薄层预制板，生产厂家：青岛海洋化工厂分厂，批号：20110203，规格：10 cm×10 cm
　　　　　条带状点样，条带宽度：6 mm，点样量：2 µl；温度：22 ℃；相对湿度：65RH%；展距：9 cm

【检查】　水分　照水分测定法（中国药典2010年版一部附录Ⅸ H第一法）测定。

对本品10批样品进行水分测定，结果见表2，据最高值、最低值及平均值，并考虑到该药材的产地差异，将本品水分拟定为不得过12.0％。

表2　马齿苋样品水分测定结果一览表

样品	水分均值（％）	样品	水分均值（％）
MCX–1	10.1	MCX–6	4.2
MCX–2	7.6	MCX–7	10.6
MCX–3	9.6	MCX–8	8.5
MCX–4	8.5	MCX–9	10.0
MCX–5	10.4	MCX–10	9.6
MCX–2–FH	9.7	MCX–7–FH	7.7
MCX–5–FH	8.3		

总灰分　照灰分测定法（中国药典2010年版一部附录Ⅸ K）测定。

对本品10批样品进行总灰分测定，结果见表3，据最高值、最低值及平均值，并考虑到该药材的产地差异，将本品总灰分拟定为不得过33.0％。

表3　马齿苋样品总灰分测定结果一览表

样品	总灰分（%）	样品	总灰分（%）
MCX-1	25.2	MCX-6	19.9
MCX-2	21.3	MCX-7	20.6
MCX-3	28.2	MCX-8	18.6
MCX-4	24.6	MCX-9	17.9
MCX-5	19.5	MCX-10	20.0
MCX-2-FH	16.3	MCX-7-FH	19.9
MCX-5-FH	21.9		

酸不溶性灰分　照灰分测定法（中国药典2010年版一部附录Ⅸ K）测定。

对本品10批样品进行酸不溶性灰分测定，结果见表4，据最高值、最低值及平均值，并考虑到该药材的产地差异，将本品酸不溶性灰分拟定为不得过7.0%。

表4　马齿苋样品酸不溶性灰分测定结果一览表

样品	酸不溶性灰分（%）	样品	酸不溶性灰分（%）
MCX-1	0.3	MCX-6	3.8
MCX-2	1.3	MCX-7	4.1
MCX-3	6.0	MCX-8	3.6
MCX-4	0.2	MCX-9	3.7
MCX-5	4.2	MCX-10	4.3
MCX-2-FH	1.9	MCX-7-FH	3.8
MCX-5-FH	4.5		

【浸出物】　考虑到用水来作为提取溶剂，水溶性的杂质多，溶液很难过滤，故不考虑该溶剂和低浓度的乙醇。加热提取有利于化学成分的溶出，又节省实验时间，经研究最终确定采用热浸法来进行实验，即以乙醇为提取溶剂，照醇溶性浸出物测定法（中国药典2010年版一部附录Ⅹ A）项下的热浸法测定。

对本品10批样品进行浸出物含量测定，结果见表5，据最高值、最低值及平均值，并考虑到该药材的产地差异，将本品浸出物含量拟定为不得少于5.8%。

表5　马齿苋样品浸出物测定结果一览表

样品	浸出物均值（%）	样品	浸出物均值（%）
MCX-1	11.0	MCX-6	16.2
MCX-2	7.2	MCX-7	17.6
MCX-3	10.8	MCX-8	14.4
MCX-4	12.5	MCX-9	18.6
MCX-5	14.0	MCX-10	13.7
MCX-2-FH	7.5	MCX-7-FH	17.1
MCX-5-FH	14.1		

参考文献

［1］［3］牛广财，朱丹. 马齿苋化学成分及其药理作用研究进展［J］. 安徽农业科学，2005，33（6）：1090-1092.

［2］［4］［5］［6］国家药典委员会. 中华人民共和国药典2010年版一部［M］. 北京：中国医药科技出版社，2010：46-47.

药学编著：莫文电　覃丽郦　李宏霞
药学审校：广西壮族自治区食品药品检验所

五指毛桃　　棵西思

Wuzhimaotao　　　　　　Gocijcwz

FICI HIRTAE RADIX

【概述】 五指毛桃，俗名牛奶木、土黄芪、土五加皮、火龙叶、九龙根等。其药用始见于清代何克谏《生草药性备要》，其后吴其浚的《植物名实图考》、肖步丹的《岭南采药录》等均有记载。1977年以"五爪龙"收入《中国药典》（一部），《全国中草药汇编》、《中药志》、《中华本草》等大型辞书中对其药用价值、原植物、地理分布、产销情况等亦有简要记述。[1]同时，五指毛桃又是一种多民族使用的民间草药，壮、瑶、傣、侗、黎、哈尼、景颇等多个民族的民间药书中都有记载。五指毛桃原植物主要分布于广东、江西、安徽、广西、福建、云南、贵州等省（区）的山地、林缘、灌丛及树林中，目前在广东增城已有较大面积的人工种植。

【来源】 本品为桑科植物粗叶榕*Ficus hirta* Vahl的干燥根。

粗叶榕为灌木或落叶小乔木，高1~2 m，全株被黄褐色贴伏短硬毛，有乳汁。叶互生；叶片纸质，多型，长椭圆状披针形或狭广卵形，长8~25 cm，宽4~10（~18） cm，先端急尖或渐尖，基部圆形或心形，常具3~5深裂片，微波状锯齿或全缘，两面粗糙，基出脉3~7条；具叶柄，长2~7 cm；托叶卵状披针形，长0.8~2 cm。隐头花序，花序托对生于叶腋或已落叶的叶腋间，球形，直径5~10 mm，顶部有苞片形成的脐状突起，幼时特别明显，基部苞片卵状披针形，被紧贴的柔毛；总花梗短，长5 mm，或无；雄花、瘿花生于同一花序托内；雄花生于近顶部，花被片4枚，线状披针形，雄蕊1~2枚；瘿花花被片与雄花相似，花柱侧生；雌花生于另一花序托内，花被片4枚，瘦果椭圆形。花期5~7月，果期8~10月。[2]

粗叶榕以根入药，全年均可采收，鲜用或切段、切片晒干。[3]广东清平市场、岭南多数药店及食用汤料市场均有销售。[4]实验研究表明，补骨脂素为五指毛桃的主要活性成分[5-14]，其中以根部的含量最高[15]，因此将五指毛桃的药用部位定为根部有一定的科学依据。

起草样品收集情况：共收集到样品16批，详细信息见表1、图1、图2。

表1　五指毛桃样品信息一览表

编号	药用部位	产地/采集地点/批号	样品状态
WZMT-1	根	贺州平山	药材
WZMT-2	根	贺州平山	饮片（短段）
WZMT-3	根	桂平	药材
WZMT-4	根	桂平	饮片（短段）
WZMT-5	根	柳州	药材
WZMT-6	根	柳州	药材
WZMT-7	根	南宁市金陵镇	药材
WZMT-8	根	广西梧州	饮片（短段）
WZMT-9	根	广西梧州	饮片（短段）

《广西壮族自治区壮药质量标准第二卷（2011年版）》注释

续表

编号	药用部位	产地/采集地点/批号	样品状态
WZMT-10	根	广西梧州	饮片（块片）
WZMT-11	根	广东罗浮山	饮片（短段）
WZMT-12	根	广东罗浮山	饮片（块片）
WZMT-13	根茎	广西梧州	药材
WZMT-14	茎	广东罗浮山	饮片
WZMT-15	茎	广西梧州	饮片
WZMT-16	茎	广西梧州	饮片

备注：五指毛桃样品WZMT-7同时制成腊叶标本，经鉴定，结果确定其为桑科植物粗叶榕，实验中以该样品作为五指毛桃的对照药材与其他样品进行对比。在样品收集过程中，发现有用五指毛桃的茎或者根茎代替五指毛桃的根使用，为了对比该三者之间化学成分是否有较大区别，亦收集了3批五指毛桃茎（样品WZMT-14～WZMT-16）及1批五指毛桃根茎（样品WZMT-13）同时进行实验。完成样品收集后，将所有16份样品（约300 g）进行粉碎处理，并统一过40目筛，备用。

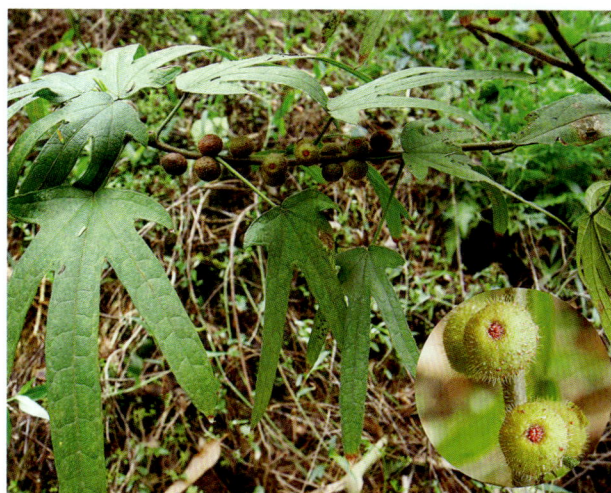

图1 五指毛桃原植物

图2 五指毛桃标本

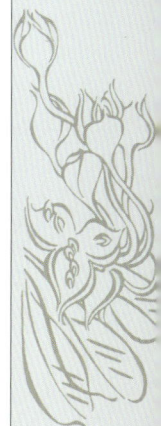

【化学成分】 五指毛桃中含有有机酸、氨基酸、三萜、香豆精及生物碱等成分。江滨等[16]对五指毛桃乙醇提取物的氯仿及醋酸乙酯部位进行了化学成分研究，分离得到4个化合物，采用核磁共振波谱法、质谱法、红外光谱、紫外光谱及薄层色谱、高效液相色谱法等进行结构鉴定，分别为补骨脂素（Psoralen）、佛手柑内酯（Bergapten）、β - 谷甾醇（sitosterol）、邻苯二甲酸二异丁酯（Diisobutyl o-phthalate）。林励等[17]采用GC - MS法分析五指毛桃挥发性成分，结果显示：以水蒸气蒸馏法得到的供试品以十六酸、油酸、亚油酸及十四酸为主要成分，另含少量乙酸乙酯、2，3-二丁醇、1，3-二丁醇、2-丁醇及1，1-二乙氧基乙烷等成分；而乙醚浸法得到的供试品则以乙酸乙酯、2，3-二丁醇、1，3-二丁醇、2-丁醇及1，1-二乙氧基乙烷为主要成分，仅含少量十六酸、亚油酸、油酸等脂肪酸；另外，还检出了异补骨脂素和佛手柑内酯2种成分。

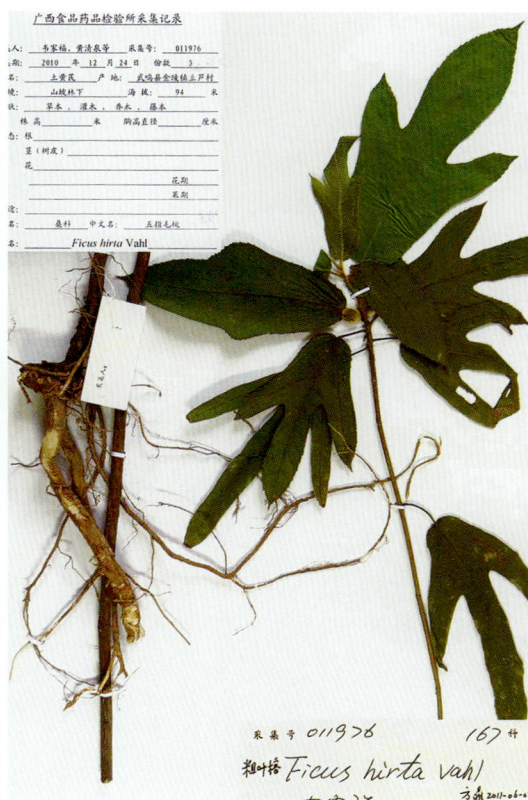

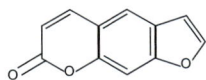

补骨脂素（$C_{11}H_6O_3$）

【药理与临床】 五指毛桃具有健脾补肺、行气利湿、舒筋活络之功，岭南地区的中医或少数民族民间医生常用于治疗脾虚浮肿、食少无力、肺痨咳嗽、盗汗、带下、产后无乳、月经不调、风湿痹痛、水肿等症。[18]刘春玲等[19]实验研究表明：五指毛桃能显著提高环磷酰胺所致免疫功能低下小鼠的碳粒廓清指数，胸腺、脾脏重量指数及血清溶血素水平，提示五指毛桃对免疫功能具有调节作用，能提高机体的免疫功能。李红英[20]自拟五指毛桃液治疗慢性盆腔炎，将168例慢性盆腔炎患者随机分为2组，每组84例，观察组采用自拟五指毛桃液治疗，对照组用西药治疗。结果表明：观察组治愈率为76.2%（64例），对照组治愈率为36.9%（31例）；半年后随访复发率，观察组为14.1%，对照组为29.0%，两组比较有显著性差异（$P < 0.01$），观察组疗效显著大于对照组。

【性状】 本品略呈圆柱形，有分枝，直径0.3~4 cm，表面灰黄色或黄棕色，有红棕色斑纹及细密纵皱纹，可见横向皮孔，质坚硬，不易折断。断面皮部薄而韧，易剥离，富纤维性；木部宽广，淡黄白色，有较密的同心性环纹，气微香特异，味微甘。

本品主要鉴别特征为表面具有红棕色斑纹及细密纵皱纹，可见横向皮孔，质坚硬，不易折断，纤维性强，且以气味浓郁者为佳，详见图3。

【鉴别】 （1）本品横切面：木栓层为1~10列扁平细胞。皮层窄，有石细胞散在，薄壁细胞内含草酸钙方晶。韧皮部宽广，纤维较多，单个或成束，壁厚，纤维间夹有乳汁管。形成层明显。木射线宽1~10列细胞，导管单个散在或数个相聚，直径30~200 μm，木纤维与木薄壁细胞交互排列成同心环。薄壁细胞含淀粉粒。幼根几无草酸钙方晶。

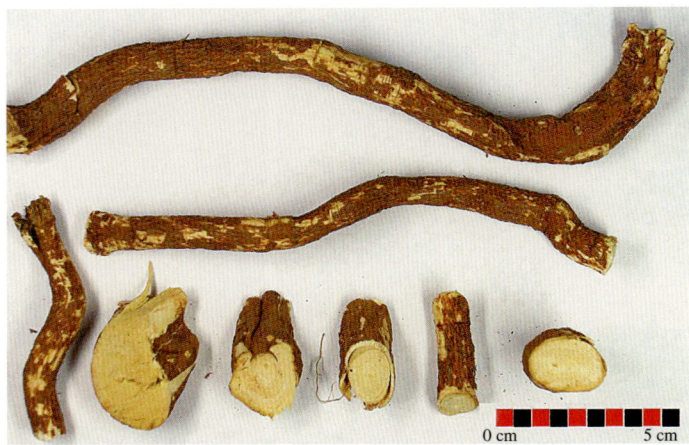

图3 五指毛桃药材

粉末黄白色至灰黄色，木栓细胞类方形，部分细胞内含棕色物。具缘纹孔导管多见。草酸钙方晶多存在于薄壁细胞中，直径10~20 μm。石细胞单个或多个成群，直径15~45 μm，孔沟明显。乳管微弯曲，直径10~25 μm，常与纤维并列。淀粉粒单粒或复粒，单粒直径5~25 μm。

显微鉴别要点：乳管是五指毛桃产生活性成分的部位，因此，在药材横切面及其粉末中，观察到乳管是其显微鉴别的主要特征，详见图4、图5、图6。

（2）取本品粉末5 g，加乙酸乙酯50 ml，超声处理25分钟，滤过，滤液蒸干，残渣加乙酸乙酯2 ml使溶解，作为供试品溶液。另取五指毛桃对照药材5 g，同法制成对照药材溶液。

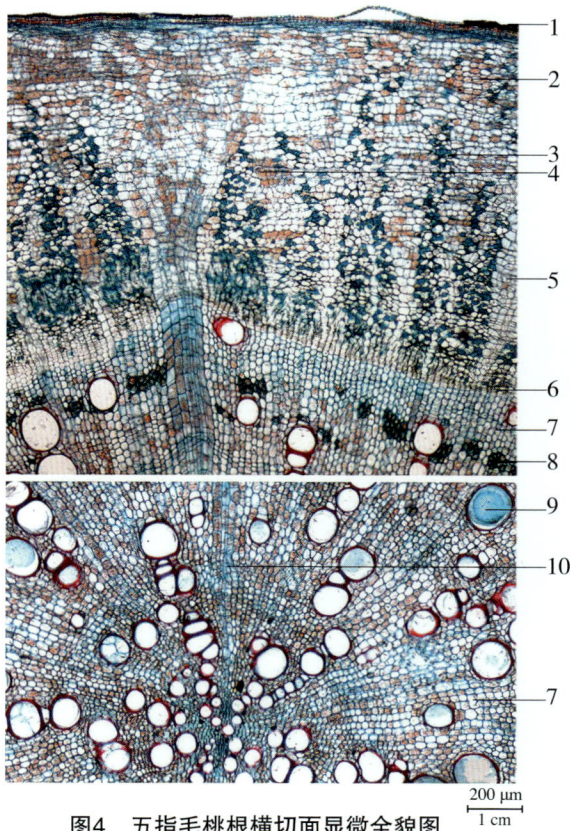

图4 五指毛桃根横切面显微全貌图

1. 木栓层　　　　2. 皮层
3. 韧皮纤维束　　4. 乳管
5. 韧皮射线　　　6. 形成层
7. 木薄壁细胞　　8. 木纤维束
9. 导管　　　　　10. 木射线

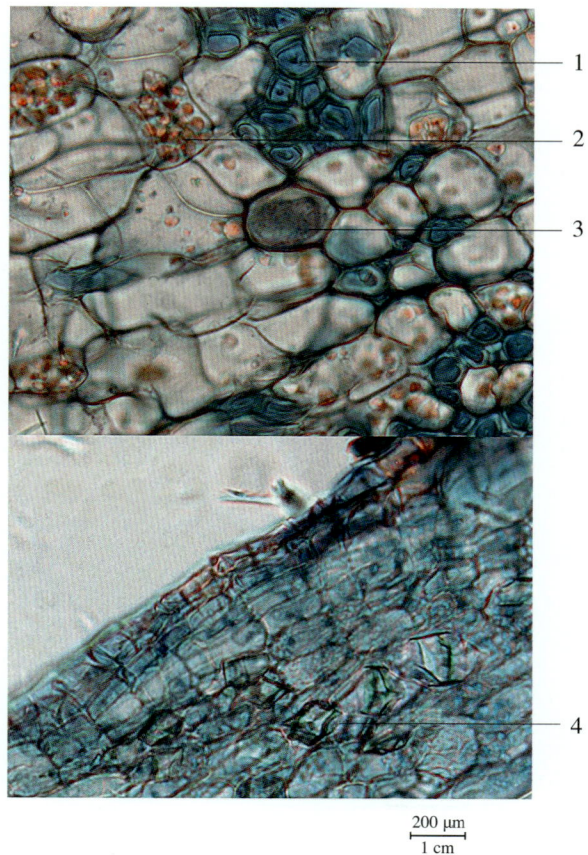

图5 五指毛桃根横切面显微放大图

1. 韧皮纤维束　　2. 淀粉粒
3. 乳管　　　　　4. 草酸钙方晶

再取补骨脂素对照品，加乙酸乙酯制成每1 ml含2 mg的溶液，作为对照品溶液。照薄层色谱法（中国药典2010年版一部附录ⅥB）试验，吸取上述三种溶液各2 μl，分别点于同一硅胶G薄层板上，以正己烷-乙酸乙酯（8：2）为展开剂，展开，取出，晾干，置紫外光灯（365 nm）下检视。供试品色谱中，在与对照药材和对照品色谱相应的位置上，显相同颜色的荧光斑点。

13批样品按本法检验，均符合规定（其余3批五指毛桃茎药材补骨脂素成分含量甚微，薄层图谱未显示与补骨脂素对照品相对应的蓝色荧光斑点），且薄层色谱分离效果好，斑点圆整清晰，比移值适中，重现性好。

耐用性实验考察：对自制板、预制板（青岛海洋化工厂提供，批号：20091208）

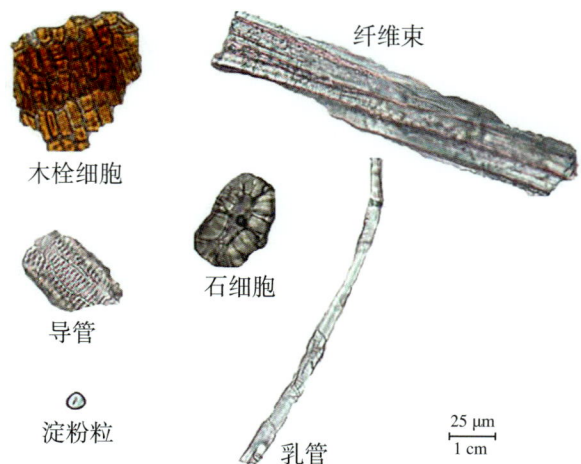

图6 五指毛桃根粉末显微图

的展开效果进行考察，对不同展开温度（5 ℃、29 ℃）进行考察，对点状、条带状点样进行考察，结果均表明本法的耐用性良好。

从16批五指毛桃的薄层鉴别图谱可以看到，WZMT-14~WZMT-16在与补骨脂素对照品相应的位置上不显相同颜色的荧光斑点，表明该3批样品中补骨脂素的含量甚微，其药用价值较根部低，规定五指毛桃的药用部位为根部可保证药材的质量，详见图7。

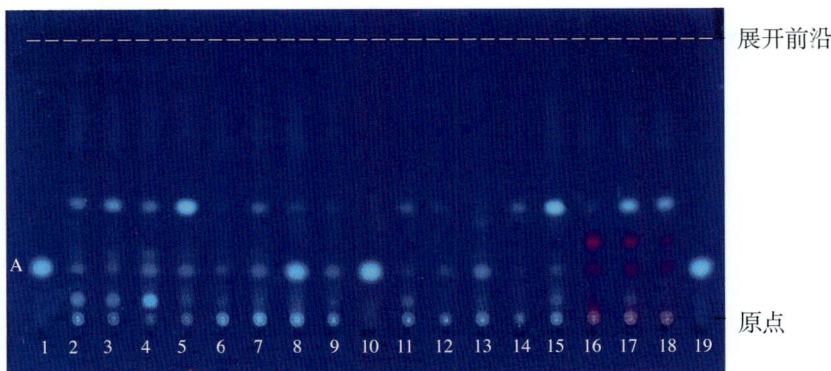

图7　五指毛桃样品TLC图

1. 补骨脂素对照品	2. WZMT-1	3. WZMT-2	4. WZMT-3
5. WZMT-4	6. WZMT-5	7. WZMT-6	8. WZMT-7（对照药材）
9. WZMT-8	10. 补骨脂素对照品	11. WZMT-9	12. WZMT-10
13. WZMT-11	14. WZMT-12	15. WZMT-13（根茎）	16. WZMT-14（茎）
17. WZMT-15（茎）	18. WZMT-16（茎）	19. 补骨脂素对照品	A. 蓝色荧光斑点

色谱条件：硅胶G薄层预制板，生产厂家：青岛海洋化工厂，批号：20091208，规格：10 cm×20 cm
圆点状点样，点样量：2 μl；温度：28 ℃；相对湿度：65RH%
展开剂：正己烷-乙酸乙酯（8∶2）

【检查】　水分　照水分测定法（中国药典2010年版一部附录Ⅸ H第一法）测定。

对本品16批样品进行水分测定，结果见表2，据最高值、最低值及平均值，并考虑到该药材为南方所产，而南方气候较为湿润，因此，将本品水分拟定为不得过12.0%。

表2　五指毛桃样品水分测定结果一览表

样品	水分均值（%）	样品	水分均值（%）
WZMT-1	4.7	WZMT-9	7.6
WZMT-2	7.7	WZMT-10	4.1
WZMT-3	7.2	WZMT-11	7.5
WZMT-4	9.3	WZMT-12	6.3
WZMT-5	7.8	WZMT-13	6.4
WZMT-6	7.8	WZMT-14	6.3
WZMT-7	5.1	WZMT-15	7.0
WZMT-8	5.9	WZMT-16	5.4
WZMT-1-FH	6.5	WZMT-3-FH	7.1
WZMT-2-FH	7.3		

总灰分 照灰分测定法（中国药典2010年版一部附录Ⅸ K）测定。

对本品16批样品进行总灰分测定，结果见表3，据最高值、最低值及平均值，将本品总灰分拟定为不得过5.6%。

表3 五指毛桃样品总灰分测定结果一览表

样品	总灰分（%）	样品	总灰分（%）
WZMT-1	3.6	WZMT-9	2.9
WZMT-2	1.5	WZMT-10	4.4
WZMT-3	3.0	WZMT-11	3.0
WZMT-4	3.5	WZMT-12	4.5
WZMT-5	2.6	WZMT-13	3.3
WZMT-6	2.9	WZMT-14	2.8
WZMT-7	4.7	WZMT-15	2.9
WZMT-8	2.7	WZMT-16	3.8
WZMT-1-FH	2.1	WZMT-3-FH	2.3
WZMT-2-FH	2.7		

酸不溶性灰分 照灰分测定法（中国药典2010年版一部附录Ⅸ K）测定。

对本品16批样品进行酸不溶性灰分测定，结果见表4，据最高值、最低值及平均值，将本品酸不溶性灰分拟定为不得过1.0%。

表4 五指毛桃样品酸不溶性灰分测定结果一览表

样品	酸不溶性灰分（%）	样品	酸不溶性灰分（%）
WZMT-1	0.5	WZMT-9	0.5
WZMT-2	0.3	WZMT-10	0.3
WZMT-3	0.6	WZMT-11	0.9
WZMT-4	0.6	WZMT-12	0.3
WZMT-5	0.4	WZMT-13	0.9
WZMT-6	0.4	WZMT-14	0.5
WZMT-7	1.2	WZMT-15	0.3
WZMT-8	0.4	WZMT-16	0.9
WZMT-1-FH	0.3	WZMT-3-FH	0.2
WZMT-2-FH	0.4		

【浸出物】 查阅文献表明，五指毛桃中的活性成分为补骨脂素，该成分为脂溶性成分，因此，考虑用醇溶性浸出物来考察五指毛桃中所含活性成分的多少，而加热提取一方面有利于化学成分的溶出，另一方面又节省了实验时间，经研究最终确定采用热浸法来进行实验。实验之初对比了三种不同浓度的乙醇（30%乙醇、稀乙醇及乙醇）作为提取溶剂的提取效果，对比实验结果表明，30%乙醇提取的水溶性杂质很多，溶液很难过滤，故不考虑该溶剂，而稀乙醇的提取效果较乙醇的提取效果更优（以WZMT-1为供试品，前者浸出物含量为10.642%，后者浸出物含量为6.321%），最终确定以稀乙醇为提取溶剂，照醇溶性浸出物测定法（中国药典2010年版一部附录Ⅹ A）项下的热浸法测定。

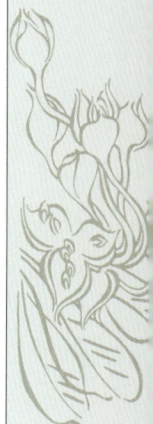

对本品16批样品进行浸出物含量测定，结果见表5，据最高值、最低值及平均值，将本品浸出物含量拟定为不得少于5.2%。

表5 五指毛桃样品浸出物测定结果一览表

样品	浸出物均值（%）	样品	浸出物均值（%）
WZMT-1	10.3	WZMT-9	9.1
WZMT-2	8.8	WZMT-10	9.5
WZMT-3	10.4	WZMT-11	10.2
WZMT-4	10.3	WZMT-12	8.0
WZMT-5	8.1	WZMT-13	8.7
WZMT-6	8.1	WZMT-14	7.8
WZMT-7	8.3	WZMT-15	7.4
WZMT-8	10.6	WZMT-16	6.5
WZMT-1-FH	8.1	WZMT-3-FH	9.9
WZMT-2-FH	10.6		

【含量测定】 补骨脂素是本品活性成分之一，为提高本品质量控制水平，参照有关文献，采用高效液相色谱法，对本品中补骨脂素进行含量测定，结果显示该方法灵敏，精密度高，重现性好，结果准确，可作为本品内在质量的控制方法，测定方法考察及验证结果如下。

1. 方法考察与结果

1.1 色谱条件

以十八烷基硅烷键合硅胶为填充剂；以乙腈-水为流动相；进样量10 μl，柱温35 ℃，流速1.0 ml/min。用紫外-可见分光光度计在200~400 nm进行扫描，补骨脂素对照品在246 nm波长处有最大吸收，详见图8，故确定检测波长为246 nm。

1.2 提取方法

1.2.1 提取方法考察

取本品（WZMT-1）粉末1 g，精密称定，共4份，精密加入甲醇50 ml，称定重量，每2份分别加热回流30分钟或超声处理（功率400 W，频率40 kHz）30分钟，放至室温，再称定重量，用甲醇补足减失的重量，摇匀，滤过，弃去初滤液，取续滤液，用微孔滤膜过滤，即得。结果详见表6，加热回流提取效果优于超声提取，故确定加热回流为提取方法。

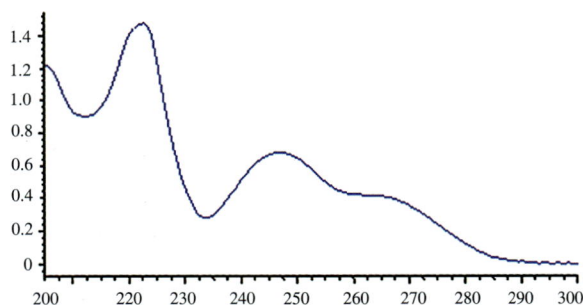

图8 补骨脂素对照品紫外扫描图

《广西壮族自治区壮药质量标准第二卷（2011年版）》注释

表6 提取方法考察结果

提取方法	补骨脂素含量（%）
回流提取	0.12
超声提取	0.08

1.2.2 提取溶剂考察

取本品（WZMT-1）粉末1 g，精密称定，共6份，每2份分别精密加入甲醇、乙醇、乙酸乙酯50 ml，称定重量，加热回流提取30分钟，放至室温，再称定重量，用甲醇补足减失的重量，摇匀，滤过，弃去初滤液，取续滤液，用微孔滤膜过滤，即得。结果详见表7，三种提取溶剂中以甲醇的提取效果最佳，故确定甲醇为提取溶剂。

表7 提取溶剂考察结果

提取溶剂	补骨脂素含量（%）
甲醇	0.12
乙醇	0.11
乙酸乙酯	0.07

1.2.3 提取溶剂使用量考察

取本品（WZMT-1）粉末1 g，精密称定，共6份，每2份分别精密加入甲醇25 ml、50 ml、100 ml，称定重量，加热回流提取30分钟，放至室温，再称定重量，用甲醇补足减失的重量，摇匀，滤过，弃去初滤液，取续滤液，用微孔滤膜过滤，即得。结果详见表8，三种溶剂提取效果相差不大，其中以50 ml提取效果最佳，故确定提取溶剂的量为50 ml。

表8 提取溶剂使用量考察结果

溶剂量（ml）	补骨脂素含量（%）
25	0.10
50	0.12
100	0.11

1.2.4 提取时间考察

取本品（WZMT-1）粉末1 g，精密称定，共6份，分别精密加入甲醇50 ml，称定重量，每2份分别加热回流提取15分钟、30分钟及45分钟，放至室温，再称定重量，用甲醇补足减失的重量，摇匀，滤过，弃去初滤液，取续滤液，用微孔滤膜过滤，即得。结果详见表9，回流提取30分钟较其余两者效果更佳。

表9 提取时间考察结果

提取时间（分钟）	补骨脂素含量（%）
15	0.09
30	0.12
45	0.11

综合以上试验结果，最终提取方法确定如下：取本品粉末1 g，精密称定，精密加入甲醇50 ml，称定重量，加热回流30分钟，放至室温，再称定重量，用甲醇补足减失的重量，

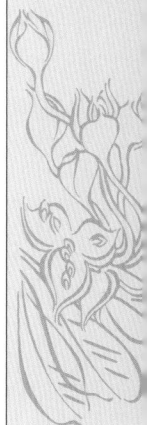

摇匀，滤过，弃去初滤液，取续滤液，用微孔滤膜过滤，即得。

2. 方法学验证与结果

2.1 线性及范围

精密称取补骨脂素对照品10.07 mg，置100 ml量瓶中，加甲醇使溶解并稀释至刻度，摇匀，备用。分别精密吸取以上对照品溶液1 ml、5 ml、1 ml、2 ml、4 ml、6 ml、8 ml、10 ml置于100 ml、20 ml、10 ml、10 ml、10 ml、10 ml、10 ml、10 ml量瓶中，各加甲醇稀释至刻度，摇匀，作为不同浓度的对照品溶液。

将上述对照品溶液按正文拟定色谱条件分别进样10 μl，以对照品的进样量（ng）为横坐标，峰面积为纵坐标，绘制标准曲线，结果表明：当补骨脂素对照品进样量在10.07~1007 ng范围内时，进样量与峰面积呈良好的线性关系，回归方程为：$Y=7.5273X-15.581$，$r=1.0000$。

2.2 精密度试验

2.2.1 重复性

取同一份供试品溶液（WZMT-1），按正文拟定的色谱条件，连续测定6次。结果表明6次测定的补骨脂素峰面积平均值为1620.388，RSD=0.19%（$n=6$），试验表明本法的精密度良好。

2.2.2 重现性

取同一批供试品（WZMT-1）粉末1 g，精密称定，按正文的方法平行测定6份，计算，6份样品测得补骨脂素含量的平均值为0.112%，RSD=1.27%（$n=6$），试验结果表明本法的重现性较好。

2.3 准确度试验

精密称取补骨脂素对照品10.07 mg，置100 ml量瓶中，加甲醇溶解并稀释至刻度，摇匀，作为补骨脂素对照品储备液A。再精密称取补骨脂素对照品12.00 mg，置100 ml量瓶中，加甲醇溶解并稀释至刻度，摇匀，作为补骨脂素对照品储备液B。

精密吸取对照品储备液A 4 ml、8 ml置平底烧瓶中，各3份；再精密吸取对照品储备液B 10 ml置平底烧瓶中，共3份。将上述9份加有对照品的平底烧瓶置水浴中减压回收至干。精密称取已知含量（补骨脂素含量为0.112%）的供试品（WZMT-1）粉末0.5 g，分别置上述9个平底烧瓶中，按正文拟定的方法提取、测定，计算加样回收率，结果补骨脂素平均回收率为97.49%，RSD=1.39%（$n=9$）。

2.4 耐用性试验

2.4.1 色谱柱的考察

分别采用不同品牌的色谱柱（HyperClone ODS C18、ODS HYPERSIL C18、SS WAKOSIL C18AR，三根色谱柱规格均为：5 μm，4.6 mm×250 mm）测定样品（WZMT-1）中补骨脂素的含量，结果三根色谱柱测定结果平均值为0.1083，RSD=2.59%（$n=3$）。

2.4.2 色谱仪的考察

分别采用不同品牌的色谱仪（Agilent 1100型、Waters 2695-2994）测定样品（WZMT-1）

中补骨脂素的含量，结果两台色谱仪测定结果平均值为 0.1083，RAD=3.00%（n=2）。

按正文含量测定方法，测定了本品 16 批样品中的补骨脂素的含量（详见表10），据最高值、最低值及平均值（其中样品 WZMT-14~WZMT-16 的含量甚微，剔除），并考虑药材来源差异情况，暂定本品含量限度为不得少于 0.040%。

空白溶剂（甲醇）HPLC图、补骨脂素对照品HPLC图、五指毛桃样品HPLC图分别见图9、图10、图11。

表10　16批样品测定结果

编号	采集（收集）地点/批号	补骨脂素含量（%）	RSD（%）
WZMT-1	贺州平山	0.11	0.00
WZMT-2	贺州平山	0.01	0.00
WZMT-3	桂平	0.08	0.66
WZMT-4	桂平	0.07	1.30
WZMT-5	柳州	0.04	0.00
WZMT-6	柳州	0.06	0.87
WZMT-7	南宁市金陵镇	0.19	0.27
WZMT-8	梧药集团110501	0.08	0.00
WZMT-9	梧药集团110502	0.04	0.00
WZMT-10	梧药集团110503	0.04	1.18
WZMT-11	广东罗浮山国药1105309	0.05	0.00
WZMT-12	广东罗浮山国药1105310	0.04	0.00
WZMT-13	梧药集团110504	0.01	0.00
WZMT-14	广东罗浮山国药1105311	<0.001	/
WZMT-15	梧药集团101205	<0.001	/
WZMT-16	梧药集团101206	<0.001	/
WZMT-1-FH	贺州平山	0.076	0.66
WZMT-2-FH	贺州平山	0.077	0.21
WZMT-3-FH	桂平	0.043	0.48

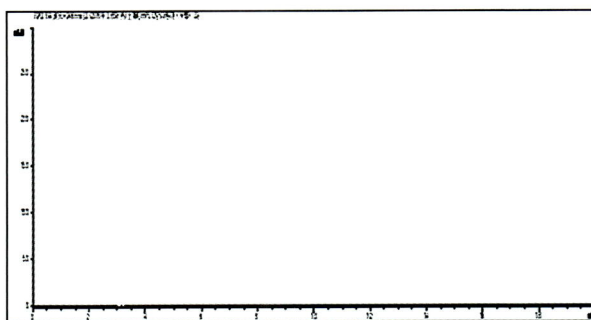

图9　空白溶剂（甲醇）HPLC图

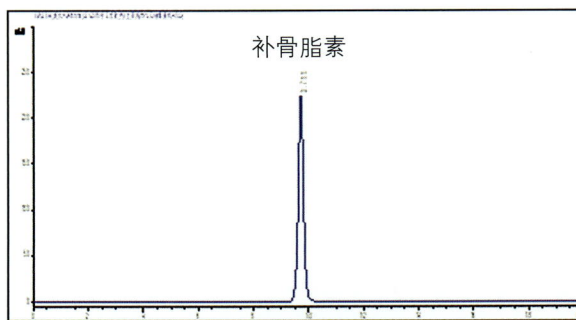

图10　补骨脂素对照品HPLC图

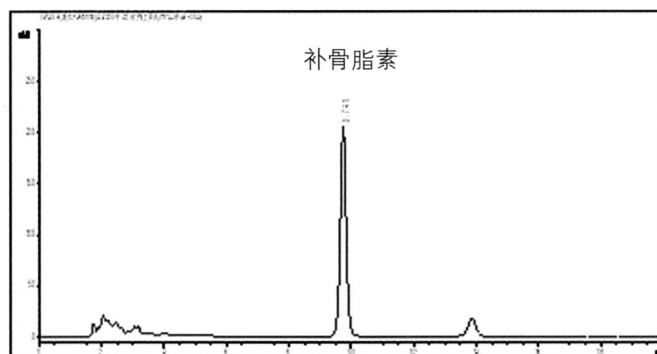

补骨脂素

图11 五指毛桃样品HPLC图

参考文献

[1][9]温玲，吴华碧，刘沙，等. 广东不同地区野生或市售五指毛桃中补骨脂素含量的测定 [J]. 中国医药导报，2008，5（35）：29-30.

[2][3][18]国家中医药管理局《中华本草》编委会. 中华本草 [M]. 上海：上海科学技术出版社，1999：504.

[4]广东省食品药品监督管理局. 广东省中药材标准：第一册 [S]. 广州：广东科学技术出版社，2004：35-37.

[5]杨燕军，代军. HPLC法测定五指毛桃中补骨脂素、佛手柑内酯、芹菜素的含量 [J]. 南方医科大学学报，2010，30（11）：2565-2567.

[6]周嵩煜，韦家福. HPLC法测定五指毛桃中补骨脂素的含量 [J]. 中南药学，2004，2（6）：341-342.

[7][15]温玲，吴华碧，杨文豪，等. 不同叶型不同采收部位五指毛桃中补骨脂素含量的测定 [J]. 时珍国医国药，2008，19（3）：687-688.

[8]秦雪莲. 高效液相色谱法测定不同产地五指毛桃中补骨脂素的含量 [J]. 中国医师杂志，2006，8（2）：270-271.

[10]温玲，徐刚，杨文豪，等. 岭南草药五指毛桃研究概况 [J]. 中医药信息，2007，24（1）：18-20.

[11][16]江滨，刘占强，曾元儿，等. 五指毛桃化学成分研究 [J]. 中草药，2005，36（8）：1141-1142.

[12]席萍，黄耀海，黄月纯，等. 五指毛桃药材高效液相指纹图谱的实验研究 [J]. 时珍国医国药，2009，20（3）：572-573.

[13]钟兆健，宋粉云，李书渊，等. 五指毛桃质量标准的研究 [J]. 中国实验方剂学杂志，2005，11（5）：12-14.

[14]陈勇，甄汉深，陈美燕，等. 五指毛桃中补骨脂素的含量测定 [J]. 中药材，2002，25（4）：265-266.

[17]林励，钟小青，魏刚. 五指毛桃挥发性成分的GC－MS分析 [J]. 中药材，2000，23（4）：206-207.

[19]刘春玲，徐鸿华，吴清和，等. 五指毛桃对小鼠免疫功能影响的实验研究 [J]. 中药材，2004，27（5）：367-368.

[20]李红英. 自拟五指毛桃液治疗慢性盆腔炎的疗效观察 [J]. 现代医院，2005，5（5）：49.

药学编著：陆敏仪　黄　捷　林雀跃
药学审校：广西壮族自治区食品药品检验所

五指那藤　　勾拿

Wuzhinateng　　　　Gaeuna

STAUNTONIAE OBOVATIFOLILAE CAULIS

【概述】　五指那藤，俗名尾叶那藤[1, 2]、牛藤[3]、木通七叶莲[4]等。《中华本草》[5]、《中国中药资源志要》[6]、《广西药用植物名录》[7]等大型辞书中对其药用价值、原植物、地理分布、产销情况等有简要记述。同时，五指那藤又是一种多民族使用的民间草药，壮、瑶等民族的民间药书中都有记载。五指那藤原植物主要分布于广东、福建、江西、浙江等省（区）的山谷林缘或山脚灌丛中。[8, 9]

【来源】　本品为木通科野木瓜属植物尾叶那藤*Stauntonia obovatifoliola* Hayata subsp. *urophylla*（Hand.-Mazz.）H.N.Qin的干燥藤茎。

尾叶那藤为木质藤本。掌状复叶有小叶5~7片；叶柄长3~8 cm；小叶革质，倒卵形或阔匙形，长4~10 cm，宽2~4.5 cm，基部1~2片小叶较小，先端猝然收缩为一狭而弯的长尾尖，尾尖长1~2.5 cm，基部狭圆形或阔楔形；总状花序数个簇生于叶腋，每个花序有3~5朵淡黄绿色的花。雄花：萼片黄绿色，外轮萼片3枚，长10~12 mm，内轮萼片披针形，无花瓣；雄蕊花丝合生为管状，药室顶端具长约1 mm、锥尖的附属体；雌花未见。果长圆形或椭圆形，长4~6 cm，直径3~3.5 cm；种子三角形，压扁，基部稍呈心形，长约1 cm，宽约7 mm，种皮深褐色，有光泽。花期4月，果期6~7月。[10]

尾叶那藤以藤茎入药，夏、秋季采收，切片，晒干。[11]广西荔浦县、金秀瑶族自治县等的药材市场有销售。

起草样品收集情况：共收集到样品13批，详细信息见表1、图1、图2。

表1　五指那藤样品信息一览表

编号	原编号	药用部位	产地/采集地点/批号	样品状态
WZNT-1	1	藤茎	广西灌阳县	药材
WZNT-2	2	藤茎	广西灌阳县	饮片（短段）
WZNT-3	3	藤茎	广西金秀瑶族自治县	药材
WZNT-4	4	藤茎	广西金秀瑶族自治县	饮片（短段）
WZNT-5	5	藤茎	广西金秀瑶族自治县	药材
WZNT-6	6	藤茎	广西防城港市	药材
WZNT-7	7	藤茎	广西荔浦县	药材
WZNT-8	8	藤茎	广西金秀瑶族自治县	饮片（短段）
WZNT-9	9	藤茎	广西荔浦县	饮片（短段）
WZNT-10	10	藤茎	广西龙胜各族自治县	饮片（短段）
WZNT-11	11	藤茎	广西荔浦县	饮片（短段）
WZNT-12	12	藤茎	广西贺州市	药材
WZNT-13	13	藤茎	广西临桂县	药材

备注：五指那藤样品WZNT-1同时制成腊叶标本，经鉴定，结果确定其为木通科植物尾叶那藤，实验中以该样品作为五指那藤的对照药材与其他样品进行对比。完成样品收集后，将所有13份样品（约300 g）进行粉碎处理，并统一过40目筛，备用。

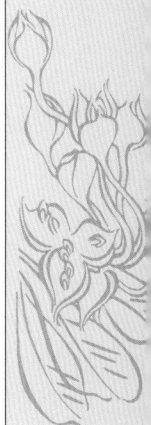

壮药质量标准注释

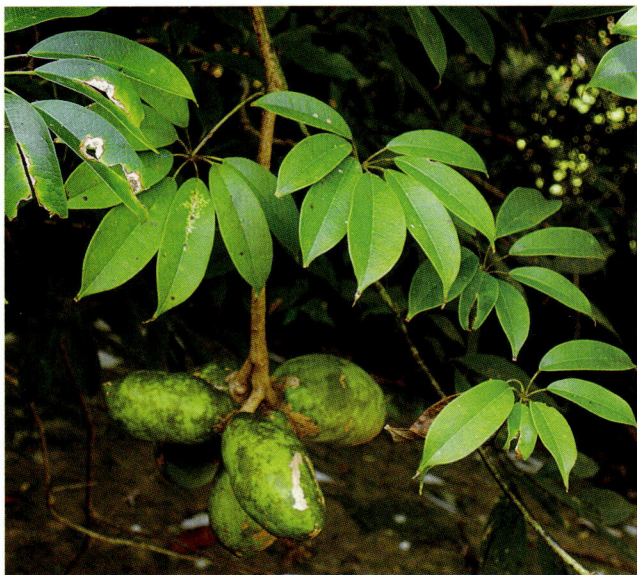

图1　五指那藤原植物

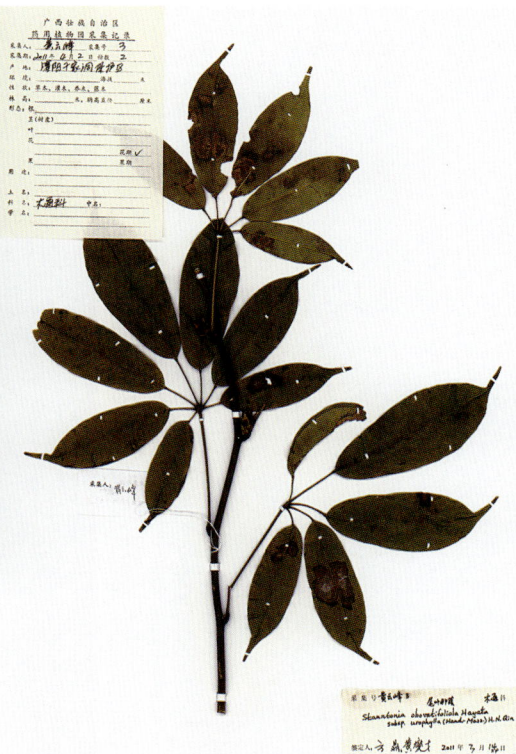

图2　五指那藤标本

【化学成分】　尾叶那藤藤茎中含有以下三萜类化合物[12]：16β-hydroxy-2，3-seco-lup-20（29）-ene-2，3-dioic acid、3β，21β，24-trihydroxy-30-noroleana-12，20（29）-dien-28-oic acid、16β-hydroxylupane-1，20（29）-dien-3-one、3β-hydroxy-30-noroleana-12，20（29）-dien-28-oic acid、3α，24-dihydroxy-30-noroleana-12，20（29）-dien-28-oic acid、lupeol、lupenone、resinone、lup-20（29）-ene-3β，16β-diol、lup-20（29）-ene-3β，28-diol（betulin）、hederagenin 3-O-α-L-arabinopyranoside、3-O-acetyloleanolic acid、mesenbryanthemoidgenic acid、3β，23-dihydroxy-olean-12-en-28-oic acid。

【药理与临床】　五指那藤中的三萜类化合物16β-hydroxy-2，3-seco-lup-20（29）-ene-2，3-dioic acid有抑制HIV-1蛋白酶的活性。[13]五指那藤具有祛风止痛、舒筋活络、消肿散毒、散热利尿之功，用于风湿骨痛、三叉神经痛、坐骨神经痛、胃痛、手术后疼痛、跌打损伤、水肿、急性肾炎、尿血及乳腺增生。[14]

【性状】　本品呈圆柱形，常为斜切片或段片，直径0.5~3 cm。表面灰黄色至灰褐色，粗糙，具不规则纵沟纹。皮部易剥离，剥离处呈黄棕色，具密集纵纹理。质硬，不易折断。切面皮部棕褐色，厚1~5 mm；木部灰黄色，有放射状纹理及密集小孔。髓部黄白色或淡棕色。气微，味微苦。详见图3。

【鉴别】　（1）本品粉末黄棕色。木纤维成束或单个散在，纹孔呈一字形或十字形相互交错。石细胞多成群分布，形状不一，纹孔及孔沟

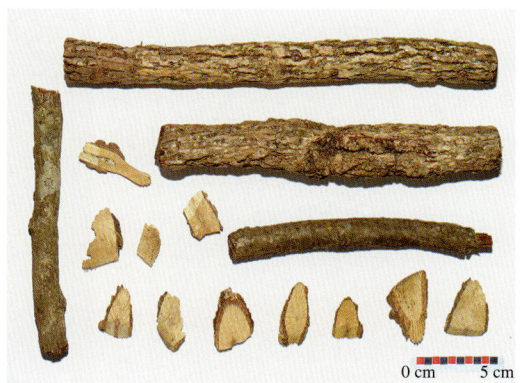

图3　五指那藤药材

94

较明显。具缘纹孔导管较大，多破碎，具缘纹孔排列紧密。

显微鉴别要点：纹孔呈一字形或十字形相互交错的木纤维在本品粉末中非常明显，具有代表性，是其显微鉴定的主要特征，详见图4。

（2）取本品粉末3 g，加入乙酸乙酯50 ml，超声处理1小时，滤过，滤液蒸干，残渣加甲醇2 ml使溶解，作为供试品溶液。另取五指那藤对照药材3 g，同法制成对照药材供试液。照薄层色谱法

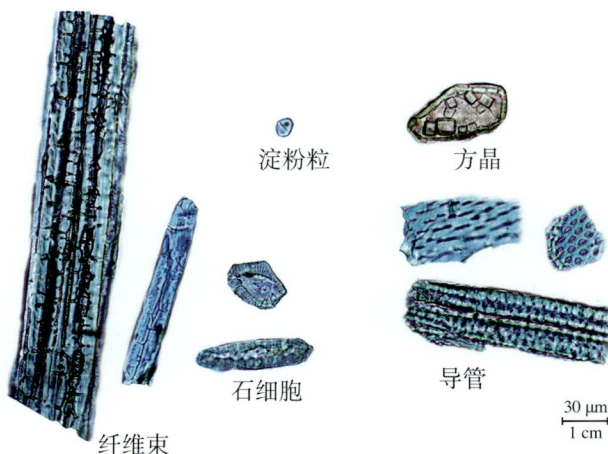

图4　五指那藤粉末显微图

（中国药典2010年版一部附录Ⅵ B）试验，吸取上述两种溶液各8~15 μl，分别点于同一硅胶G薄层板上，以石油醚（60~90 ℃）-乙酸乙酯-甲酸（10：1：0.05）为展开剂，展开，取出，晾干，喷以10%的磷钼酸乙醇液，在105 ℃下加热至斑点显色清晰。供试品色谱中，在与对照药材色谱相应的位置上，显相同颜色的斑点。13批样品按本法检验，均符合规定，且薄层色谱分离效果好，斑点圆整清晰，比移值适中，重现性好。

耐用性实验考察：对硅胶G薄层自制板、预制板（青岛海洋化工厂提供，批号：20110808）的展开效果进行考察，对不同展开温度和相对湿度进行考察（温度：8 ℃，相对湿度：80RH%；温度：20 ℃，相对湿度：78RH%；温度：30 ℃，相对湿度：80RH%；温度：40 ℃，相对湿度：45RH%），对点状、条带状点样进行考察，结果均表明本法的耐用性良好。

从13批五指那藤的薄层鉴别图谱可以看到，WZNT-2~WZNT-13在与对照药材（WZNT-1）相应的位置上显相同颜色的斑点，详见图5。

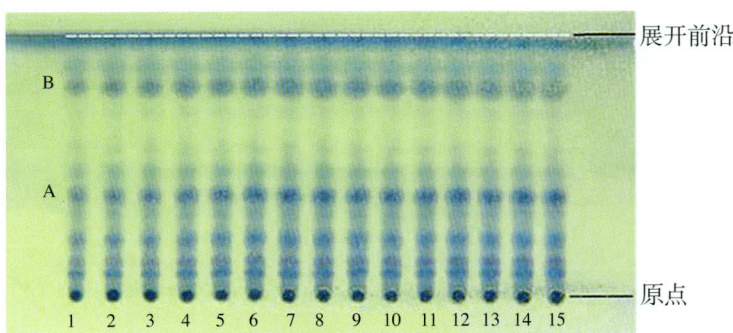

图5　五指那藤样品TLC图

1. WZNT-1（对照药材）　2. WZNT-2　　3. WZNT-3　　　　4. WZNT-4
5. WZNT-5　　　　6. WZNT-6　　7.WZNT-7　　　　　8. WZNT-1（对照药材）
9. WZNT-8　　　　10. WZNT-9　　11. WZNT-10　　　12. WZNT-11
13. WZNT-12　　　14. WZNT-13　　15. WZNT-1（对照药材）　A、B.深蓝色斑点

色谱条件： 硅胶G薄层预制板，生产厂家：青岛海洋化工厂，批号：20110808，规格：10 cm×20 cm
　　　　　　圆点状点样，点样量：10 μl；温度：28 ℃；相对湿度：65RH%
　　　　　　展开剂：石油醚（60~90℃）-乙酸乙酯-甲酸（10：1：0.05）

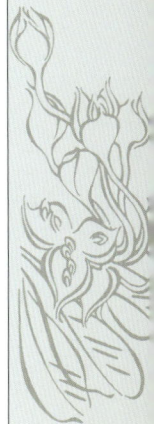

【检查】 水分 照水分测定法（中国药典2010年版一部附录Ⅸ H第一法）测定。

对本品13批样品进行水分测定，结果见表2，据最高值、最低值及平均值，并考虑到该药材为南方所产，而南方气候较为湿润，因此，将本品水分拟定为不得过13.0%。

表2 五指那藤样品水分测定结果一览表

样品	水分均值（%）	样品	水分均值（%）
WZNT-1	6.6	WZNT-8	9.4
WZNT-2	8.0	WZNT-9	11.3
WZNT-3	11.7	WZNT-10	8.6
WZNT-4	8.0	WZNT-11	7.6
WZNT-5	9.5	WZNT-12	10.1
WZNT-6	7.4	WZNT-13	9.6
WZNT-7	8.5	WZNT-5-FH	10.7
WZNT-7-FH	10.3	WZNT-8-FH	10.3

总灰分 照灰分测定法（中国药典2010年版一部附录Ⅸ K）测定。

对本品13批样品进行总灰分测定，结果见表3，据最高值、最低值及平均值，将本品总灰分拟定为不得过8.0%。

表3 五指那藤样品总灰分测定结果一览表

样品	总灰分（%）	样品	总灰分（%）
WZNT-1	6.4	WZNT-8	5.1
WZNT-2	5.9	WZNT-9	5.5
WZNT-3	5.5	WZNT-10	5.3
WZNT-4	6.3	WZNT-11	6.5
WZNT-5	5.8	WZNT-12	9.1
WZNT-6	2.8	WZNT-13	6.0
WZNT-7	6.4	WZNT-5-FH	4.0
WZNT-7-FH	4.1	WZNT-8-FH	3.4

酸不溶性灰分 照灰分测定法（中国药典2010年版一部附录Ⅸ K）测定。

对本品13批样品进行酸不溶性灰分测定，结果见表4，据最高值、最低值及平均值，将本品酸不溶性灰分拟定为不得过1.2%。

表4 五指那藤样品酸不溶性灰分测定结果一览表

样品	酸不溶性灰分（%）	样品	酸不溶性灰分（%）
WZNT-1	0.8	WZNT-8	1.0
WZNT-2	0.6	WZNT-9	0.9
WZNT-3	0.7	WZNT-10	0.8
WZNT-4	0.9	WZNT-11	1.1
WZNT-5	0.7	WZNT-12	1.2
WZNT-6	0.4	WZNT-13	0.8
WZNT-7	0.8	WZNT-5-FH	0.3
WZNT-7-FH	0.3	WZNT-8-FH	0.3

《广西壮族自治区壮药质量标准第二卷（2011年版）》注释

【浸出物】 加热提取一方面有利于化学成分的溶出，另一方面又节省了实验时间，经研究最终确定采用热浸法来进行实验。实验之初对比了四种不同浓度的乙醇（稀乙醇、75%乙醇、85%乙醇及乙醇）作为提取溶剂的提取效果，对比实验结果表明，随着乙醇的浓度降低，醇溶性浸出物含量也随之下降（以WZNT-1为供试品，稀乙醇时浸出物含量为12.00%，乙醇时浸出物含量为13.04%），故选择乙醇为醇溶性浸出物的浓度，最终确定以乙醇为提取溶剂，照醇溶性浸出物测定法（中国药典2010年版一部附录Ⅹ A）项下的热浸法测定。

对本品13批样品进行浸出物含量测定，结果见表5，据最高值、最低值及平均值，将本品浸出物含量拟定为不得少于6.0%。

表5　五指那藤样品浸出物测定结果一览表

样品	浸出物均值（%）	样品	浸出物均值（%）
WZNT-1	13.0	WZNT-8	10.9
WZNT-2	13.9	WZNT-9	14.5
WZNT-3	13.7	WZNT-10	11.9
WZNT-4	9.4	WZNT-11	10.8
WZNT-5	11.4	WZNT-12	12.1
WZNT-6	8.4	WZNT-13	11.7
WZNT-7	11.7	WZNT-5-FH	6.9
WZNT-7-FH	11.4	WZNT-8-FH	7.1

参考文献

[1][7]广西壮族自治区中医药研究所. 广西药用植物名录 [M]. 南宁：广西人民出版社，1986：79.

[2][5][11]国家中医药管理局《中华本草》编委会. 中华本草 [M]. 上海：上海科学技术出版社，1999：3，342.

[3][14]戴斌. 中国现代瑶药 [M]. 南宁：广西科学技术出版社，2009：26.

[4][6]中国药材公司. 中国中药资源志要 [M]. 北京：科学出版社，1994：373.

[8]覃海宁，刘演. 广西植物名录 [M]. 北京：科学出版社，2010：79.

[9][10]Flora of China Editorial Committee. Flora of China [M]. Saint Louis：Missouri Botanical Garden Press，2008：452.

[12][13]Wei Y，Ma C M，Chen D Y. Anti-HIV-1 protease triterpenoids from Stauntonia obovatifoliola Hayata subsp [J]. Phytochemistry，2008，69（9）：1875-1879.

药学编著：陈乾平　蒋娇梅　胡 营
药学审校：广西壮族自治区食品药品检验所

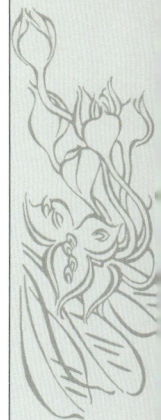

毛郁金　　棵郁金

Maoyujin　　　　Goyiginh

CURCUMAE AROMATICAE RHIZOMA

【概述】 毛郁金，俗称郁金、毛姜黄、黄姜。本品以郁金之名始载于《药性论》，以后历代本草均有记载。苏敬《新修本草》云[1]："花春生于根，与苗并出。"苏颂《图经本草》也有记载："今江广蜀川皆有之，叶青绿，长一、二尺许，阔三、四寸，有斜纹如虹，蕉叶而小。花红白色，至中秋渐凋，春末方生，其花先生，次方生叶，不结实……"经考证，上述描述应是本品毛郁金Curcuma aromatica Salisb.。本品在近代也散见于我国一些中草药专著和南方地区中草药手册或植物学专著中，如《药材学》、《广州植物志》、《中国植物志》、《中药志》、《中国药典》（1977年版）、《全国中草药汇编》、《中药大辞典》、《广西药用植物名录》、《贵州省中药材标准》、《中华本草》等均有记载。

20世纪70年代曾经把同属植物温郁金Curcuma wenyujin Y. H. Chen et C. Ling 错订为本品毛郁金Curcuma aromatica Salisb.，经考证，温郁金与毛郁金有明显区别。研究还发现，温郁金主要为栽培品，而毛郁金在我国郁金产区除了我区在近年有少量种植之外，其他产区未见有栽培。

毛郁金原植物主要分布于广西、广东、海南、云南、贵州等省（区）海拔200~1100 m的向阳田边、地旁或疏林中。

【来源】 本品为姜科植物毛郁金Curcuma aromatica Salisb.的干燥根茎。

毛郁金植物高0.8~1.0 m，根茎肉质，肥大，椭圆形或长椭圆形，黄色，芳香；根端膨大呈纺锤状叶。叶基生，叶片长圆形，长30~60 cm，顶端具细尾尖，基部渐狭，叶面无毛，叶背被短柔毛；叶柄约与叶片等长。花葶单独由根茎抽出，与叶同时发出或先叶而出，穗状花序圆柱形，长约15 cm，直径约8 cm，有花的苞片淡绿色，卵形，长4~5 cm，上部无花的苞片较狭，长圆形，白色而染淡红，顶端常具小尖头，被毛；花萼被疏柔毛，长0.8~1.5 cm，顶端3裂；花冠管漏斗形，长2.3~2.5 cm，喉部被毛，裂片长圆形，长1.5 cm，白色而带粉红，后方的一片较大，顶端具小尖头，被毛；侧生退化雄蕊淡黄色，倒卵状长圆形，长约1.5 cm；唇瓣黄色，倒卵形，长2.5 cm，顶微2裂；子房被长柔毛。花期：4~5月。

毛郁金以根茎入药，冬季茎叶枯萎后采挖，除去须根，洗净，煮或蒸至透心，晒干；或趁鲜切片，晒干。

起草样品收集情况：共收集到样品10批，详细情况见表1、图1、图2。

表1　毛郁金样品信息一览表

编号	原编号	药用部位	产地/采集地点/批号	样品状态
MYJ-1	10120201	根茎	横县平马	饮片
MYJ-2	10120202	根茎	横县那阳	饮片

编号	原编号	药用部位	产地/采集地点/批号	样品状态
MYJ-3	10120401	根茎	南宁西郊林屋村	饮片
MYJ-4	10120601	根茎	钦州灵山陆屋	饮片
MYJ-5	10120602	根茎	钦州灵山旧州	饮片
MYJ-6	10050207	根茎	横县莲塘1	药材
MYJ-7	10050208	根茎	横县莲塘2	饮片
MYJ-8	10050209	根茎	横县校椅	药材
MYJ-9	10050210	根茎	横县新福	药材
MYJ-10	10050211	根茎	钦州灵山少坪	饮片

备注：毛郁金样品MYJ-6同时制成腊叶标本，经鉴定，结果为姜科植物毛郁金，实验中以该样品作为毛郁金的对照药材与其他样品进行对比。完成样品收集后，将所有10份样品（约300 g）进行粉碎处理，并统一过40目筛，备用。

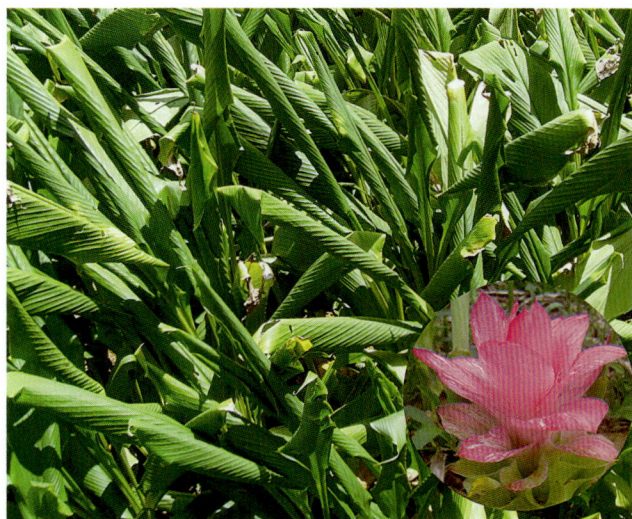

图1　毛郁金原植物

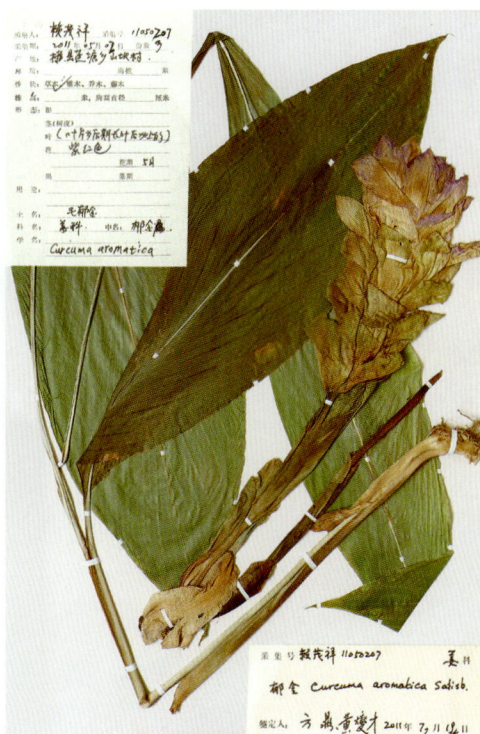

图2　毛郁金标本

【化学成分】　毛郁金根茎含姜黄素（curcumin）、去甲氧基姜黄素（demethoxycurcumin）、β-sitosterol-3-O-β-d-glucopyranoside[2]、9-oxoneoprocurcumenol、neoprocurcumenol[3]、二草酸二钾镁二水合物[4]等。此外，毛郁金根茎还含挥发油，油的主要成分为姜黄烯（1-Curcumene）、倍半萜烯醇（sesquiterpene alcohol）、樟脑（Camphor）、莰烯（Camphene）[5]等。

【药理与临床】　毛郁金根茎水提取物（AQE）和乙醇提取物（ALE）对不同的致痛模型均具有明显的对抗作用，说明毛郁金具有镇痛作用；且提示镇痛活性成分既可以被水提取，又可以被乙醇提取。AQE以10 g/kg剂量灌胃（ig），可明显缩短小鼠出血时间，说明其具有止血作用，且可明显缩短血浆钙时间（RT），说明其止血作用与影响内凝系统的凝血因子而促凝血有关；而ALE对小鼠出血时间没有明显影响。该实验结果提示毛郁金所含止血活性成分是水溶性的。[6]

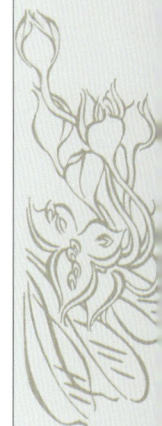

【毒理】 急性毒性实验显示，小鼠以有效剂量的10倍以上口服毛郁金根茎水提取物（AQE）和乙醇提取物（ALE），观察7天，小鼠全部存活；腹腔注射（ip）给药，AQE的LD_{50}亦达口服有效剂量的5倍以上。说明毛郁金根茎水提取物（AQE）和乙醇提取物（ALE）的毒性较低。[7]

【性状】 本品为不规则纵切片或斜切片，常具指状分枝，长3~6 cm，宽1~3 cm，厚2~4 mm。外皮灰黄色或浅黄棕色，粗糙，具纵向皱纹和明显的环节，有时附须根残基。切面灰黄色至土黄色，略显粉性，可见较多的纵向纤维。质坚实，断面淡黄色，纤维性。气香，味辛、微苦。详见图3、图4。

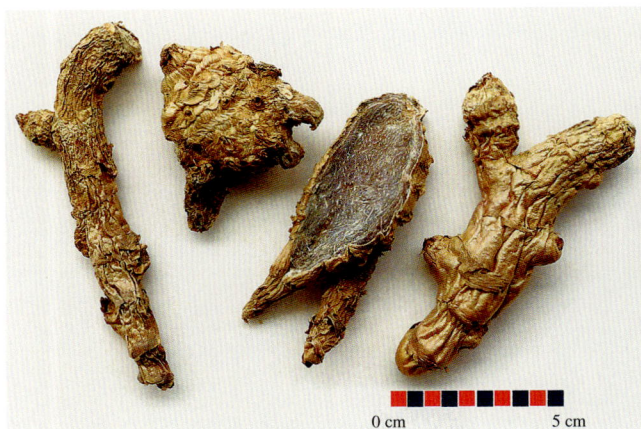

图3 毛郁金药材

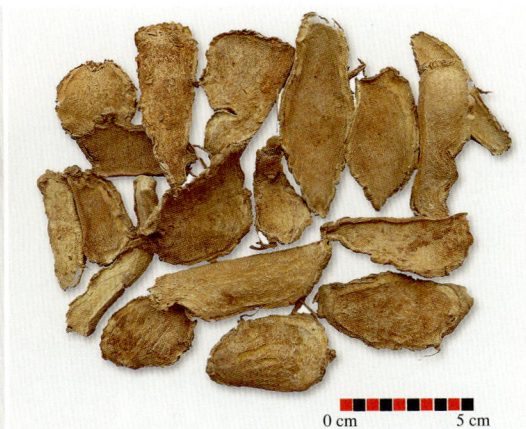

图4 毛郁金饮片

【鉴别】 （1）本品粉末棕黄色。导管主要为梯纹或网纹导管，直径26~76 μm。油细胞较大，淡黄色，呈椭圆形或圆形，直径35~60 μm，壁薄。纤维较少见，单个散在，淡黄色，先端渐尖，直径5~18 μm。偶见有残存鳞叶的非腺毛，通常由1~3个细胞组成，长86~158 μm。淀粉粒圆形或长圆形，直径5~16 μm。草酸钙簇晶偶见，直径3~9 μm。详见图5。

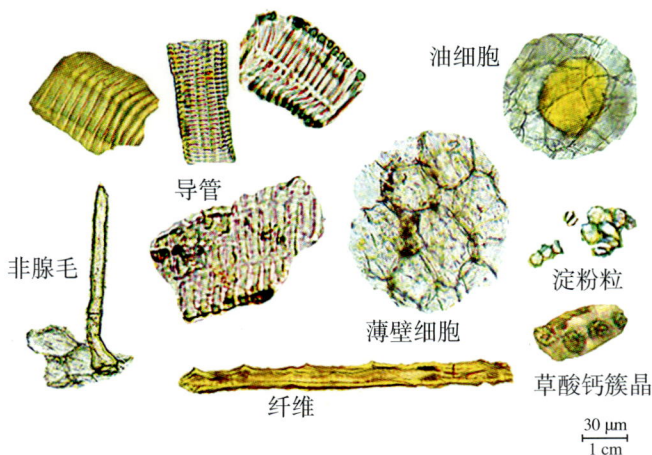

图5 毛郁金根茎粉末显微图

（2）取本品粉末2 g，加无水乙醇20 ml，超声处理30分钟，滤过，滤液蒸干，残渣加无水乙醇2 ml使溶解，作为供试品溶液。另取毛郁金对照药材2 g，同法制成对照药材溶液。再取姜黄素对照品，加无水乙醇制成每1 ml含0.5 mg的溶液，作为对照品溶液。照薄层色谱法（中国药典2010年版一部附录Ⅵ B）试验，吸取上述三种溶液各5 μl，分别点于同一硅胶G薄层板上，以三氯甲烷-甲醇-甲酸（99∶0.5∶0.5）为展开剂，展开，取出，晾干。供试品色谱中，在与对照品和对照药材色谱相应的位置上，显相同颜色的斑点。

10批样品按本法检验，均符合规定，且薄层色谱分离效果好，斑点圆整清晰，重现性好。

耐用性实验考察：采用点状点样对自制板、预制板（青岛海洋化工厂提供，批号：20111008）的展开效果进行考察，对不同展开温度（10℃、30℃）进行考察，结果均表明本法的耐用性良好，详见图6。

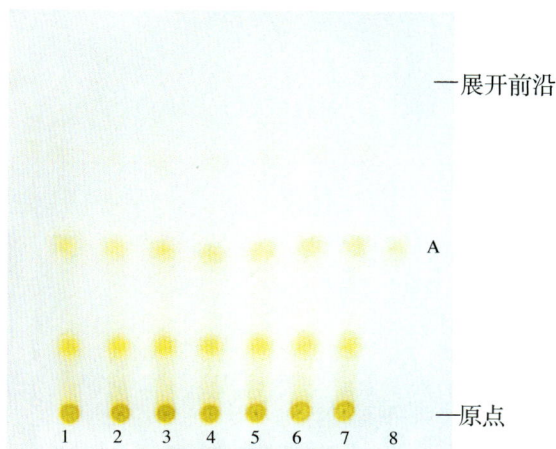

图6　毛郁金样品TLC图

1. MYJ–1　　　　　　　　2. MYJ–2　　　　　　　　3. MYJ–3
4. MYJ–4　　　　　　　　5. MYJ–5　　　　　　　　6. MYJ–7
7. MYJ–6（对照药材）　　8. 姜黄素对照品（批号111538–200403）　A. 黄色斑点

色谱条件：以羧甲基纤维素钠为黏合剂的硅胶G薄层预制板，生产厂家：青岛海洋化工厂，批号：20111008，
　　　　　规格：10 cm×20 cm
　　　　　圆点状点样，点样量：5 μl；温度：20℃；相对湿度：60RH%
　　　　　展开剂：三氯甲烷–甲醇–甲酸（99：0.5：0.5）
　　　　　检识：置日光下检视

【检查】　水分　照水分测定法（中国药典2010年版一部附录Ⅸ H第一法）测定。

对本品10批样品进行水分测定，结果见表2，据最高值、最低值及平均值，将本品水分拟定为不得过17.0%。

表2　毛郁金样品水分测定结果一览表

样品	水分均值（%）	样品	水分均值（%）
MYJ–1	12.8	MYJ–6	13.0
MYJ–2	13.4	MYJ–7	12.7
MYJ–3	14.7	MYJ–8	14.2
MYJ–4	13.8	MYJ–9	12.6
MYJ–5	13.0	MYJ–10	13.5
MYJ–5–FH	10.6	MYJ–8–FH	12.4
MYJ–6–FH	13.3		

总灰分　照灰分测定法（中国药典2010年版一部附录Ⅸ K）测定。

对本品10批样品进行总灰分测定，结果见表3，据最高值、最低值及平均值，将本品总灰分拟定为不得过10.0%。

表3　毛郁金样品总灰分测定结果一览表

样品	总灰分（%）	样品	总灰分（%）
MYJ-1	7.4	MYJ-6	7.2
MYJ-2	6.0	MYJ-7	7.2
MYJ-3	6.7	MYJ-8	6.7
MYJ-4	6.7	MYJ-9	6.3
MYJ-5	7.3	MYJ-10	7.2
MYJ-5-FH	8.1	MYJ-8-FH	7.9
MYJ-6-FH	8.1		

【浸出物】 据查阅文献表明[8-11]，毛郁金根茎所含的主要成分，如姜黄素类、挥发油等属脂溶性成分，因此，考虑用醇溶性浸出物来考察毛郁金中所含活性成分的多少，而加热提取更有利于上述成分的溶出，经研究最终确定采用热浸法来进行实验。照醇溶性浸出物测定法（中国药典2010年版一部附录Ⅹ　A）项下的热浸法测定。

对本品10批样品进行浸出物含量测定，结果见表4，据最高值、最低值及平均值，将本品浸出物含量拟定为不得少于3.0%。

表4　毛郁金样品浸出物测定结果一览表

样品	浸出物均值（%）	样品	浸出物均值（%）
MYJ-1	3.7	MYJ-6	3.2
MYJ-2	3.4	MYJ-7	5.2
MYJ-3	3.1	MYJ-8	4.2
MYJ-4	3.1	MYJ-9	4.6
MYJ-5	4.1	MYJ-10	4.0
MYJ-5-FH	13.1	MYJ-8-FH	12.4
MYJ-6-FH	12.4		

【含量测定】 挥发油　照挥发油测定法（中国药典2010年版一部附录Ⅹ　D）测定，本品10批样品，挥发油测定结果详见表5。

表5　毛郁金样品挥发油测定结果一览表

样品	挥发油（%）	样品	挥发油（%）
MYJ-1	1.8	MYJ-6	1.3
MYJ-2	0.8	MYJ-7	0.9
MYJ-3	2.5	MYJ-8	0.6
MYJ-4	1.5	MYJ-9	0.9
MYJ-5	1.4	MYJ-10	1.2
MYJ-5-FH	2.44	MYJ-8-FH	2.53
MYJ-6-FH	2.30		

以上10批毛郁金药材挥发油含量试验结果，最高含量为2.53%（ml/g），最低含量为0.6%（ml/g），考虑到本品在加工时，切片厚薄、日晒和存放时间均有差异，故制定毛郁金药材挥发油含量时，照挥发油测定法（中国药典2010年版一部附录Ⅹ　D第二法）测定。本品含挥发油不得少于0.60%（ml/g）。

【含量测定】 姜黄素是本品活性成分之一[12-21]，为提高本品质量控制水平，参照有关文献，采用高效液相色谱法，对本品中姜黄素进行含量测定，结果显示该方法灵敏，精密度高，重现性好，结果准确，可作为本品内在质量的控制方法，测定方法考察及验证结果如下。

1. 方法考察与结果

1.1 色谱条件

以十八烷基硅烷键合硅胶为填充剂；以乙腈-4%冰醋酸为流动相；进样量10 μl，流速1.0 ml/min。用紫外-可见分光光度计在200~400 nm进行扫描，姜黄素对照品在420 nm波长处有最大吸收，详见图7，故确定检测波长为420 nm。

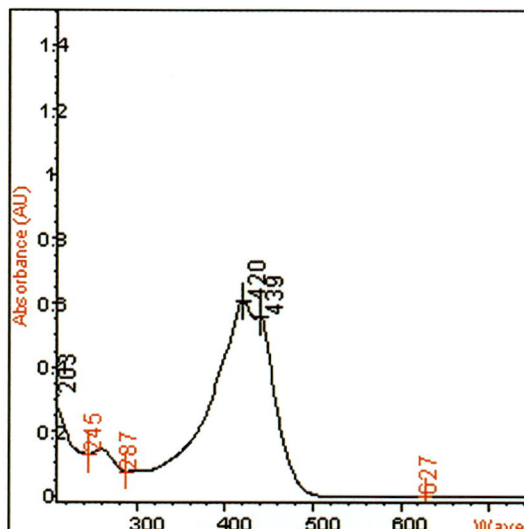

图7　姜黄素对照品紫外扫描图

1.2 提取方法

1.2.1 提取溶剂考察

取本品（MYJ-5）粉末0.5 g，精密称定，共4份，置具塞三角瓶中，分别精密加入甲醇、乙醇、冰醋酸、乙酸乙酯各10 ml，超声处理30分钟，取出，放冷至室温后，用0.45 μm微孔滤膜小心吸取上清液，滤过，即得。结果详见表6，用甲醇作提取溶剂时，提取效果最优，故选用甲醇作提取溶剂。

表6　提取溶剂考察结果

提取溶剂	姜黄素含量（%）
甲醇	0.0144
乙醇	0.0143
冰醋酸	0.0117
乙酸乙酯	0.0105

1.2.2 提取方法考察

取本品（MYJ-5）粉末0.5 g，精密称定，共4份，置具塞三角瓶中，分别精密加入10 ml甲醇作溶剂，分别采用冷浸30分钟、超声处理30分钟、加热回流30分钟、先冷浸30分钟再超声处理30分钟等四种提取方法各自进行提取后，静置，放冷至室温，吸取上清液，用0.45 μm微孔滤膜滤过，即得。结果详见表7，采用先冷浸30分钟再超声处理30分钟的方法提取比用其他方法好，故提取方法选用先冷浸30分钟再超声处理30分钟。

表7　提取方法考察结果

提取方法	姜黄素含量（%）
冷浸30分钟	0.0115
超声处理30分钟	0.0115
加热回流30分钟	0.0108
先冷浸30分钟再超声处理30分钟	0.0117

1.2.3 提取时间考察

1.2.3.1 样品冷浸时间的考察

取本品（MYJ-5）粉末0.5 g，精密称定，共5份，置具塞三角瓶中，分别精密加入10 ml甲醇作溶剂，分别冷浸10分钟、20分钟、30分钟、40分钟、60分钟后，再超声处理30分钟，静置，放冷至室温，吸取上清液，滤过，即得。结果详见表8，冷浸30分钟效果最佳，故冷浸时间选用30分钟。

表8　提取时间考察结果

样品冷浸时间（分钟）	姜黄素含量（%）
10	0.0114
20	0.0114
30	0.0119
40	0.0117
60	0.0117

1.2.3.2 样品超声时间的考察

取本品（MYJ-5）粉末0.5 g，精密称定，共4份，置具塞三角瓶中，分别精密加入10 ml甲醇作溶剂，冷浸30分钟后，再超声处理20分钟、30分钟、40分钟、60分钟后，静置，放冷至室温，吸取上清液，滤过，即得。结果详见表9，采用超声处理30分钟效果最佳，故超声处理时间选用30分钟。

表9　提取时间考察结果

样品超声处理时间（分钟）	姜黄素含量（%）
20	0.0115
30	0.0116
40	0.0116
60	0.0116

综合以上试验结果，最终提取方法确定如下：取本品粉末0.5 g，精密称定，置具塞三角瓶中，精密加入甲醇10 ml，先冷浸30分钟再超声处理30分钟，静置，上清液用0.45 μm微孔滤膜滤过，取续滤液，即得。

2. 方法学验证与结果

2.1 线性及范围

精密称取姜黄素对照品12.4 mg，置100 ml量瓶中，加甲醇使溶解并稀释至刻度，摇匀，制成每1 ml含姜黄素0.124 mg作为姜黄素对照品溶液储备液备用。精密吸取2 ml姜黄素对照品储备液，置25 ml棕色量瓶中，加甲醇至刻度，摇匀，制成每1 ml含姜黄素9.92 μg作为姜黄素对照品溶液。取姜黄素对照品溶液分别进样1 μl、3 μl、5 μl、7 μl、9 μl记录姜黄素峰面积值，以对照品的进样量（μg）为横坐标，峰面积为纵坐标，绘制标准曲线，结果表明：当姜黄素对照品进样量在0.00992~0.08928 μg范围内时，进样量与峰面积呈良好的线性关系，回归方程为：$Y=3.29 \times 10^4 + 8.31 \times 10^6 X$，$r=0.9995$。

2.2 精密度试验

2.2.1 重复性

取同一份供试品溶液（MYJ-5），按正文拟定的色谱条件，连续测定6次。结果表明6次测定的姜黄素峰面积平均值为249929，RSD=1.05%（$n=6$），试验表明本法的精密度良好。

2.2.2 重现性

取同一批供试品（MYJ-5）粉末0.5 g，精密称定，按正文的方法平行测定6份，计算，6份样品测得姜黄素含量的平均值为0.0118%，RSD=1.46%（$n=6$），试验结果表明本法的重现性较好。

2.3 准确度试验

精密称取姜黄素对照品12.4 mg，置100 ml量瓶中，加甲醇使溶解并稀释至刻度，摇匀，作为姜黄素对照品溶液储备液A。再精密吸取10 ml对照品储备液A，置25 ml量瓶中，加甲醇使溶解并稀释至刻度，摇匀，作为姜黄素对照品溶液储备液B。

精密吸取对照品储备液B 1 ml置平底烧瓶中，共6份，置水浴中减压回收至干。精密称取已知含量（姜黄素含量为0.0118%）的供试品（MYJ-5）粉末0.25 g，分别置上述6个平底烧瓶中，按正文拟定的方法提取、测定，计算加样回收率，结果姜黄素平均回收率为101.28%，RSD=1.6%（$n=6$）。

2.4 耐用性试验

2.4.1 色谱柱的考察

分别采用不同品牌的色谱柱〔Kromasil C18（5 μm，4.6 mm × 250 mm）、Ultimate XB-C18（5 μm，4.6 mm × 250 mm）、Inertsil ODS-SP（5 μm，4.6 mm × 150 mm）〕测定样品（MYJ-5）中姜黄素的含量，结果三根色谱柱测定结果平均值为0.0119，RSD=1.06%（$n=3$）。

2.4.2 色谱仪的考察

分别采用不同型号的色谱仪（岛津10AT型、岛津20A型）测定样品（MYJ-5）中姜黄素的含量，结果两台色谱仪测定结果平均值为0.0117，RAD=1.20%（$n=2$）。

按正文含量测定方法，测定了本品10批样品中的姜黄素的含量（详见表10），据最高值、最低值及平均值，并考虑药材来源差异情况，暂定本品含量限度为不得少于0.010%。

空白溶剂HPLC图、姜黄素对照品HPLC图、毛郁金样品HPLC图分别见图8、图9、图10。

表10　10批样品测定结果

编号	采集（收集）地点/批号	姜黄素含量（%）	RSD（%）
MYJ-1	横县平马	0.015	0.00
MYJ-2	横县那阳	0.024	0.00
MYJ-3	南宁西郊林屋村	0.017	4.29

续表

编号	采集（收集）地点/批号	姜黄素含量（%）	RSD（%）
MYJ-4	钦州灵山陆屋	0.024	0.00
MYJ-5	钦州灵山旧州	0.014	5.04
MYJ-6	横县莲塘1	0.015	0.00
MYJ-7	横县莲塘2	0.018	4.04
MYJ-8	横县校椅	0.017	0.00
MYJ-9	横县新福	0.015	0.00
MYJ-10	钦州灵山少坪	0.017	0.00
MYJ-5-FH	钦州灵山旧州	0.023	
MYJ-6-FH	横县莲塘1	0.024	
MYJ-8-FH	横县校椅	0.024	

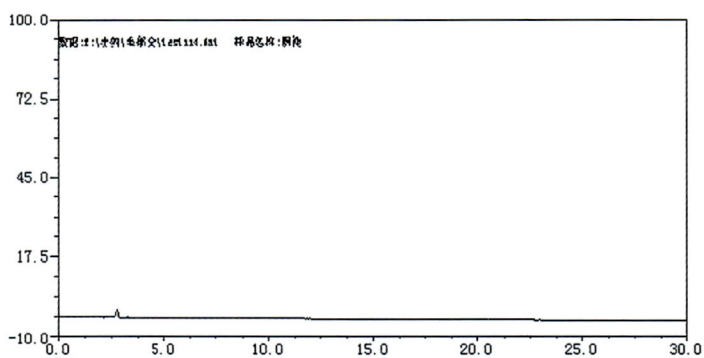

图8　空白溶剂HPLC图

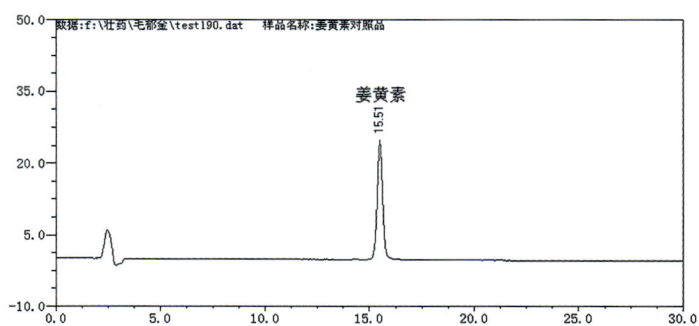

图9　姜黄素对照品HPLC图

《广西壮族自治区壮药质量标准第二卷（2011年版）》注释

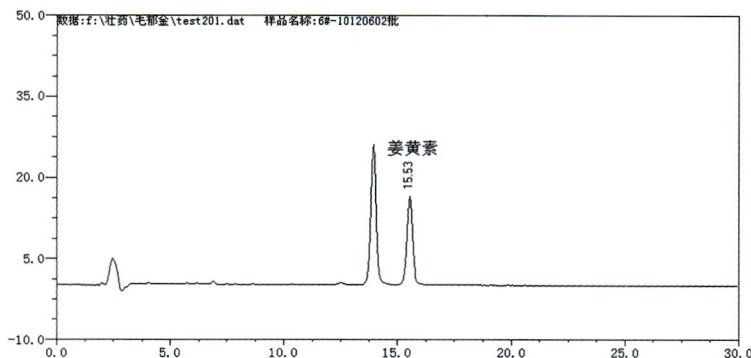

图10　毛郁金样品HPLC图

参考文献

[1]唐·苏敬等撰，尚志钧辑校. 新修本草［M］. 合肥：安徽科学技术出版社，1983：224.

[2]［8］［12］Pant N，Misra H，Jain D C. Phytochemical investigation of ethyl acetate extract from Curcuma aromatica Salisb. rhizomes［J］. Arabian Journal of Chemistry，2013，6（3）：279-283.

[3]［9］［13］Madhu S K，Shaukath A k，Vijayan V A. Efficacy of bioactive compounds from Curcuma aromatica against mosquito larvae［J］. Acta Tropica，2010，113（1）：7-11.

[4]［10］［14］曾令禄，王广仪，王德信，等. 郁金有效成分和作用的综合研究［J］. 药学学报，1982，17（12）：946-949.

[5]［11］［15］中国科学院中国植物志编辑委员会. 中国植物志：第十六卷第二分册［M］. 北京：科学出版社，1981：59.

[6]［7］［16］黄勇其，莫艳珠，耿晓照，等. 黔产毛郁金的镇痛、止血作用实验研究［J］. 现代中药研究与实践，2004，18（4）：46-48.

[17]贵州省卫生厅. 贵州省中药材质量标准［M］. 贵阳：贵州人民出版社，1988：105.

[18]朱兆云. 云南天然药物图鉴：第一卷［M］. 昆明：云南科学技术出版社，2004.

[19]广西壮族自治区中医药研究所. 广西药用植物名录［M］. 南宁：广西人民出版社，1984：326.

[20]中国科学院植物研究所. 中国高等植物图鉴：第一册［M］. 北京：科学出版社，1980：376.

[21]陈蕙芳，马永华. 植物活性成分辞典：第三册［M］. 北京：中国医药科技出版社，2001：281.

药学编著： 赖茂祥　覃兰芳　胡琦敏
药学审校： 广西壮族自治区食品药品检验所

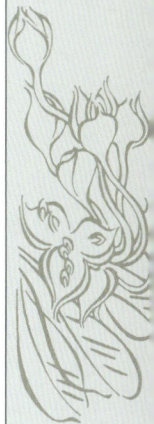

壮药质量标准注释

107

乌桕根　　壤棵够

Wujiugen　　　　　Raggogoux

TRIADICAE SEBIFERAE RADIX

【概述】 乌桕，俗名乌桕木、卷根白、卷子根、腊子树、桕子树。其药用始载于《新修本草》。《本草衍义》云："乌桕叶如小杏叶，但微薄，而绿色差淡，子八、九月熟，初青后黑，分为三瓣。"如上所述，其原植物应为本种。另在《北海民间常用中草药手册》、《广西中药志》、《广西实用中草药新选》、《广西药用植物名录》、《中国壮药学》、《常用壮药临床手册》、《广西本草选编》、《全国中草药汇编》、《中药大辞典》、《中华本草》等辞书中对其药用价值、原植物、地理分布等亦有简要记述。乌桕原植物分布于华东、中南、西南及台湾等地的山沟、河旁、村边，野生或栽培。[1]

文献记载药用部位为根或根皮，壮族地区习用根，故将药用部位确定为根。

【来源】 本品为大戟科植物乌桕*Triadica sebifera*（Linn.）Small的干燥根。

乌桕为乔木，高可达15 m，各部均无毛而具乳状汁液；树皮暗灰色，有纵裂纹；枝广展，具皮孔。叶互生，纸质，叶片菱形、菱状卵形或稀有菱状倒卵形，长3~8 cm，宽3~9 cm，顶端骤然紧缩具长短不等的尖头，基部阔楔形或钝，全缘；中脉两面微凸起，侧脉6~10对，纤细，斜上升，离缘2~5 mm弯拱网结，网状脉明显；叶柄纤细，长2.5~6 cm，顶端具2腺体；托叶顶端钝，长约1 mm。花单性，雌雄同株，聚集成顶生、长6~12 cm的总状花序，雌花通常生于花序轴最下部或罕有在雌花下部亦有少数雄花着生，雄花生于花序轴上部或有时整个花序全为雄花。雄花花梗纤细，长1~3 mm，向上渐粗；苞片阔卵形，长和宽近相等约2 mm，顶端略尖，基部两侧各具一近肾形的腺体，每一苞片内具10~15朵花；小苞片3枚，不等大，边缘撕裂状；花萼杯状，3浅裂，裂片钝，具不规则的细齿；雄蕊2枚，罕有3枚，伸出于花萼之外，花丝分离，与球状花药近等长。雌花花梗粗壮，长3~3.5 mm；苞片深3裂，裂片渐尖，基部两侧的腺体与雄花的相同，每一苞片内仅1朵雌花，间有1雌花和数雄花同聚生于苞腋内；花萼3深裂，裂片卵形至卵头披针形，顶端短尖至渐尖；子房卵球形，平滑，3室，花柱3枚，基部合生，柱头外卷。蒴果梨状球形，成熟时黑色，直径1~1.5 cm，具3种子，分果脱落后而中轴宿存；种子扁球形，黑色，长约8 mm，宽6~7 mm，外被白色、蜡质的假种皮。花期4~8月。[2]

文献记载药用部位为根皮，壮族地区习用根，故将药用部位确定为根。全年均可采挖，洗净，切片，晒干。实验研究表明，没食子酸为乌桕根的主要活性成分，故以没食子酸作为对照品。

起草样品收集情况：共收集到样品10批，详细信息见表1、图1、图2。

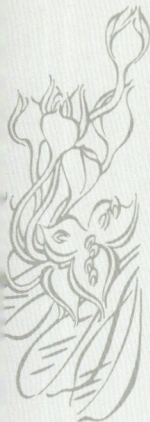

表1　乌桕根样品信息一览表

编号	原编号	药用部位	产地/采集地点/批号	样品状态
WJG-1	20110625	根	南宁市老虎岭	饮片
WJG-2	20110624	根	南宁高峰林场	饮片
WJG-3	20110405	根	全州县咸水乡	饮片
WJG-4	20101216	根	藤县太平镇	饮片
WJG-5	20110310	根	扶绥县东罗镇	饮片
WJG-6	20110312	根	上思县思阳镇	饮片
WJG-7	20101211	根	藤县平福乡	饮片
WJG-8	20101112	根	全州县大西江镇	饮片
WJG-9	20110522	根	平南县思旺乡	饮片
WJG-10	20110711	根	邕宁县五塘乡	饮片

备注：乌桕根样品WJG-10同时制成腊叶标本，经鉴定，结果确定为大戟科植物乌桕，实验中以该样品作为乌桕根的对照药材与其他样品进行对比。完成样品收集后，将所有10份样品（约300 g）进行粉碎处理，并统一过24目筛，备用。

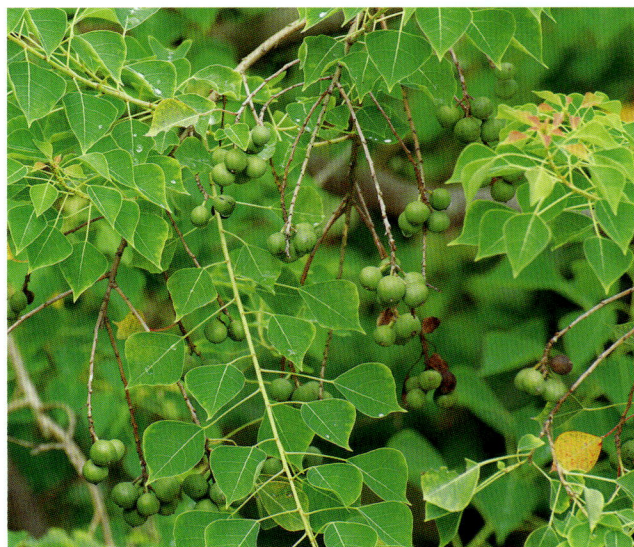

图1　乌桕原植物

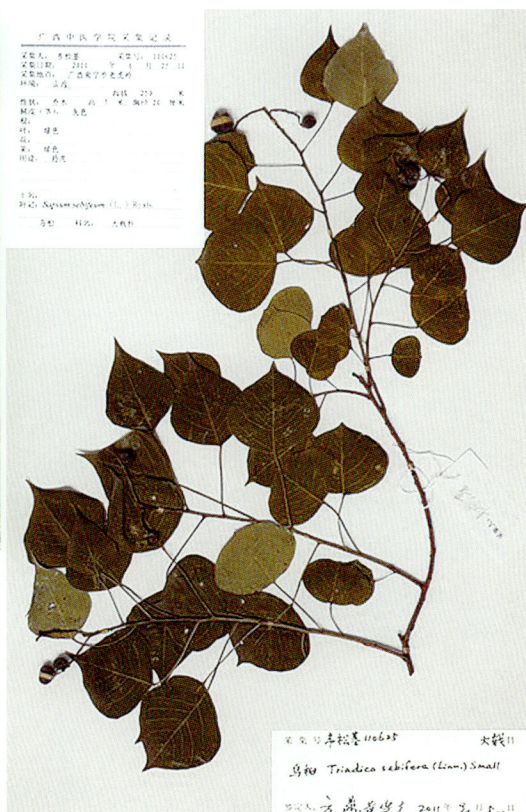

图2　乌桕标本

【化学成分】　本品含白蒿香豆精（artelin）、东莨菪素（scopoletin）。根皮含花椒油素（xanthoxylin）。树皮含莫雷亭酮（moretenone）、莫雷亭醇（moretenol）及3-表莫雷亭醇（3-epimoretenol）、3，3'-甲基并没食子酸（3，3'-methylellagic acid）。[3]

【药理与临床】　传统中医理论认为乌桕其性凉、味苦、具小毒，叶、根、皮入药能清热解毒、消肿、利水通便、疗毒等，主治头痛、牙疼、水肿、湿疮、疥癣、蛇伤和肝硬化等病症。现代药理实验表明，乌桕具有多种生理活性，如体外抑菌作用、抗炎作用、降压作用、降胆固醇作用及促癌作用等。[4，5]陈国华等[6-8]实验研究表明：乌桕根皮醇提物的乙

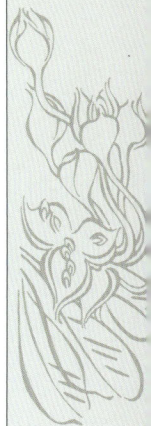

酸乙酯部位和正丁醇部位对耐药性金黄色葡萄球菌具有一定的抑制作用，对耐药性绿脓杆菌具有抑制作用；乌桕根皮提取物可以在一定程度上防治大肠杆菌引起的诸病。

【性状】 本品呈不规则块片状，直径0.5~6 cm，厚0.5~1.6 cm，表面浅黄棕色。有细纵皱纹，栓皮薄，易剥落。质硬，易折断；断面皮部较厚，黄褐色，木部淡黄白色。气微，味微苦、涩。

本品主要鉴别特征为断面皮部黄褐色，木部淡黄白色，详见图3。

【鉴别】 （1）本品粉末灰白色。淀粉粒多为单粒，直径5~25 μm，复粒由2~3个分粒组成。纤维多成束，单个直径20~90 μm，长棱形，胞腔线形，可见圆形纹孔，偶有分叉；晶鞘纤维多见。导管主要为螺纹、具缘纹孔，直径18~90 μm。草酸钙簇晶直径30~45 μm，棱角短、钝。木栓细胞多角形。薄壁细胞中可见棕色体。

显微鉴别要点：木质部宽广，导管大，形状不规则，纤维偶有分叉，详见图4。

（2）取本品粉末2 g，加水50 ml，密塞，冷浸24小时，滤过，滤液蒸干，残渣加入甲醇1 ml溶解，作为供试品溶液。另取没食子酸对照品适量，加甲醇制成每1 ml含1 mg的溶液，作为对照品溶液。照薄层色谱法（中国药典2010年版一部附录ⅥB）试验，吸取上述两种溶液各5 μl，分别点于同一硅胶G薄层板上，以三氯甲烷–乙酸乙酯–甲酸（12：8：3）为展开剂，展开，取出，晾干，喷以三氯化铝试液，加热至斑点显色清晰。供试品色谱中，在与对照品色谱相应的位置上，显相同颜色的斑点。10批样品按本法检验，均符合规定，且薄层色谱分离效果好，斑点圆整清晰，比移值适中，重现性好，详见图5。

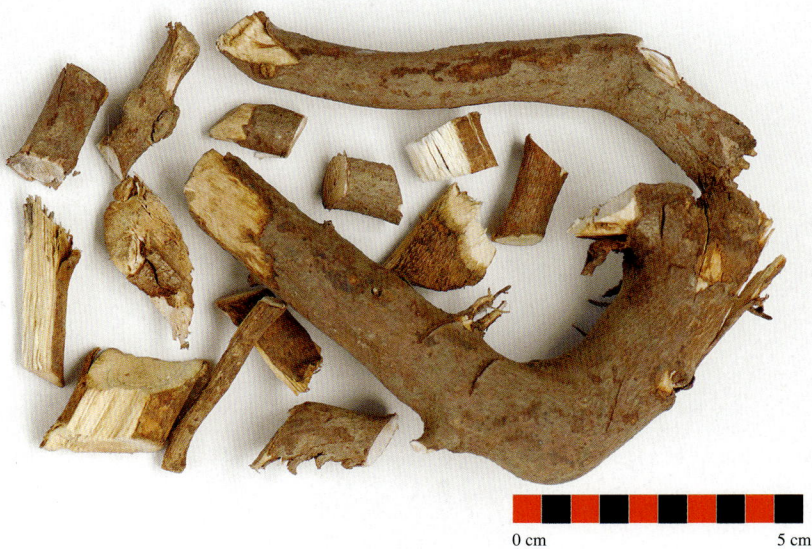

图3 乌桕根药材

0 cm   5 cm

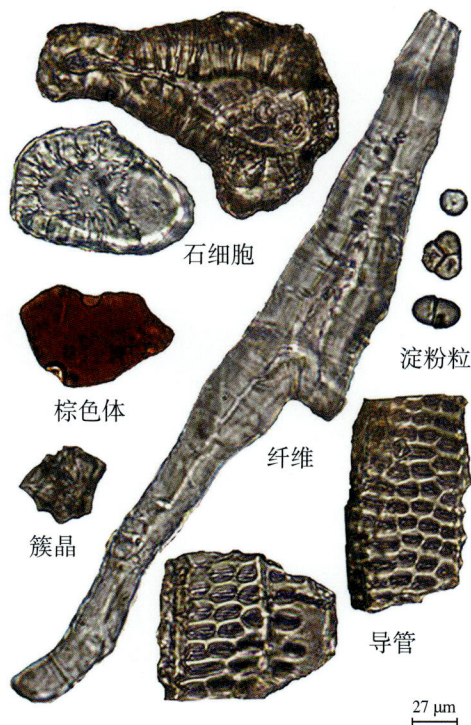

图4 乌桕根粉末显微图

石细胞
淀粉粒
棕色体
纤维
簇晶
导管
27 μm

《广西壮族自治区壮药质量标准第二卷（2011年版）》注释

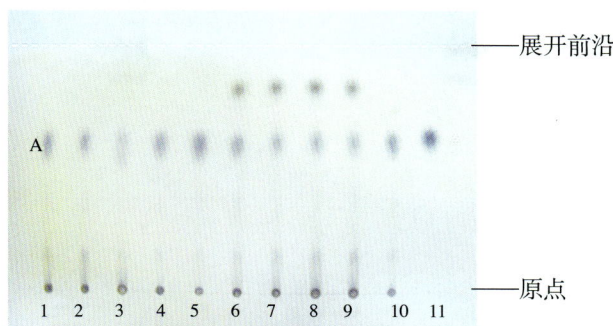

图5　乌桕根样品TLC图

1. WJG –1	2. WJG –2	3. WJG –3
4. WJG –4	5. WJG –5	6. WJG –6
7. WJG –7	8. WJG –8	9. WJG –9
10. 对照药材	11. 没食子酸对照品	A. 蓝黑色斑点

色谱条件：硅胶G薄层自制板，规格：10 cm×20 cm

圆点状点样，点样量：5 μl；温度：31 ℃；相对湿度：81RH%

展开剂：三氯甲烷–乙酸乙酯–甲酸（12：8：3）

【检查】　水分　照水分测定法（中国药典2010年版一部附录Ⅸ H第一法）测定。

对本品10批样品进行水分测定，结果见表2，据最高值、最低值及平均值，并考虑到该药材为南方所产，而南方气候较为湿润，因此，将本品水分拟定为不得过12.0%。

表2　乌桕根样品水分测定结果一览表

样品	水分均值（%）	样品	水分均值（%）
WJG –1	7.9	WJG –6	9.5
WJG –2	8.4	WJG –7	9.3
WJG –3	7.8	WJG –8	9.5
WJG –4	9.8	WJG –9	9.5
WJG –5	9.2	WJG –10	9.5
WJG –2–FH	6.3	WJG –5–FH	7.0
WJG –4–FH	7.0		

总灰分　照灰分测定法（中国药典2010年版一部附录Ⅸ K）测定。

对本品10批样品进行总灰分测定，结果见表3，据最高值、最低值及平均值，将本品总灰分拟定为不得过4.5%。

表3　乌桕根样品总灰分测定结果一览表

样品	总灰分均值（%）	样品	总灰分均值（%）
WJG –1	2.2	WJG –6	3.6
WJG –2	2.2	WJG –7	3.6
WJG –3	3.7	WJG –8	3.6
WJG –4	2.0	WJG –9	3.6
WJG –5	2.1	WJG –10	3.6
WJG –2–FH	2.3	WJG –5–FH	3.5
WJG –4–FH	3.1		

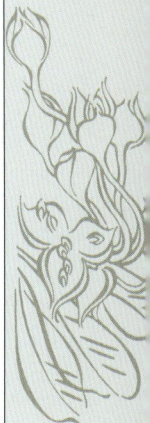

酸不溶性灰分 照灰分测定法（中国药典2010年版一部附录Ⅸ K）测定。

对本品10批样品进行酸不溶性灰分测定，结果见表4，据最高值、最低值及平均值，将本品酸不溶性灰分拟定为不得过1.1%。

表4 乌桕根样品酸不溶性灰分测定结果一览表

样品	酸不溶性灰分（%）	样品	酸不溶性灰分（%）
WJG -1	0.7	WJG -6	0.6
WJG -2	0.4	WJG -7	0.6
WJG -3	0.7	WJG -8	0.6
WJG -4	0.6	WJG -9	0.6
WJG -5	0.6	WJG -10	0.6
WJG -2-FH	0.4	WJG -5-FH	0.6
WJG -4-FH	0.9		

【浸出物】 预实验研究表明乌桕根中的活性成分为没食子酸，该成分可溶于水和乙醇，因此，以水、乙醇、稀乙醇为溶剂，采用冷浸法及热浸法测定本品浸出物的含量。测定结果显示，稀乙醇热浸出物含量最高，水热浸提取出黏液质较多，溶液很难过滤，故不考虑该溶剂的热浸法。最终确定以稀乙醇为提取溶剂，照醇溶性浸出物测定法（中国药典2010年版一部附录Ⅹ A）项下的热浸法测定。

对本品10批样品进行浸出物含量测定，结果见表5，据最高值、最低值及平均值，将本品浸出物含量拟定为不得少于8.0%。

表5 乌桕根样品浸出物测定结果一览表

样品	浸出物均值（%）	样品	浸出物均值（%）
WJG -1	10.3	WJG -6	12.3
WJG -2	11.3	WJG -7	12.9
WJG -3	10.7	WJG -8	12.7
WJG -4	9.8	WJG -9	12.0
WJG -5	10.1	WJG -10	12.4
WJG -2-FH	12.7	WJG -5-FH	15.7
WJG -4-FH	11.4		

【含量测定】 没食子酸是本品活性成分之一，为提高本品质量控制水平，参照有关文献，采用高效液相色谱法，对本品中没食子酸进行含量测定，结果显示该方法灵敏，精密度高，重现性好，结果准确，可作为本品内在质量的控制方法，测定方法考察及验证结果如下。

1. 方法考察与结果

1.1 色谱条件

以十八烷基硅烷键合硅胶为填充剂；以甲醇-0.4%磷酸为流动相；进样量10 µl，柱温30 ℃，流速0.8 ml/min。用紫外-可见分光光度计在200~760 nm进行扫描，没食子酸对照品在272 nm波长处有最大吸收，详见图6，故确定检测波长为272 nm。

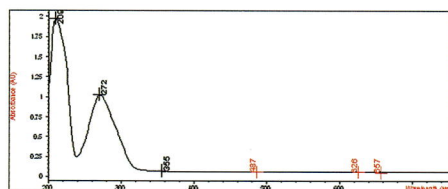

图6 没食子酸对照品紫外扫描图

1.2 提取方法

1.2.1 提取方法考察

选用回流提取方法，超声波提取方法及冷浸法进行比较，将本品药材粉碎，通过二号筛，称取过二号筛的药材2 g，精密称定，共9份，置具塞锥形瓶中，精密加入50 ml水，密塞，称定重量，其中3份加热回流提取1小时，另3份超声提取1小时，最后3份冷浸24小时（前6小时时时振摇，再静置18小时），放冷，再称定重量，用纯水补足减失的重量，摇匀，过滤，取续滤液，即得。结果详见表6，实验结果表明冷浸提取和回流提取含量差别不大，但回流提取其提取液难以过滤，故选择冷浸法。

表6   提取方法考察结果

提取方法	没食子酸含量（%）
回流提取	0.050
超声提取	0.025
冷浸提取	0.052

1.2.2 提取溶剂考察

实验表明，乌桕根中主要化学成分为没食子酸，含量测定的指标成分为没食子酸，可溶于水、乙醇和甲醇，故选用不同的溶剂及不同浓度的溶剂进行考察。称取过二号筛的药材2 g，精密称定，共16份，置具塞锥形瓶中，精密加入50 ml不同浓度的溶剂，密塞，浸泡12小时，过滤，取续滤液，将提取液进行HPLC分析，发现水提取液较纯，含量高，杂质干扰少，分离较好，且溶剂便宜、经济、无毒，故选择其作为提取溶剂。结果详见表7。

表7   提取溶剂考察结果

提取溶剂	没食子酸峰面积
70%乙醇	106793
50%乙醇	103886
30%乙醇	160210
水	419680
30%甲醇	153030
50%甲醇	133880
70%甲醇	128496
100%甲醇	130459

综合以上考察确定供试品溶液的制备方法为：将本品药材粉碎，通过二号筛，称取2 g，精密称定，置具塞锥形瓶中，精密加入50 ml水，密塞，称定重量，冷浸24小时，时时振摇，再称定重量，用水补足减失的重量，摇匀，滤过，取续滤液，即得。

2. 方法学验证与结果

2.1 线性及范围

分别精密吸取对照品溶液（44.4 μg/ml）2 μl、4 μl、6 μl、8 μl、10 μl、12 μl，注入液相色谱仪进行测定，以对照品进样量（μg）为横坐标，峰面积为纵坐标，绘制标准曲线，得回归方程 $Y = 4 \times 10^6 X - 621.2$（$r=0.9997$），结果表明没食子酸进样量在0.0888~0.5328 μg范围内与峰面积呈良好线性关系。

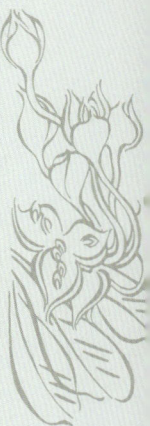

2.2 精密度试验

2.2.1 重复性

取同一份供试品溶液（WJG–4）粉末2 g，精密称定，按供试品制备方法制备供试品溶液，按正文拟定的色谱条件，连续测定6次。结果表明6次测定的没食子酸峰面积平均值为1538312.3，RSD=0.56%（n=6），试验表明本法的精密度良好。

2.2.2 重现性

取同一批供试品（WJG–4）粉末2 g，精密称定，按供试品制备方法制备供试品溶液，按正文的方法平行测定6份，计算，6份样品测得没食子酸含量的平均值为0.085%，RSD=0.89%（n=6），试验结果表明本法的重现性较好。

2.3 稳定性试验

取同一批号样品（WJG–4）粉末2 g，精密称定，按供试品制备方法制备供试品溶液，按正文拟定的色谱条件，室温下保存，在0小时、2小时、4小时、6小时、8小时、12小时分别精密吸取供试品溶液10 μl，注入液相色谱仪，测定，供试品溶液在12小时内测定6次，RSD为1.37%，表明供试品在12小时内测定，结果稳定。

2.4 准确度试验

取同一批号样品（WJG–4）粉末1 g，精密称定，再分别精密加入浓度为0.5921 mg/ml的没食子酸对照品溶液1 ml，按供试品溶液制备方法制备，平行制备6份，分别测定含量，计算回收率（样品含量以0.61 mg/g计），结果没食子酸平均回收率为100.66%，RSD=2.52%（n=6）。

按正文含量测定方法，测定了本品10批样品中的没食子酸的含量（详见表8），据最高值、最低值及平均值，并考虑药材来源差异情况，暂定本品含量限度为不得少于0.025%。

空白溶剂HPLC图、没食子酸对照品HPLC图、乌桕根样品HPLC图分别见图7、图8、图9。

表8　10批样品测定结果

编号	产地/采集地点/批号	没食子酸含量(%)
WJG –1	南宁市老虎岭	0.049
WJG –2	南宁高峰林场	0.072
WJG –3	全州县咸水乡	0.031
WJG –4	藤县太平镇	0.061
WJG –5	扶绥县东罗镇	0.052
WJG –6	上思县思阳镇	0.049
WJG –7	藤县平福乡	0.066
WJG –8	全州县大西江镇	0.049
WJG –9	平南县思旺乡	0.064
WJG –10	邕宁县五塘乡	0.064
WJG –2-FH	南宁高峰林场	0.070
WJG –4-FH	藤县太平镇	0.048
WJG –5-FH	扶绥县东罗镇	0.043

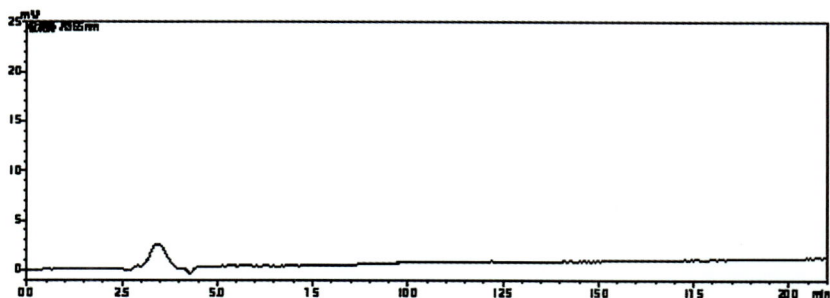

图7　空白溶剂HPLC图

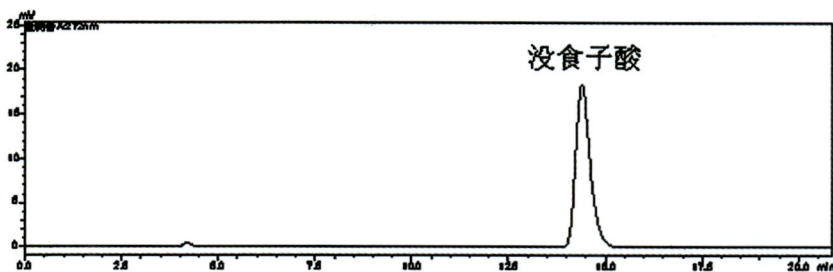

图8　没食子酸对照品HPLC图

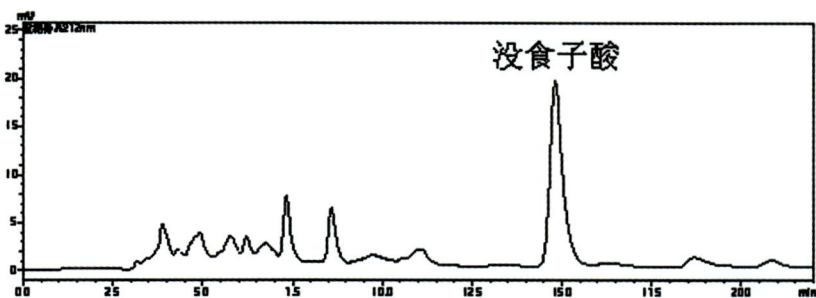

图9　乌桕根样品HPLC图

参考文献

［1］［3］国家中医药管理局《中华本草》编委会. 中华本草［M］. 上海：上海科学技术出版社，1999：853（总3662）.

［2］中国科学院中国植物志编辑委员会. 中国植物志：第四十四卷第三册［M］. 北京：科学出版社，1995：14-16.

［4］郭晓庄. 有毒中药大辞典［M］. 天津：天津科技翻译出版公司，1991.

［5］Hsu F L，Lee Y Y，Cheng J T. Antihypertensive activity of 6-galloyl-D-glucose，a phenolic glycoside from Sapium sebiferum［J］. Nat Prid，1994，57（2）：308-312.

［6］陈国华，何晓雯，邹坤，等. 乌桕根皮醇提物对金黄色葡萄球菌耐药菌株的抗菌活性［J］. 农村经济与科技，2008，19（8）：98-99.

［7］陈国华，何晓雯，彭元丽，等. 乌桕根皮醇提物萃取部位抗猪大肠杆菌活性分析［J］. 安徽农业科学，2008，36（18）：7663，7711.

［8］邓强，陈国华，石赛，等. 乌桕根皮醇提物对绿脓杆菌耐药株抗菌活性［J］. 实用医学进修杂志，2008，36（2）：103-105.

药学编著： 刘华钢　韦松基　梁美艳
药学审校： 广西壮族自治区食品药品检验所

六方藤　　勾弄林

Liufangteng　　Gaeuroeklimq

CISSUSI HEXANGULARIS CAULIS

【概述】　六方藤，俗名六方钻、五俭藤、山坡瓜藤、拦河藤、散血龙等。历代本草均未见有六方藤的记载，本品以"六方藤"为名始载于《广西中草药》，之后散见于我国一些中草药专著和南方地区中草药手册或植物学专著中，如《广西本草选编》、《全国中草药汇编》、《海南植物志》、《广西民族药简编》、《广西药用植物名录》、《中华本草》等对其药用价值、原植物、地理分布、产销情况亦有简要记述。同时，六方藤又是壮、瑶民族常用的民间草药，壮、瑶民族的民间药书中都有记载。六方藤原植物主要分布于广东、海南、广西等省（区）的山谷林中或山坡灌丛中。

【来源】　本品系葡萄科白粉藤属植物翅茎白粉藤*Cissus hexangularis* Thorel ex Planch.的干燥藤茎。

六方藤为木质藤本。小枝近圆柱形，具6翅棱，翅棱间有纵棱纹，常皱褶，节部干时收缩，易脆断，无毛。卷须不分枝，相隔2节间断与叶对生。叶卵状三角形，长6~10 cm，宽4~8 cm，顶端骤尾尖，基部截形或近截形，边缘有5~8个细牙齿，有时齿不明显，上面绿色，下面浅绿色，两面均无毛；基出脉通常3对，中脉有侧脉3~4对，网脉两面不明显；叶柄长1.5~5 cm，无毛；托叶早落。花序为复二歧聚伞花序，顶生或与叶对生；花序梗长2~4.5 cm，无毛；花梗长0.3~1 mm，被乳头状腺毛；花蕾锥形，高4~8 mm，顶端圆钝；萼碟形，边缘全缘，无毛，花瓣4枚，三角状长圆形，高2.5~6 mm，无毛；雄蕊4枚；花盘显著，4浅裂；子房下部与花盘合生，花柱钻形，柱头略微扩大。果实近球形，直径0.8~1 cm，有种子1颗，稀2颗；种子近倒卵圆形，顶端圆形，基部有短喙，种脐在种子背面基部与种脊外形无异，棱脊突出，腹部中棱脊微突出，两侧洼穴极短。花期9~11月，果期12月至翌年2月。[1]

六方藤以藤茎入药，秋季采收，在离地面20 cm处割取，去掉叶子，鲜用或切段晒干。[2]

起草样品收集情况：共收集到样品6批，详细信息见表1、图1、图2。

表1　六方藤样品信息一览表

编号	原编号	药用部位	产地/采集地点/批号	样品状态
LFT-1	20101018	藤茎	广西金秀	药材
LFT-2	20101119	藤茎	广西防城	药材
LFT-3	20101128	藤茎	广西金秀	药材
LFT-4	20101208	藤茎	广西武鸣	药材
LFT-5	20101223	藤茎	广西龙州	药材
LFT-6	20110219	藤茎	广西马山	药材

　　备注：六方藤样品LFT-5同时制成腊叶标本，经鉴定，结果确定其为葡萄科植物翅茎白粉藤，实验中以该样品作为六方藤的对照药材与其他样品进行对比。完成样品收集后，将所有6份样品（约300 g）进行粉碎处理，并统一过40目筛，备用。

《广西壮族自治区壮药质量标准第二卷（2011年版）》注释

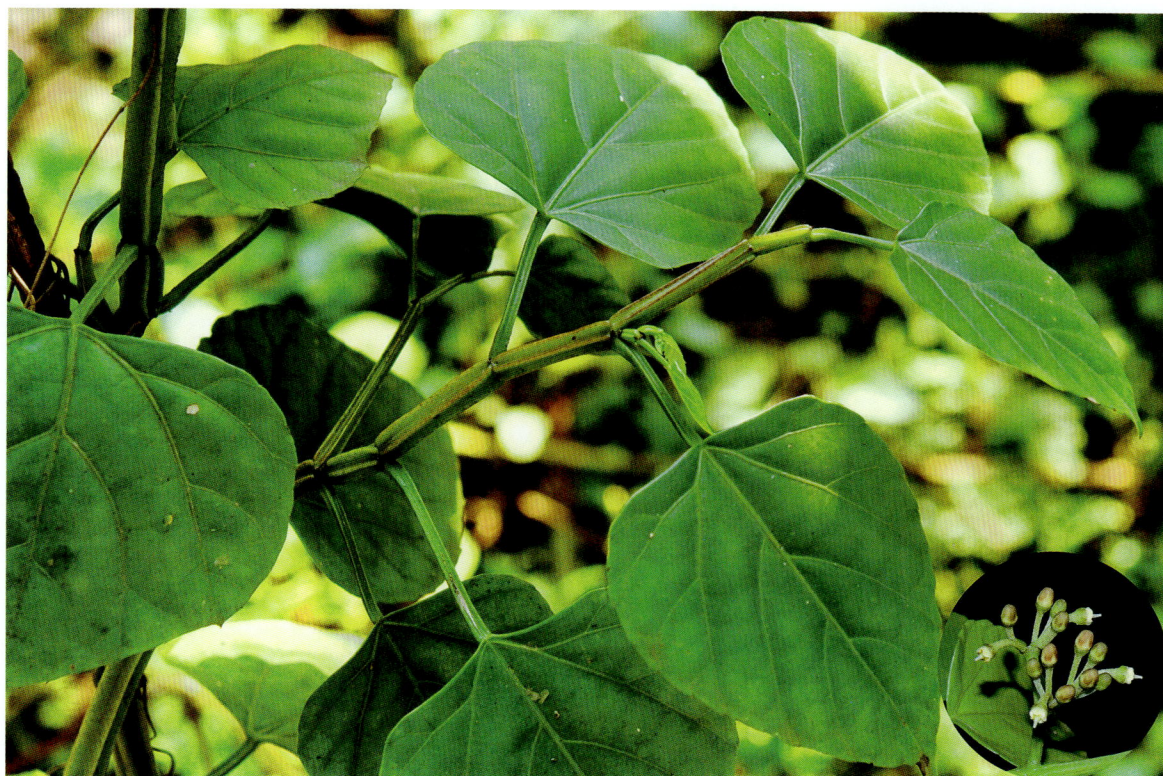

图1 六方藤原植物

【化学成分】 未见报道。其同属植物四方藤中含岩白菜素，红背丝绸（即毛叶白粉藤）根含有白藜芦醇。

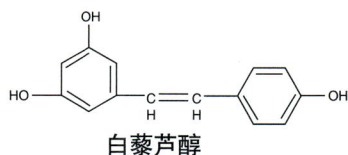

白藜芦醇

【药理与临床】 六方藤具有祛风除湿、活血通络的功效。广西中医或少数民族民间医生常用于风湿痹痛、腰肌劳损、跌打损伤。六方藤水提物能延长H_{22}腹水瘤小鼠平均生命率。[3]六方藤水提物日总剂量为80 g/kg，对小鼠体重、行为、进食、皮毛、眼和黏膜、呼吸、四肢活动均无任何影响，观察7天，未出现任何毒性反应。[4]

【性状】 本品呈方柱形段状，直径0.5~1.8 cm，节上有托叶残基或卷须，嫩茎棱翅较明显。表面灰褐色或灰棕色，有纵皱纹。质坚韧，不易折断，断面纤维性，皮薄，灰褐色，木部淡黄色，具放射状纹理。气微，味微苦、酸。

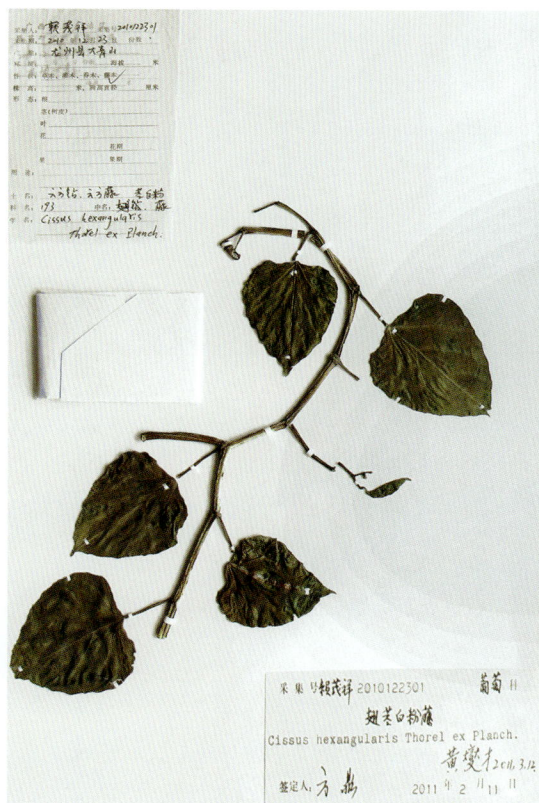

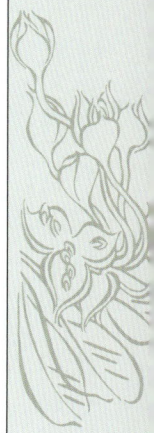

图2 六方藤标本

本品主要鉴别特征为茎呈方柱形段状，质坚韧，不易折断，断面纤维性，详见图3。

【鉴别】 （1）本品横切面：表皮细胞1列，外被厚角质层。皮层细胞含草酸钙针晶束或簇晶；皮层内侧有3~7列厚壁细胞。中柱鞘纤维壁稍薄，胞腔大。形成层不明显。木质部导管较大，1~2个放射状排列，射线细胞3~12列。髓部细胞含草酸钙针晶束或簇晶。

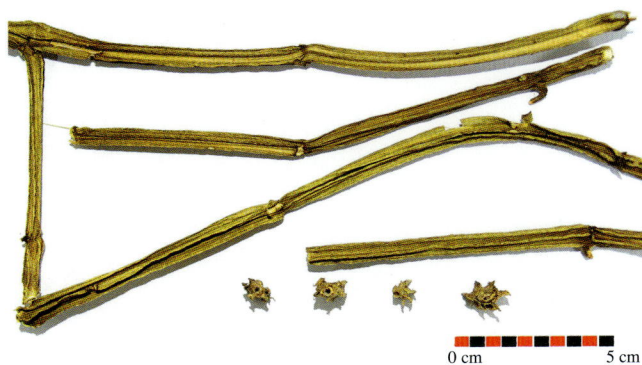

图3　六方藤药材

粉末灰绿色。草酸钙针晶较多，长40~90 μm。草酸钙簇晶直径5~30 μm。导管主要为螺纹和具缘纹孔，直径10~50 μm。纤维较少，淡黄色，成束或散在，直径12~23 μm。薄壁细胞淡黄色。

显微鉴别要点：横切面皮层内侧有3~7列厚壁细胞，薄壁细胞含草酸钙针晶束或簇晶，粉末中草酸钙针晶较多，详见图4、图5。

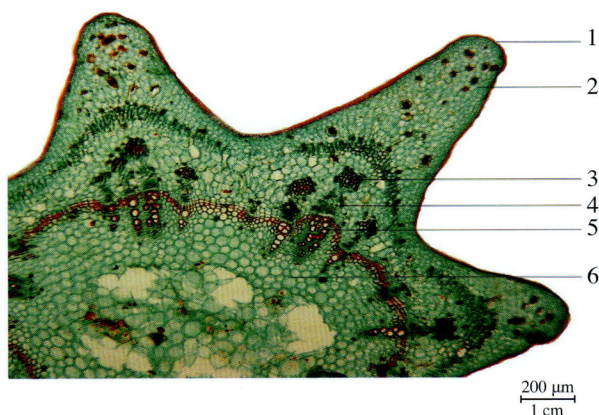

图4　六方藤茎横切面显微全貌图
1. 表皮细胞　2. 皮层　3. 中柱鞘纤维
4. 韧皮部　5. 木质部　6. 髓部

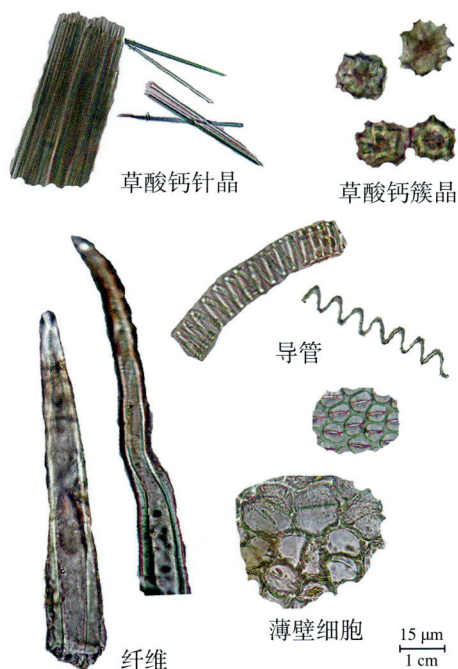

草酸钙针晶　　草酸钙簇晶

导管

纤维　　薄壁细胞

图5　六方藤茎粉末显微图

（2）取本品粉末2 g，加80%的乙醇20 ml，超声处理30分钟，滤过，滤液蒸干，残渣加乙醇1 ml使溶解，作为供试品溶液。另取六方藤对照药材2 g，同法制成对照药材溶液。再取白藜芦醇对照品，加甲醇制成每1 ml含0.5 mg的溶液，作为对照品溶液。照薄层色谱法（中国药典2010年版一部附录Ⅵ B）试验，吸取供试品及对照药材溶液10 μl，对照品溶液2 μl，分别点于同一硅胶G薄层板上，以三氯甲烷-乙酸乙酯-甲酸（6：4：0.2）为展开剂，展开，取出，晾干，喷以5%香草醛硫酸溶液，热风吹至斑点显色清晰。供试品色谱中，在与对照药材色谱和对照品色谱相应的位置上，显相同颜色的斑点。6批样品按本法检验，均符合规定，且薄层色谱分离效果好，斑点圆整清晰，比移值适中，重现性好。详见图6。

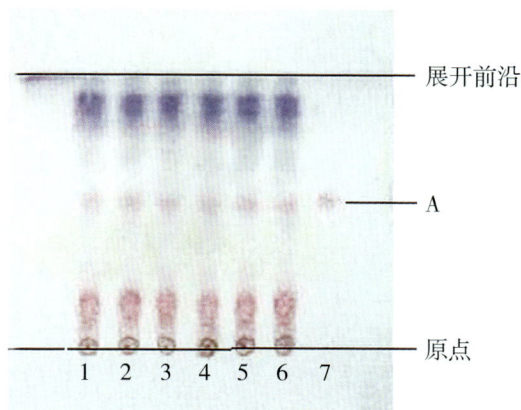

图6 六方藤样品TLC图

1. LFT-2　　　　　　2. LFT-5（对照药材）　　　3. LFT-1　　　　　　4. LFT-3
5. LFT-4　　　　　　6. LFT-6　　　　　　　　　7. 白藜芦醇对照品　　　　A. 红色斑点

色谱条件：硅胶G薄层预制板，生产厂家：青岛海洋化工厂，批号：20100408，规格：10 cm×10 cm
圆点状点样，点样量：供试品及对照药材溶液10 μl，对照品溶液2 μl；温度：25 ℃；相对湿度：70RH%
展开剂：三氯甲烷-乙酸乙酯-甲酸（6：4：0.2）

耐用性实验考察：对自制板、预制板（青岛海洋化工厂提供，批号：20100408）的展开效果进行考察，对不同展开温度（4 ℃、35 ℃）进行考察，对不同相对湿度（30RH%、90RH%）进行考察，结果均表明本法的耐用性良好。

【检查】 水分　照水分测定法（中国药典2010年版一部附录Ⅸ H第一法）测定。

对本品6批样品进行水分测定，结果见表2，据最高值、最低值及平均值，并考虑到该药材为南方所产，而南方气候较为湿润，因此将本品水分拟定为不得过13%。

表2 六方藤样品水分测定结果一览表

样品	水分均值（%）	样品	水分均值（%）
LFT-1	10.0	LFT-4	10.1
LFT-2	10.5	LFT-5	10.0
LFT-3	10.2	LFT-6	10.2
LFT-1-FH	7.6	LFT-5-FH	7.4
LFT-2-FH	6.3		

总灰分　照灰分测定法（中国药典2010年版一部附录Ⅸ K）测定。

对本品6批样品进行总灰分测定，结果见表3，据最高值、最低值及平均值，将本品总灰分拟定为不得过15%。

表3 六方藤样品总灰分测定结果一览表

样品	总灰分（%）	样品	总灰分（%）
LFT-1	13.9	LFT-4	14.3
LFT-2	13.8	LFT-5	13.7

续表

样品	总灰分（%）	样品	总灰分（%）
LFT-3	13.9	LFT-6	15.0
LFT-1-FH	8.6	LFT-5-FH	7.4
LFT-2-FH	7.2		

酸不溶性灰分　照灰分测定法（中国药典2010年版一部附录ⅨK）测定。

对本品6批样品进行酸不溶性灰分测定，结果见表4，据最高值、最低值及平均值，将本品酸不溶性灰分拟定为不得过1.2%。

表4　六方藤样品酸不溶性灰分测定结果一览表

样品	酸不溶性灰分（%）	样品	酸不溶性灰分（%）
LFT-1	1.0	LFT-4	1.1
LFT-2	1.2	LFT-5	1.1
LFT-3	1.1	LFT-6	1.0
LFT-1-FH	0.5	LFT-5-FH	0.5
LFT-2-FH	0.5		

【浸出物】　实验之初对比了水冷浸法、水热浸法、75%乙醇热浸法三种提取溶剂的提取效果，对比实验结果表明，采用热浸法浸出物的含量最高，冷浸法次之，75%乙醇热浸法测定六方藤中醇溶性浸出物的含量最低，因此，最终确定以水溶性浸出物测定法（中国药典2010年版一部附录ⅩA）项下的热浸法测定。

对本品6批样品进行浸出物含量测定，结果见表5，据最高值、最低值及平均值，将本品浸出物含量拟定为不得少于16.0%。

表5　六方藤样品浸出物测定结果一览表

样品	浸出物均值（%）	样品	浸出物均值（%）
LFT-1	45.5	LFT-4	41.6
LFT-2	45.0	LFT-5	44.4
LFT-3	46.4	LFT-6	42.4
LFT-1-FH	23.4	LFT-5-FH	19.1
LFT-2-FH	22.6		

【含量测定】　六方藤化学成分未见报道，其同科同属植物四方藤中含有岩白菜素，因此我们对六方藤中岩白菜素的含量测定方法进行摸索：对2批六方藤药材（①LFT-2，产地：防城；②LFT-5，产地：龙州）测定了其中岩白菜素的含量，结果LFT-2中含有万分之一的岩白菜素，LFT-5则未含有岩白菜素。因此采用岩白菜素作为六方藤药材的质量标准指标之一尚不合适，其含量测定方法有待进一步研究，未收入标准正文。

六方藤同科同属植物红背丝绸（即毛叶白粉藤）根含有白藜芦醇，因此我们对六方藤中白藜芦醇的含量测定方法进行摸索：经过预实验，多批六方藤药材中含有白藜芦醇。参考相关文献[5]，采用高效液相色谱法，对本品中白藜芦醇进行含量测定，结果显示该方法灵敏，精密度高，重现性好，结果准确，可作为本品内在质量的控制方法，测定方法考察及验证结果如下。

1. 方法考察与结果

1.1 色谱条件

以十八烷基硅烷键合硅胶为填充剂；以乙腈-水（25：75）为流动相；进样量10 µl，柱温室温，流速1.0 ml/min。用紫外-可见分光光度计在200~400 nm进行扫描，白藜芦醇对照品在305.6 nm波长处有最大吸收，详见图7，故确定检测波长为306 nm。

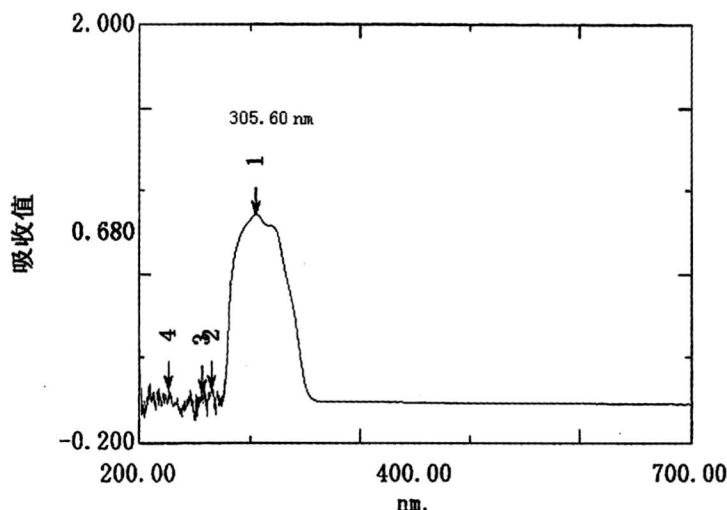

图7 白藜芦醇对照品紫外扫描图

1.2 提取方法

1.2.1 提取方法考察

取本品（LFT-2）粉末1.0 g，精密称定，共6份，精密加入甲醇25 ml，称定重量，每2份分别加热回流60分钟、超声处理（功率90 W，频率45 kHz）30分钟、索氏提取2小时，放至室温，再称定重量，用甲醇补足减失的重量，摇匀，滤过，弃去初滤液，取续滤液，用微孔滤膜过滤，即得。结果详见表6，超声提取效果优于加热回流提取和索氏提取，故确定超声处理为提取方法。

表6 提取方法考察结果

提取方法	白藜芦醇含量（µg/g）
回流提取	185.2
超声提取	215.3
索氏提取	171.5

1.2.2 提取溶剂考察

取本品（LFT-2）粉末1.0 g，精密称定，共6份，每2份分别精密加入甲醇、50%甲醇、水25 ml，称定重量，超声处理（功率90 W，频率45 kHz）30分钟，放至室温，再称定重量，用上述相应溶剂补足减失的重量，摇匀，滤过，弃去初滤液，取续滤液，用微孔滤膜过滤，即得。结果详见表7，三种提取溶剂中以甲醇的提取效果最佳，故确定甲醇为提取溶剂。

表7 提取溶剂考察结果

提取溶剂	白藜芦醇含量（μg/g）
甲醇	227.4
50%甲醇	56.9
水	0

1.2.3 提取时间考察

取本品（LFT-2）粉末1.0 g，精密称定，共6份，分别精密加入甲醇25 ml，称定重量，每2份分别超声处理（功率90 W，频率45 kHz）15分钟、30分钟及45分钟，放至室温，再称定重量，用甲醇补足减失的重量，摇匀，滤过，弃去初滤液，取续滤液，用微孔滤膜过滤，即得。结果详见表8，超声处理30分钟较其余两者效果更佳。

表8 提取时间考察结果

提取时间（分钟）	白藜芦醇含量（μg/g）
15	197.4
30	228.8
45	211.8

综合以上试验结果，最终确定提取方法如下：取本品粉末1.0 g，精密称定，精密加入甲醇25 ml，称定重量，超声处理30分钟，放至室温，再称定重量，用甲醇补足减失的重量，摇匀，滤过，弃去初滤液，取续滤液，用微孔滤膜过滤，即得。

2. 方法学验证与结果

2.1 线性及范围

精密称取白藜芦醇对照品10.0 mg，置25 ml棕色量瓶中，用甲醇溶解并稀释至刻度，摇匀，制成400 μg/ml对照品溶液，备用。精密吸取400 μg/ml对照品溶液2.5 ml，置10 ml棕色量瓶中，用甲醇溶解并稀释至刻度，摇匀，制成100 μg/ml对照品溶液。分别精密吸取100 μg/ml白藜芦醇对照品溶液0.25 ml、0.5 ml、1.0 ml、2.0 ml、3.0 ml、4.0 ml，分别置10 ml棕色量瓶中，加甲醇稀释至刻度，摇匀，作为不同浓度的对照品溶液。

将上述对照品溶液按正文拟定色谱条件分别进样10 μl，以进样量（ng）为横坐标，峰面积为纵坐标，绘制标准曲线，结果表明：当白藜芦醇对照品进样量在25.0~400 ng范围内时，进样量与峰面积呈良好的线性关系，回归方程为：$Y=7809.1X+15423$，$r=0.9999$。

2.2 精密度试验

2.2.1 重复性

取同一份供试品溶液（LFT-2），按正文拟定的色谱条件，连续测定6次。结果表明6次测定的白藜芦醇峰面积平均值为723804.5，RSD=1.69%（$n=6$），试验表明本法的精密度良好。

2.2.2 重现性

取同一批供试品（LFT-2）粉末1.0 g，精密称定，按正文的方法平行测定6份，计算，6份样品测得白藜芦醇含量的平均值为221.0 μg/g，RSD=0.73%（$n=6$），试验结果表明本法的重现性较好。

2.3 准确度试验

精密称取白藜芦醇对照品10.0 mg，置25 ml棕色量瓶中，用甲醇溶解并稀释至刻度，作为白藜芦醇对照品储备液。

精密称取已知含量（白藜芦醇含量为221.0 μg/g）的供试品（LFT-2）粉末0.5 g，共6份，分别置具塞锥形瓶中，精密加入白藜芦醇对照品储备液0.28 ml，按正文拟定的方法提取、测定，计算加样回收率，结果白藜芦醇平均回收率为97.3%，RSD=0.98%（n=6）。

2.4 耐用性试验

2.4.1 色谱柱的考察

分别采用不同品牌的色谱柱（Xbrige ODS C18、ODS TC C18、XB C18，三根色谱柱规格均为：5 μm，4.6 mm×250 mm）测定样品（LFT-2）中白藜芦醇的含量，结果三根色谱柱测定结果平均值为221.0 μg/g，RSD=1.48%（n=3）。

2.4.2 色谱仪的考察

分别采用不同品牌的色谱仪（日本岛津LC-20ATVP型、Waters 1525-2998）测定样品（LFT-2）中白藜芦醇的含量，结果两台色谱仪测定结果平均值为222.8 μg/g，RAD=2.82%（n=2）。

按正文含量测定方法，测定了本品6批样品中的白藜芦醇的含量（详见表9），据最高值、最低值及平均值，并考虑药材来源差异情况，暂定本品含量限度为不得少于0.010%。

空白溶剂HPLC图、白藜芦醇对照品HPLC图、六方藤样品HPLC图分别见图8、图9、图10。

表9　6批样品测定结果

编号	采集（收集）地点/批号	白藜芦醇含量（%）	RSD（%）
LFT-1	广西金秀 20101018	0.022	0
LFT-2	广西防城 20101119	0.026	1.92
LFT-3	广西金秀 20101128	0.030	1.67
LFT-4	广西武鸣 20101208	0.034	1.47
LFT-5	广西龙州 20101223	0.018	0
LFT-6	广西马山 20110219	0.011	0
LFT-1-FH	广西金秀 20101018	0.031	0.94
LFT-2-FH	广西防城 20101119	0.028	0.99
LFT-5-FH	广西龙州 20101223	0.028	0.92

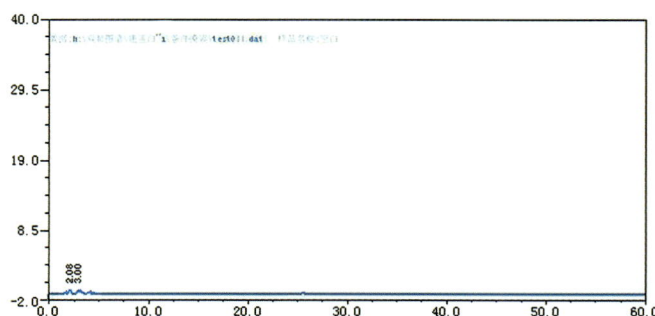

图8　空白溶剂HPLC图

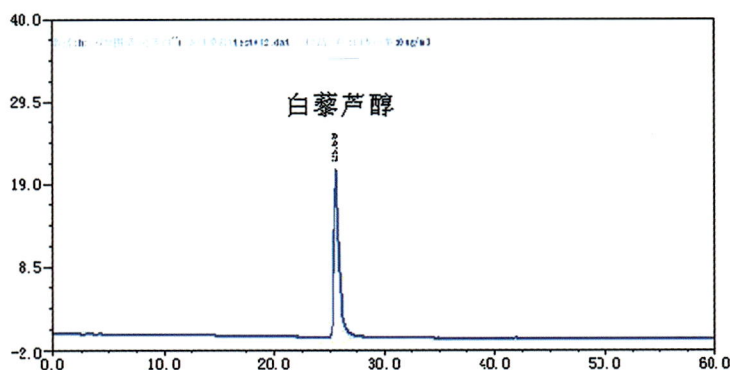

图9 白藜芦醇对照品HPLC图

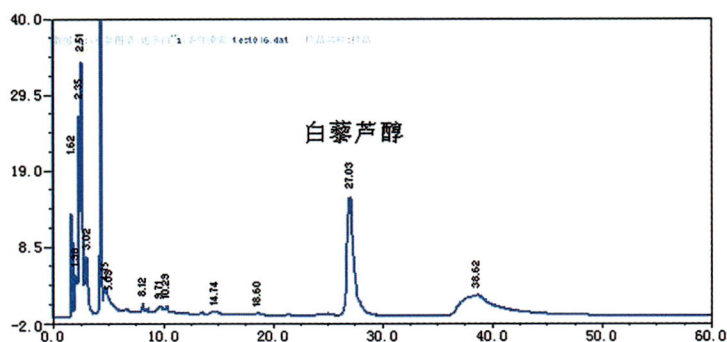

图10 六方藤样品HPLC图

参考文献

[1]中国科学院中国植物志编辑委员会. 中国植物志：第四十八卷第二分册 [M]. 北京：科学出版社，1998：56.

[2]国家中医药管理局《中华本草》编委会. 中华本草：第五册 [M]. 上海：上海科学技术出版社，1999：288-289.

[3]庞声航，余胜民，黄琳芸，等. 广西20种传统瑶药抗肿瘤筛选研究 [J]. 广西中医药，2006，29（4）：53-57.

[4]黄琳芸，钟鸣，余胜民，等. "虎钻"类传统瑶药的急性毒性研究 [J]. 广西中医药，2005，28（5）：42-43.

[5]张文婷，黄琴伟，邓金明，等. 反相高效液相色谱法测定金刚藤软胶囊中白藜芦醇的含量 [J]. 医药导报，2010，29（1）：88-89.

药学编著： 刘 元 宋志钊 李星宇
药学审校： 广西壮族自治区食品药品检验所

水田七　　老朋忍

Shuitianqi　　　Lauxbaegraemx

SCHIZOCAPSAE PLANTAGINEAE RHIZOMA

【概述】　水田七为广西多数地区使用名。别名有裂果薯、水鸡仔、水三七、圈头鸡、水鸡头、水虾公[1]、屈头鸡、蒟蒻薯[2]、水田七[3]、马老头、山大黄、水槟榔、水萝卜、长须果[4]、小田螺七、水狗仔[5]、靖南骂架苦（侗语）、水勒匍（毛南语）、喇扒嫩、许勒拔（仫佬语）、温勒扒（瑶语）、泛莫、投给、棵汪脑、那罗罢（壮语）[6]。

　　水田七为民间常用草药,《南宁市药物志》、《广西中药志》、广州空军《常用中草药手册》、《云南思茅中草药选》、《广西植物名录》、《中药大辞典》、《全国中草药汇编》、《中国药材学》、《广西本草选编》、《新华本草纲要》、《广西药用植物名录》、《中华本草》等文献中有记载。水田七主要分布于湖南南部、江西南部、广东、广西、贵州、云南。生于海拔200~600 m的水边、沟边、山谷、林下、路边、田边潮湿地方。泰国、越南、老挝也有分布。[7]

【来源】　本品为蒟蒻薯科植物裂果薯 Schizocapsa plantaginea Hance的根茎。秋季采挖,鲜用或晒干备用。

　　水田七为多年生草本,高20~30 cm。根状茎粗短,常弯曲。叶狭椭圆形或狭椭圆状披针形,长10~15（~25）cm,宽4~6（~8）cm,顶端渐尖,基部下延,沿叶柄两侧成狭翅;叶柄长（5~）7~11（~16）cm,基部有鞘。花葶长6~13 cm;总苞片4枚,卵形或三角状卵形,长1~2（~3）cm,宽0.5~1.8cm,内轮2枚常较小;小苞片线形,长5~7（~20）cm;伞形花序有花8~15（~20）朵;花被裂片6片,淡绿色、青绿色、淡紫色,外轮3片披针形,长约6 mm,宽约3 mm,内轮3片卵圆形,较外轮短而宽,长约4 mm,宽约5 mm,顶端具小尖头;雄蕊6枚,花丝极短,顶端兜状,两侧向下突出呈耳状;柱头3裂,每裂又2浅裂。蒴果近倒卵形,3瓣裂,长0.6~0.8 cm;种子多数,半月形、长圆形或为不规则长圆形,长约3 mm,有条纹。叶的上表皮细胞无气孔。花果期4~11月。[8]

　　起草样品收集情况:共收集到样品11批,详细信息见表1、图1、图2。

表1　水田七样品信息一览表

编号	药用部位	产地/采集地点/批号
STQ-1	根茎	安徽太和阳光药材公司
STQ-2	根茎	贺州平山桂林药材公司
STQ-3	根茎	玉林金康药材公司
STQ-4	根茎	玉林药材市场（1）产地 桂林
STQ-5	根茎	玉林药材市场（2）产地 桂林
STQ-6	根茎	玉林药材市场（3）产地 桂林

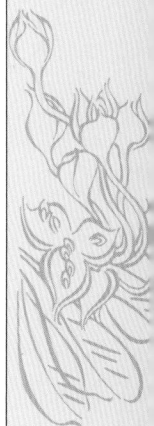

壮药质量标准注释

编号	药用部位	产地/采集地点/批号
STQ-7	根茎	玉林药材市场（4）产地 柳州
STQ-8	根茎	玉林药材市场23A-132产地 广西
STQ-9	根茎	玉林药材市场25-171产地 广西
STQ-10	根茎	玉林药材市场14-134产地 广西
STQ-11	根茎	广西食品药品检验所药材标本室标本

备注：水田七样品的收集，药材样品共收集到11份样，先后4次到南宁市郊老虎岭水库、全州县、融安县采集到水田七的植物标本和药材样品，同时制成腊叶标本，经鉴定，结果确定其为蒟蒻薯科植物裂果薯。实验中以市场购买和采集的10批水田七样品，再以广西食品药品检验所药材标本室的水田七药材为对照药材与其他样品进行对比进行实验。完成样品收集后，将所有11份样品（约300 g）进行粉碎处理，并统一过40目筛，备用。

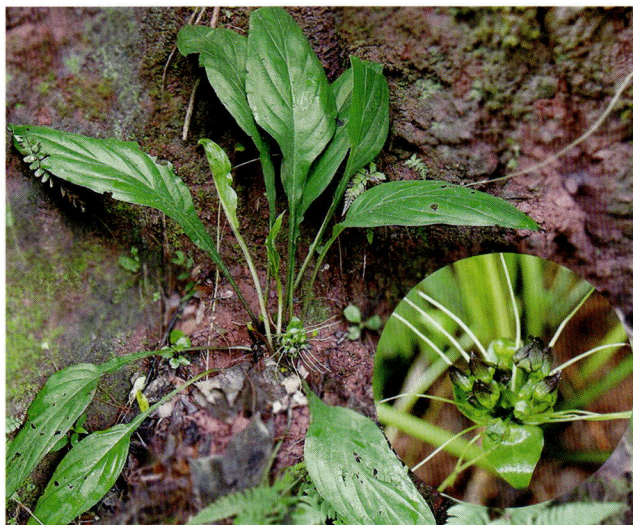

图1 水田七原植物

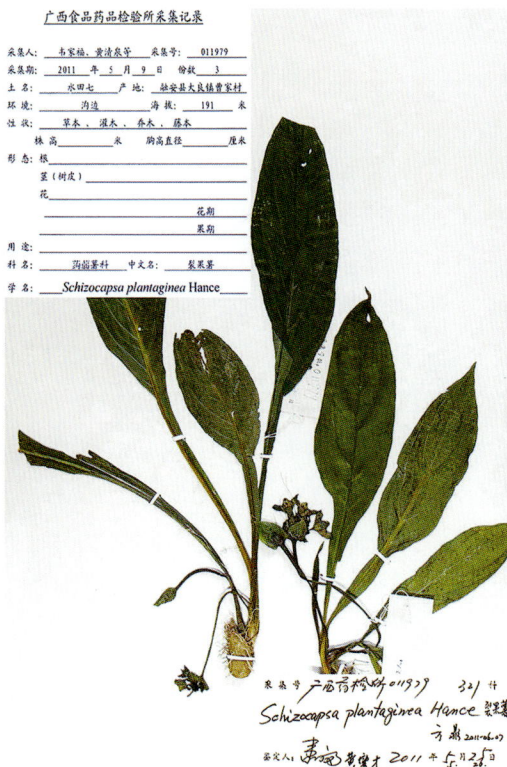

图2 水田七标本

【化学成分】 水田七根状茎含0.101%的知母皂苷元（yemogenin）、0.069%的β-谷甾醇[9]、生物碱[10]。

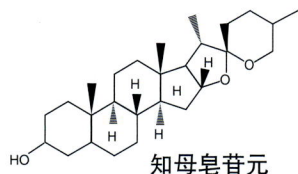

知母皂苷元

【药理与临床】 水田七具有清热解毒、止咳祛痰、理气止痛、散瘀止血的功效。临床上常用于治疗感冒发热，痰热咳嗽，百日咳，脘腹胀痛，泻痢腹痛，消化不良，小儿疳积，肝炎，咽喉肿痛，牙痛，痄腮，瘰疬，疮肿，烫、烧伤，带状疱疹，跌打损伤，外伤出血。[11]

药理研究表明，知母皂苷及其苷元具有丰富的生物活性和药理作用。主要表现在：对老年痴呆症的防治作用，对脑缺血损伤的保护作用，抗凝血作用，抗氧化作用，抗肿瘤作用，抗骨质疏松作用，抗炎作用，降血压作用，降血糖作用，降血脂作用及抗抑郁作用等。[12]

【性状】 本品根茎肥大，长圆形或略呈链球状，长2~4 cm，直径约1.5 cm，表面淡灰棕色，周围具多数须根，须根长3~10 cm；质硬，折断面稍平，显细颗粒性，暗褐色或灰黄色，微有蜡样光泽，内皮层环明显。味苦，微甘。

本品主要鉴别特征为根茎长圆形，略呈链球状，长2~4 cm，直径约1.5 cm，表面淡灰棕色，周围具多数须根。详见图3。

【鉴别】 （1）本品根茎横切面：木栓层为1~3列类圆形细胞，微栓化；皮层组织宽，其中分布有稍大含草酸钙针晶的细胞，根迹维管束向外延伸，内皮层为1列细胞，成环排列，其中散在多个维管束。本品薄壁细胞中含众多的淀粉粒。

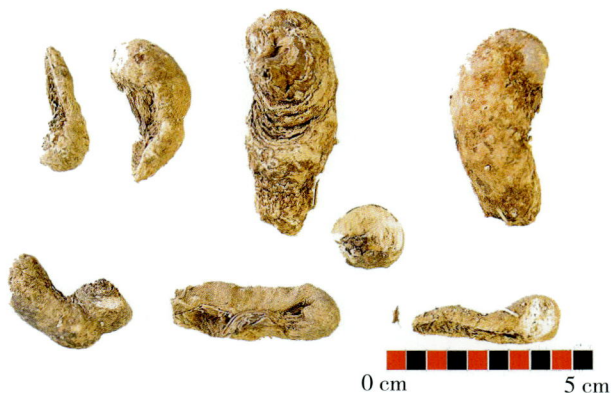

图3 水田七药材

粉末灰绿色。淀粉粒类球形、半圆形、类三角形，直径5~25 μm，脐点点状、人字状。复粒由2~4分粒组成。草酸钙针晶散在或成束，长50~85 μm。螺纹导管及网纹导管直径约50 μm。

显微鉴别要点：根茎横切面木栓层为1~3列类圆形细胞，皮层组织宽，其中分布有稍大含草酸钙针晶的细胞，根迹维管束向外延伸，内皮层为1列细胞，成环排列，其中散在多个维管束。粉末以淀粉粒众多，单粒直径5~25 μm，复粒由2~4分粒组成。草酸钙针晶多成束或散在。详见图4、图5。

取本品干药材进行处理切片，并用新鲜药材（融安县大良乡采）切片经双重染色制片作比较，其组织构造特征基本一致。

结果：10批药材样品切片的组织特征基本一致。

（2）本品含有皂苷类成分：取本品粉末1 g，加水10 ml，置60 ℃水浴中温浸30分钟，放冷，滤过，取滤液2 ml置具塞试管中，强力振摇，产生持久性泡

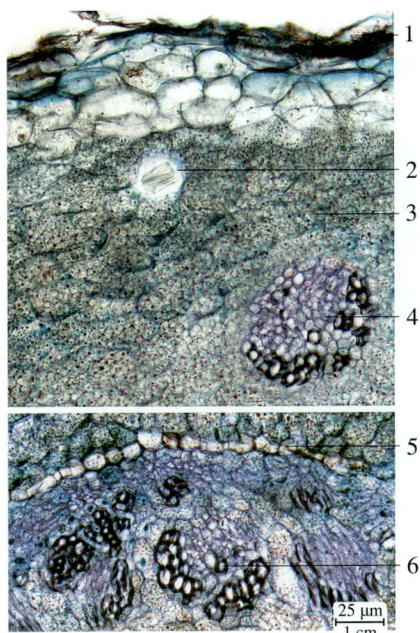

图4 水田七根茎横切面显微全貌图

1.木栓层　　2.黏液细胞及草酸钙针晶　　3.皮层
4.根迹维管束　　5.内皮层　　6.维管束

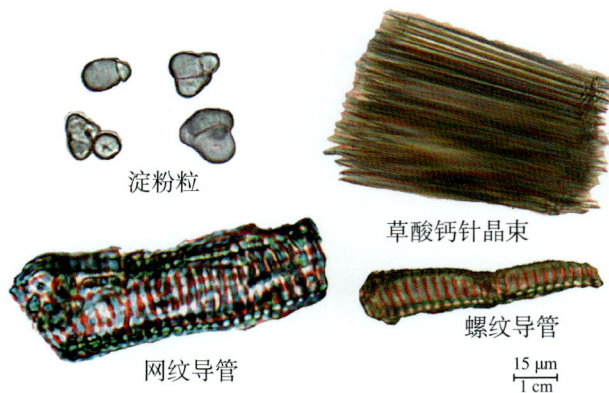

淀粉粒

草酸钙针晶束

网纹导管

螺纹导管

图5 水田七粉末显微图

沫（放置60分钟泡沫不消），故收入正文。

（3）取本品粉末2 g，加甲醇20 ml，超声处理30分钟，滤过，滤液浓缩至约1 ml，作为供试品的溶液。另取水田七对照药材2 g，同法制成对照药材溶液。照薄层色谱法（中国药典2010年版一部附录ⅥD）试验，吸取上述两种溶液各5 μl，分别点于同一硅胶G薄层板上，以三氯甲烷-甲醇-丙酮（9∶1∶1）为展开剂，展开，取出，晾干，喷以10%硫酸乙醇溶液，105 ℃加热至斑点显色清晰。供试品色谱中，在与对照药材色谱相对应的位置上，显相同颜色的斑点，置紫外光灯（365 nm）下检视。供试品色谱中，在与对照药材色谱相应的位置上，显相同颜色的荧光斑点。

据文献报告，水田七中含有β-谷甾醇，但考虑到β-谷甾醇在很多的植物中都含有，无专属性，遂采用对照药材作对照进行实验。试验所采用水田七对照药材由广西食品药品检验所药材标本室提供。

实验条件摸索：（1）展开系统的选择：①石油醚（60~90 ℃）-乙醚（3∶2）、②正己烷-甲醇（7.5∶2.5）、③三氯甲烷-甲醇（8∶2）、④三氯甲烷-甲醇（95∶5）、⑤三氯甲烷-丙酮-甲醇（9∶1∶1），结果显示：前四种系统分离结果均不理想，⑤号展开剂分离效果最佳。

（2）显色方法的选择：采用⑤号展开剂展开，展开取出晾干后，分别喷以2%香草醛硫酸溶液、10%硫酸乙醇，在105 ℃加热数分钟至显色清晰，置紫外光灯（365 nm）下检视，结果显示10%硫酸乙醇显色效果较好。

耐用性实验考察：对自制板、预制板（青岛海洋化工厂提供，批号：20091208；MERCK硅胶G预制板，批号：HX066475）的展开效果进行考察，对不同展开温度（8 ℃以下、25 ℃）进行考察，对点状、条带状点样进行考察，结果均表明本法的耐用性良好。

实验结果表明，本方法重现性好，专属性高，可将其作为水田七的薄层鉴别方法收入正文，见图6。

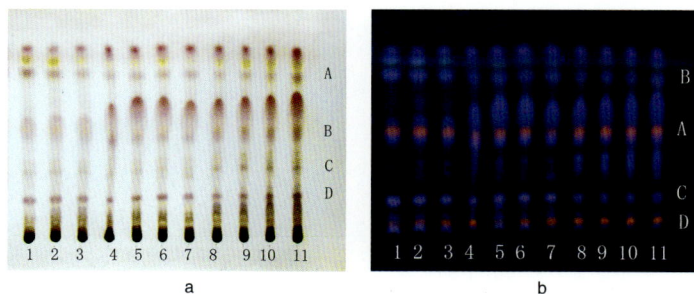

图6　水田七样品TLC图［a.日光下，b.紫外光灯（365 nm）下］

1. STQ-1　　2. STQ-2　　3. STQ-3　　4. STQ-4　　5. STQ-5
6. STQ-6　　7. STQ-7　　8. STQ-8　　9. STQ-9　　10. STQ-10
11. STQ-11（对照药材）
A. 紫褐色斑点（日光下）、桃红色荧光斑点（紫外光灯365 nm下）
B. 紫褐色斑点（日光下）、蓝色荧光斑点（紫外光灯365 nm下）
C. 紫褐色斑点（日光下）、蓝色荧光斑点（紫外光灯365 nm下）
D. 紫褐色斑点（日光下）、桃红色荧光斑点（紫外光灯365 nm下）

色谱条件：硅胶G薄层预制板，生产厂家：青岛海洋化工厂，批号：20091208，规格：10 cm×20 cm
圆点状点样，点样量：5 μl；温度：29 ℃；相对湿度：70RH%
展开剂：三氯甲烷-甲醇-丙酮（9∶1∶1）
显色：喷以10%硫酸乙醇溶液，105 ℃加热至斑点显色清晰

【检查】 水分　照水分测定法（中国药典2010年版一部附录Ⅸ H第一法）测定。

对本品10批样品进行水分测定，结果见表2，据最高值、最低值及平均值，并考虑到该药材为南方所产，而南方气候较为湿润，因此将本品水分拟定为不得过15.0%。

表2　水田七样品水分测定结果一览表

样品	水分均值（%）	样品	水分均值（%）
STQ-1	15.0	STQ-8	13.9
STQ-2	14.1	STQ-9	13.8
STQ-3	13.3	STQ-10	13.6
STQ-4	13.7	STQ-1-FH	14.6
STQ-5	14.8	STQ-9-FH	13.5
STQ-6	11.6	STQ-10-FH	12.8
STQ-7	12.0		

总灰分　照灰分测定法（中国药典2010年版一部附录Ⅸ K）测定。

对本品10批样品进行总灰分测定，结果见表3，据最高值、最低值及平均值，将本品总灰分拟定为不得过5.0%。

表3　水田七样品总灰分测定结果一览表

样品	总灰分（%）	样品	总灰分（%）
STQ-1	4.3	STQ-8	3.0
STQ-2	4.2	STQ-9	3.4
STQ-3	3.6	STQ-10	3.6
STQ-4	4.0	STQ-1-FH	4.3
STQ-5	2.8	STQ-9-FH	3.7
STQ-6	3.3	STQ-10-FH	3.7
STQ-7	3.0		

酸不溶性灰分　照灰分测定法（中国药典2010年版一部附录Ⅸ K）测定。

对本品10批样品进行酸不溶性灰分测定，结果见表4，据最高值、最低值及平均值，将本品酸不溶性灰分拟定为不得过1.5%。

表4　水田七样品酸不溶性灰分测定结果一览表

样品	酸不溶性灰分（%）	样品	酸不溶性灰分（%）
STQ-1	1.0	STQ-8	0.7
STQ-2	1.2	STQ-9	0.8
STQ-3	0.7	STQ-10	1.0
STQ-4	0.8	STQ-1-FH	0.9
STQ-5	0.5	STQ-9-FH	1.0
STQ-6	0.7	STQ-10-FH	1.1
STQ-7	0.7		

【浸出物】　照醇溶性浸出物测定法（中国药典2010年版一部附录Ⅹ A）项下的热浸法测定。

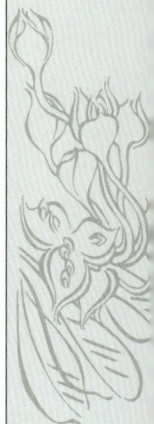

对本品10批样品进行浸出物含量测定，结果见表5，据最高值、最低值及平均值，将本品浸出物含量拟定为不得少于8.5%。

表5　水田七样品浸出物测定结果一览表

样品	浸出物均值（%）	样品	浸出物均值（%）
STQ-1	10.9	STQ-8	15.0
STQ-2	10.8	STQ-9	14.9
STQ-3	15.4	STQ-10	16.4
STQ-4	13.4	STQ-1-FH	10.7
STQ-5	15.2	STQ-9-FH	15.6
STQ-6	14.9	STQ-10-FH	16.2
STQ-7	15.9		

参考文献

[1]吴征镒. 新华本草纲要：第一册 [M]. 上海：上海科学技术出版社，1988：510.

[2] [10]广西壮族自治区革命委员会卫生局. 广西本草选编：下册 [M]. 南宁：广西人民出版社，1988：1974.

[3]广西中药资源普查办公室. 广西中药资源名录 [M]. 南宁：广西民族出版社，1993：291.

[4]江苏新医学院. 中药大辞典：上册 [M]. 上海：上海人民出版社，1977：524.

[5] [11]国家中医药管理局《中华本草》编委会. 中华本草：第八册 [M]. 上海：上海科学技术出版社，1999：220.

[6]黄燮才，周珍诚，张骏. 广西民族药简编 [M]. 南宁：广西壮族自治区卫生局药品检验所，1980：325.

[7] [8]中国科学院植物志编辑委员会. 中国植物志：第十六卷第一分册 [M]. 北京：科学出版社，1985：52.

[9]唐世蓉，张涵庆，李鸿英，等. 南京中山植物园研究论文集 [M]. 南京：江苏科学技术出版社，1980：122.

[12]蔡飞，王维泓，高守红，等. 知母皂苷及其苷元的药理作用研究进展 [J]. 药学实践杂志，2011，29（5）：331-335.

药学编著：陆敏仪　黄　捷　韦家福
药学审校：广西壮族自治区食品药品检验所

水罗伞　　棵亮忍

Shuiluosan　　Goliengjraemx

FORDIAE CAULIFLORAE RADIX

【概述】　水罗伞，俗名干花豆、虾须豆、土甘草、玉郎伞等。其药用始见于《广西中药志》第三册[1]。历版《中国药典》和《广西中药材标准》等地方标准均未有水罗伞质量标准的收载。《广西植物志》、《中国壮药学》、《广西本草选编》等辞书中对其药用价值、原植物、地理分布情况等亦有简要记述。[2-5]同时，水罗伞又是壮、瑶等少数民族使用的民间草药，在壮、瑶等少数民族草药书籍也有记载。水罗伞原植物主要分布于广东、广西等省（区）的山地、山坡疏林中或水旁。

【来源】　本品为豆科植物干花豆 *Fordia cauliflora* Hemsl.的干燥块根。

干花豆为直立灌木，高1~3 m，幼枝密被锈色短柔毛。羽状复叶互生，小叶纸质，长圆形至卵状长圆形，先端长渐尖，长4~12 cm，宽2.5~3 cm，基部钝圆，全缘，叶面无毛，叶背有疏细毛；小托叶丝状。总状花序着生侧枝基部或老枝茎上，开紫红色花。荚果棍棒状，扁平，长7~10 cm，宽2~2.5 cm，革质，顶端截形，具尖喙，基部渐狭，被平伏柔毛，后渐秃净，有种子1~2枚；种子圆形，平扁宽约1 cm，棕褐色，光滑，种阜膜质，包于珠柄。花期5~9月，果期6~11月。[6]

干花豆以块根入药，全年均可采收，除去须根，洗净，切片，晒干。目前，干花豆以野生采集为主，在广西南宁、玉林、靖西等药材市场亦有销售。实验研究表明，干花豆根部的醇提物有明显抗炎、益智等活性作用[7, 8]，因此，将干花豆的药用部位定为根部有一定的科学依据。

起草样品收集情况：共收集到样品11批，详细信息见表1、图1、图2。

表1　水罗伞样品信息一览表

编号	原编号	药用部位	产地/采集地点/批号	样品状态
SLS-1	1	块根	广西南宁市	药材
SLS-2	2	块根	广西田东县	药材
SLS-3	3	块根	广西南宁市	药材
SLS-4	4	块根	广西玉林药市	饮片（块片）
SLS-5	5	块根	广西大新县	药材
SLS-6	6	块根	广西靖西药市	药材
SLS-7	7	块根	广西田东县	药材
SLS-8	8	块根	广西龙州县	药材
SLS-9	9	块根	广西玉林药市	药材
SLS-10	10	块根	广西南宁市	饮片（块片）
SLS-11	对照药材	块根	广西大新县雷平镇	药材

备注：水罗伞样品SLS-2、SLS-3、SLS-11同时制成腊叶标本，经鉴定，结果确定其为豆科植物干花豆，实验中以SLS-11样品作为水罗伞的对照药材与其他样品进行对比。完成样品收集后，将所有11份样品（约300 g）进行粉碎处理，并统一过40目筛，备用。

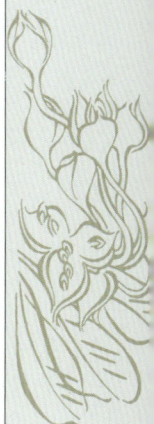

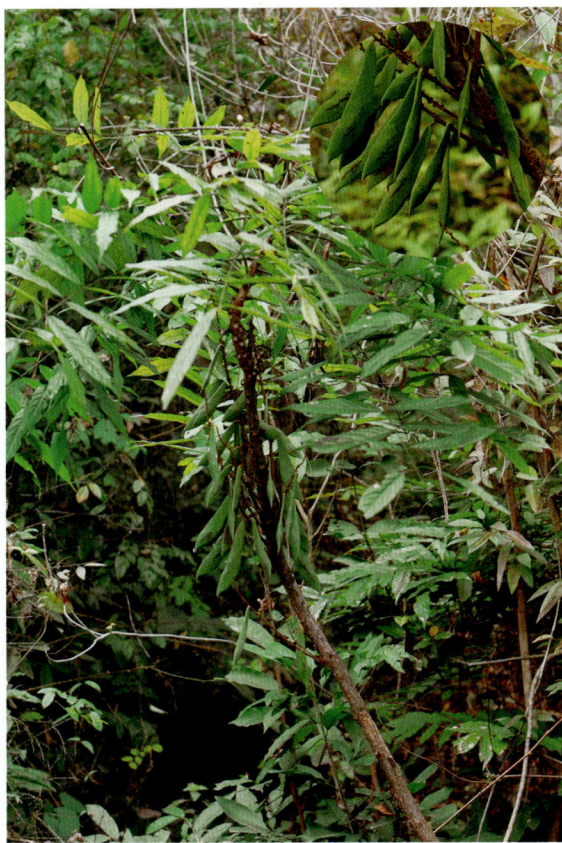

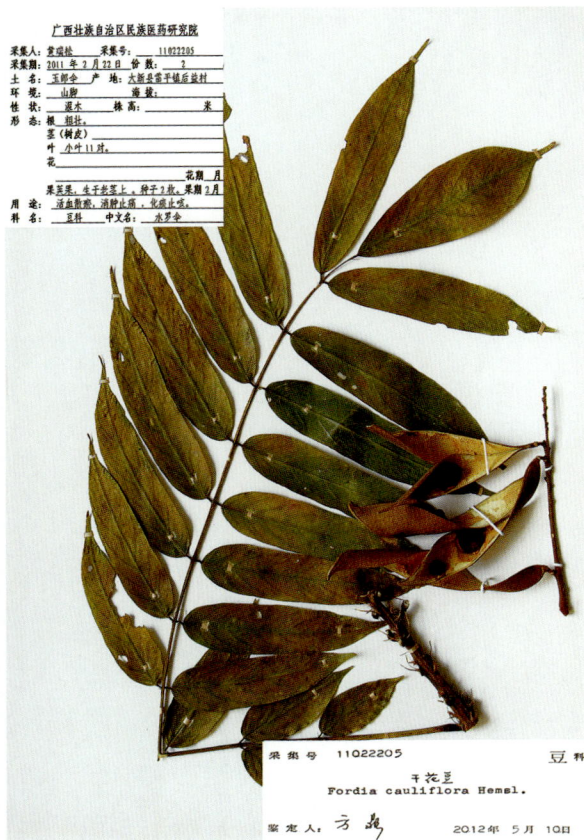

图1　水罗伞原植物　　　　　　　　　　　　　　　图2　水罗伞标本

【化学成分】　水罗伞中含有黄酮、多糖、甾体、有机酸等化学成分。戴斌等[9, 10]对水罗伞乙醇提取物的氯仿萃取部位进行了化学成分研究，分离得到水黄皮素（karanjin）、水罗伞甲素（cauliflorin A）、水罗伞乙素（cauliflorin B）、黄皮根素（pinnatin）等多种呋喃黄酮衍生物，其中水罗伞甲素（cauliflorin A）、水罗伞乙素（cauliflorin B）系首次发现的新化合物。陈少峰等[11]采用紫外-分光光度法，以水黄皮素为对照品测得广西产水罗伞总黄酮含量量为1.14%~2.24%。张勤等[12]采用间接碘量法对水罗伞中多糖进行含量测定，结果表明其根中多糖含量为0.183%。顾维等[13]从水罗伞乙醇提取物中分离得到β-谷甾醇（sitosterol）、棕榈酸（palmitic acid）、硬脂酸（stearic acid）等。

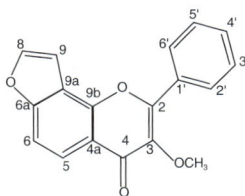

水黄皮素（$C_{18}H_{12}O_4$）

【药理与临床】　水罗伞具有活血散瘀、消肿止痛、化痰止咳之功，广西少数民族地区民间医生常用于治疗风湿骨痛、跌打骨折、瘀积疼痛、肺结核咳嗽等症。[14, 15]汤祖青等[16]实验研究表明：水罗伞对0.5%角叉菜胶悬液所致大鼠足肿、2%巴豆油致炎剂所致小鼠耳肿

《广西壮族自治区壮药质量标准第二卷（2011年版）》注释

有明显抑制作用，且其活性成分主要存在醇提取物中；李植钦等[17, 18]实验表明：水罗伞有改善樟柳碱（或东莨菪碱、戊巴比妥钠）所致小鼠记忆获得性障碍的作用及乙醇所致小鼠记忆再现性缺损的作用。毒理实验表明：水罗伞水煎液最大给药量相当于14.286 g/kg时，未见出现明显的毒性反应；乙醇提取液的LD_{50}为94.548 g/kg；醇提取物的氯仿萃取物的LD_{50}为224.6 g/kg。[19]目前，尚未见水罗伞临床研究的报道。

【性状】 本品根呈圆柱形，直径1~9.5 cm。表面棕黄色至灰棕色，具横列线状和圆点状皮孔。质坚韧，不易折断，断面纤维性，切面类白色至棕黄色，木部具黄白色相间的放射状纹理，有的可见淡黄色或棕褐色分泌物小点散在。气微，味淡、微辛苦。

本品主要鉴别特征为表面具横列线状和圆点状皮孔；质坚韧，不易折断，纤维性强；以条粗大、质硬者质为佳。详见图3。

【鉴别】 （1）本品根横切面：呈近圆形，木栓层由7~12列扁平长方形细胞组成，排列整齐；皮层外侧有石细胞和纤维，单个散在或数个相聚。皮层较窄，细胞中充满淀粉粒。维管束无限外韧型放射状断续排列成环，韧皮纤维较多，形成层明显；木质部导管多单个散在或2~3个相聚。木纤维细胞常聚集成带构成断续的同心环，维管射线明显，宽窄不一；薄壁细胞充满淀粉粒，有草酸钙方晶散在。木薄壁细胞较多。

粉末黄白色。淀粉粒多见，单粒类圆形或半球形，直径5~26 μm；纤维多见，单个或成束，略弯曲，直径8~13 μm，壁厚，胞腔狭小，末端长尖，可见晶鞘纤维；石细胞多数，单个或成群，淡黄色，呈类圆形、类长方形或三角形，直径25~70 μm，细胞壁厚，孔沟及层纹明显，木化；草酸钙方晶多见，方形、棱形或多面形，直径12~65 μm；导管为孔纹导管、网纹导管和螺纹导管，直径15~76 μm。

显微鉴别要点：根横切面皮层外侧多见石细胞和纤维，细胞中含丰富的淀粉粒。韧皮纤维较多。木质部中木纤维细胞常聚集成带构成断续的同心环。详见图4、图5、图6。

（2）取本品粉末1 g，加甲醇20 ml，超声提

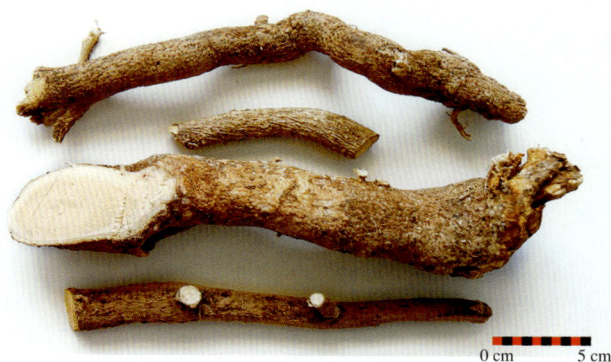

图3 水罗伞药材

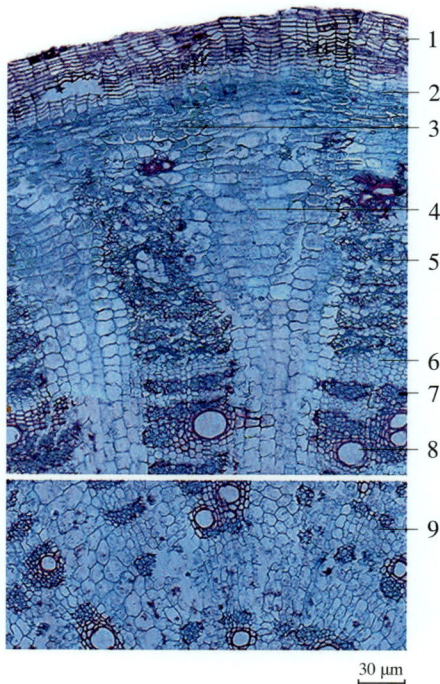

图4 水罗伞根横切面显微全貌图
1. 木栓层 2. 皮层 3. 石细胞
4. 维管射线 5. 韧皮部 6. 形成层
7. 木纤维 8. 导管 9. 木质部

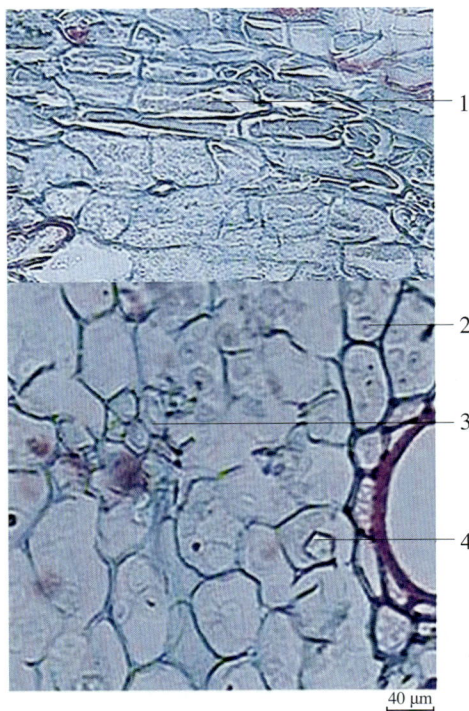

图5　水罗伞根横切面显微放大图
1. 石细胞　　2. 淀粉粒
3. 木纤维　　4. 草酸钙方晶

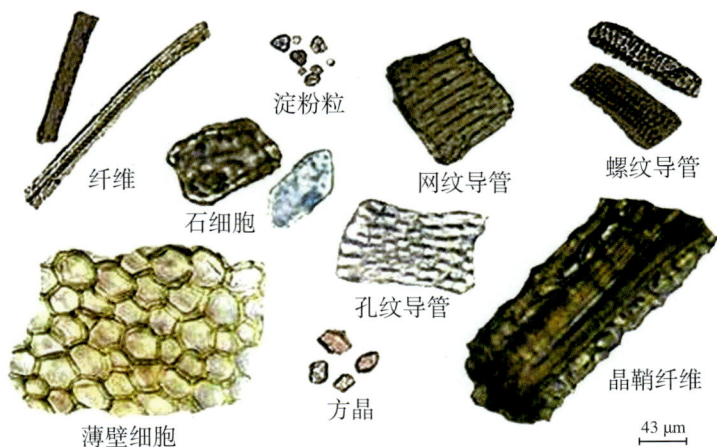

图6　水罗伞根粉末显微图

取30分钟，滤过，滤液浓缩至1 ml，作为供试品溶液。取水罗伞对照药材1 g，同上法制成对照药材溶液。照薄层色谱法（中国药典2010年版一部附录Ⅵ B）试验，吸取上述供试品溶液2~3 μl、对照药材溶液2 μl，分别点于同一硅胶G薄层板上，以正己烷-丙酮（15∶5）为展开剂，展开，取出，晾干，喷以三氯化铝试液，于105 ℃加热2~3分钟后，置紫外光灯（365 nm）下检视。供试品色谱中，在与对照药材色谱相应的位置上，显相同颜色的荧光主斑点。10批样品按本法检验，均符合规定，且薄层色谱分离效果好，斑点集中清晰，比移值适中，重现性好。

在本品薄层色谱鉴别中，曾采用对照药材和水黄皮素化学对照品（南昌贝塔生物科技有限公司提供，批号：114-00471）作为对照进行试验，结果两种对照均可检出。但因目前水黄皮素尚未有法定单位提供的对照品，故标准正文只采用对照药材进行对照，未采用水黄皮素作对照。

耐用性实验考察：对不同品牌预制板（海洋牌：青岛海洋化工厂分厂提供，批号20110308；银龙牌：烟台化学工业研究所提供，批号20110412）的展开效果进行考察，对不同展开温度（8 ℃、30 ℃）进行考察，对点状、条带状点样进行考察，结果均表明本法的耐用性良好。

从10批水罗伞的薄层鉴别图谱可以看到，SLS-1~SLS-10在与水罗伞对照药材相应的位置上均显相同的黄绿色荧光斑点，表明10批样品均含有与水罗伞对照药材相同的特征成分。详见图7。

表5 水罗伞样品浸出物测定结果一览表

样品	浸出物均值（%）	样品	浸出物均值（%）
SLS-1	5.9	SLS-6	10.5
SLS-2	7.0	SLS-7	10.7
SLS-3	9.7	SLS-8	8.5
SLS-4	6.4	SLS-9	10.0
SLS-5	5.1	SLS-10	8.6
SLS-7-FH	10.6	SLS-9-FH	8.1
SLS-8-FH	7.3		

参考文献

[1] [14] 广西卫生厅. 广西中药志 [M]. 南宁：广西人民出版社，1984：72.

[2] [6] 中国科学院中国植物志编辑委员会. 中国植物志：第四十卷 [M]. 北京：科学出版社，1979：133.

[3] 广西壮族自治区中国科学院广西植物研究所. 广西植物志：第二卷 [M]. 南宁：广西科学技术出版社，2005：594.

[4] 梁启成，钟鸣. 中国壮药学[M]. 南宁：广西民族出版社，2005：499.

[5] [15] 广西壮族自治区革命委员会卫生局. 广西本草选编：下册 [M]. 南宁：广西人民出版社，1974：1622-1623.

[7] [16] 汤祖青，陈邦树，周智，等. 水罗伞多种提取物的抗炎作用研究 [J]. 中国民族民间医药杂志，2003，63（4）：223-225.

[8] [17] [20] 李植钦. 水罗伞对小鼠记忆获得障碍的影响作用研究 [J]. 广东药学院学报，2002，18（2）：124.

[9] [21] 戴斌，丘翠嫦，戴向东，等. 水罗伞的化学成分（I）[J]. 中草药，2003，34（1）：21-22.

[10] [22] 戴斌，戴向东，杨东爱，等. 水罗伞的化学成分（Ⅲ）[J]. 中草药，2003，34（12）：1063-1065.

[11] 陈少锋，梁光杰. 紫外分光光度法测定水罗伞中总黄酮含量的研究 [J]. 中国民族民间医药杂志，2003（1）：45-47.

[12] 张勤，周学敏，许美娟，等. 干花豆根中微量元素、氨基酸及多糖的分析 [J]. 中国生化药物杂志，1997，18（3）：145-146.

[13] 顾维，徐美娟，陈玉俊，等. 干花豆化学成分的研究 [J]. 中国中药杂志，1999，24（2）：98-99.

[18] 周智，韦奇志，李植钦，等. 水罗伞多种提取物对学习记忆能力的影响 [J]. 广西中医药，2003，26（2）：47-48.

[19] 韦奇志，吴植强，周智，等. 水罗伞提取物的抗衰老作用及急性毒性研究 [J]. 广西中医学院学报，2003，6（2）：37-40.

药学编著： 苏 青 黄瑞松 梁子宁
药学审校： 广西壮族自治区食品药品检验所

壮药质量标准注释

水银花　　银花忍

Shuiyinhua　　　　Ngaenzvaraemx

LONICERAE DASYSTYLAE FLOS

《广西壮族自治区壮药质量标准第二卷（2011年版）》注释

【概述】　水银花，俗名水忍冬、毛柱金银花[1]等。其药用始见于《神农本草》，中国药典2000年版一部曾将其收载在金银花项下[2]，中国药典2005年版一部、中国药典2010年版一部则未收入该品种。《广西药用植物名录》[3]、《中国植物志》[4]等著作对其药用价值、原植物、地理分布等亦有简要的记述。同时，水银花又是一种多民族使用的民间草药，在广西多地的壮、瑶、侗等民族习惯将其当做金银花使用。水银花原植物主要分布于广东及广西[5、6]。在广西分布于马山、忻城、邕宁、横县、桂林、临桂、贵港、玉林、扶绥、宁明、龙州、全州、都安、田阳等地[7]，多生于水边、山坡岩旁或灌木林中。在广西人工栽培已有几十年历史，如马山县和忻城县均有大量栽培。[8]

【来源】　本品为忍冬科植物毛花柱忍冬Lonicera dasystyla Rehder的干燥花蕾或带初开的花。

毛花柱忍冬为藤本，小枝、叶柄和总花梗均密被灰白色微柔毛；幼枝紫红色，老枝茶褐色。叶纸质，卵形或卵状矩圆形，长2~9 cm，茎下方的叶有时具不规则羽状3~5中裂，顶端钝或近圆形，有时具短的钝凸尖，基部圆形、截形或有时微心形，两面无毛或疏生短柔毛和微柔毛，上偶有紫晕，下面稍粉红色，壮枝的叶下面被灰白色毡毛；叶柄长4~10 mm，两叶柄相连处呈线状凸起。双花生于小枝梢叶腋，集合成总状花序，芳香；总花梗长4~12 mm；苞片极小，三角形，长1~2 mm，远比萼筒短；小苞片圆卵形，极小，疏生微缘毛；萼筒稍有白粉，长2~2.5 mm，萼齿宽三角形、半圆形至卵形，顶端钝或圆；花冠白色，近基部带紫红色，后变淡黄色，长2~3.5 cm，唇形，筒长14~17 mm，外面略被倒生微柔伏毛或无毛，筒内沿上唇方向密生短柔毛，上唇与筒几等长，裂片矩圆状披针形，长约5 mm，两侧裂的裂隙深逾1/3，下唇长条形，比上唇长；雄蕊与花冠几等长，花丝基部有疏柔毛，花药条形；花柱伸出，下方1/3有柔毛或无毛。果实黑色。花期4~5月，果熟期8~10月。[9、10]

毛花柱忍冬以花蕾或带初开的花入药，春末夏初可采收，晾干或烘干。[11]广西马山县、忻城县及部分地区的种植户及市场有销售。实验研究表明，绿原酸、灰毡毛忍冬皂苷乙和川续断皂苷乙为水银花的主要活性成分，其在花的含量较高，而且民间亦习惯用其花。因此，将毛花柱忍冬的药用部位定为花蕾及带初开的花有一定依据。

起草样品收集情况：共收集到样品10批，详细信息见表1、图1、图2。

表1　水银花样品信息一览表

编号	原编号	药用部位	产地/采集地点/批号	样品状态
SYH-1	1	花蕾及带初开的花	南宁市	药材
SYH-2	2	花蕾及带初开的花	忻城县北更乡	药材
SYH-3	3	花蕾及带初开的花	马山县加方乡	药材

编号	原编号	药用部位	产地/采集地点/批号	样品状态
SYH-4	4	花蕾及带初开的花	马山县古零镇	药材
SYH-5	5	花蕾及带初开的花	马山县古寨乡	药材
SYH-6	6	花蕾及带初开的花	武鸣县伊岭岩	药材
SYH-7	7	花蕾及带初开的花	马山县古零镇	药材
SYH-8	8	花蕾及带初开的花	隆安县城厢镇	药材
SYH-9	9	花蕾及带初开的花	临桂县会仙镇	药材
SYH-10	10	花蕾及带初开的花	桂林市雁山	药材

备注：水银花样品SYH-1和SYH-3同时制成腊叶标本，经鉴定，结果确定其为忍冬科植物毛花柱忍冬。完成样品收集后，将所有10份样品（约300 g）进行粉碎处理，备用。

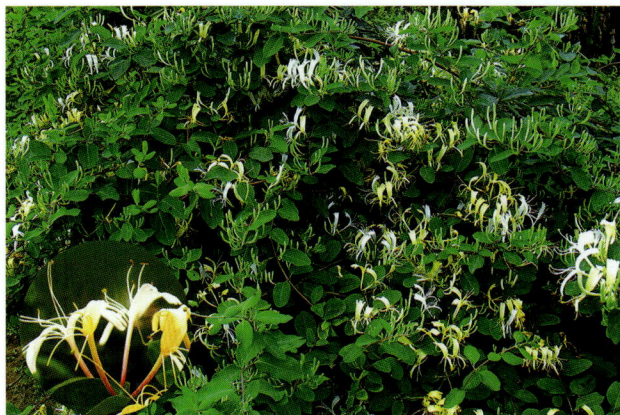

图1 水银花原植物

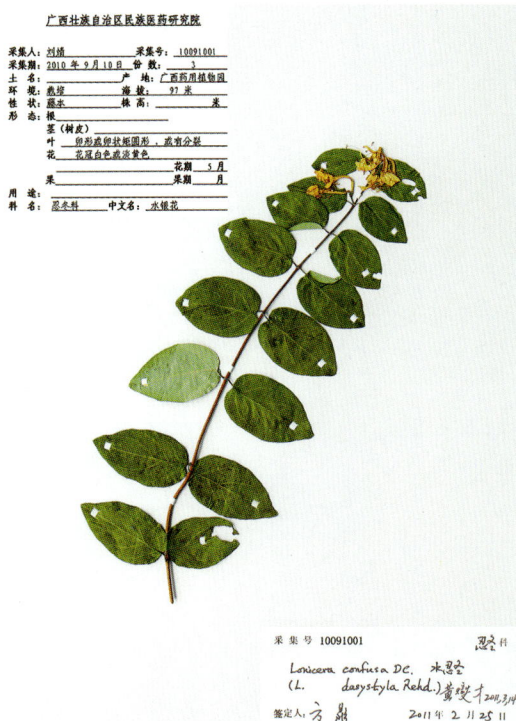

图2 水银花标本

【化学成分】 水银花中含有机酸、黄酮苷类化合物等。罗咏婧等[12, 13]对水银花乙醇提取物的乙酸乙酯和正丁醇部位进行了化学成分研究，分离得到10个化合物，并采用核磁共振波谱法、质谱法、薄层色谱法等进行结构鉴定，分别为绿原酸（chlorogenic acid）、5-O-咖啡酰基-奎宁酸丁酯（5-O-caffeoyl quinc acid butyl ester）、5-O-咖啡酰基-奎宁酸甲酯（5-O-caffeoyl quinc acid methyl ester）、槲皮素（quercetin）、芦丁（rutin）、木犀草素-7-O-β-D-葡萄糖苷（1uteolin-7-O-β-D-glucoside）、山奈酚-3-O-芸香糖苷（kaempferol-3-O-rutinoside）、秦皮乙素（aesculetin）、β-谷甾醇（β-sitosterol）、胡萝卜苷（daucostero）等。陈君等[14]对水银花同属植物灰毡毛忍冬的花蕾进行化学成分研究，分离并鉴定了灰毡毛忍冬皂苷乙（macranthoidin B）和川续断皂苷乙（dipsacoside B）。

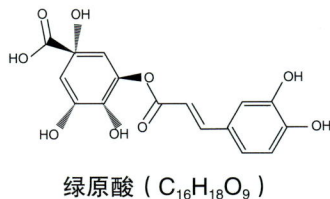

绿原酸（$C_{16}H_{18}O_9$）

【药理与临床】 水银花具有清热解毒、疏散风热之功，广西壮族民间常用于治疗温病发热、热毒血痢、痈肿疔疮、喉痹及多种感染性疾

壮药质量标准注释

病。[15]水银花含绿原酸等成分，绿原酸具有抗菌、消炎、解毒、利胆、降压和升高白细胞及显著增加胃肠蠕动和促进胃液分泌等药理作用。[16]绿原酸对多种致病菌和病毒有较强的抑制和杀灭作用，对急性咽喉炎症及皮肤病有明显疗效，还具有肾上腺素类似作用[17]；绿原酸类化合物具有显著的利胆作用，可增进大鼠胆汁分泌[18]，显著降低多种模型小鼠血清胆固醇及动脉粥样硬化指数，提高高密度脂蛋白–胆固醇含量，保护胰腺 β 细胞及弱降糖作用[19]；水银花的临床应用尚未见有报道。

【性状】 本品呈细棒状，上粗下细，略弯曲，长1.5~4 cm，直径1~2.5 mm。表面绿白色至淡黄棕色（贮久色较深），无毛。花萼绿色，裂片短三角形。开放者花冠上唇常不整齐，花柱下部多密被长柔毛。气清香，味微苦。

本品主要性状特征为花柱下部多密被长柔毛。以花蕾多、色淡、质柔软、气清香者为佳。详见图3。

【鉴别】 （1）本品表面片：花冠外表皮细胞排列紧密，大小近一致，表面观类四边形或不规则形，垂周壁较平直，具较多长的单细胞非腺毛，腺毛较少，见图4。

花冠内表皮细胞排列较紧密，大小不规则，类多边形或类圆形，垂周壁稍弯曲呈浅波状，具较多的单细胞非腺毛和腺毛，见图5。

花萼表皮细胞较小，排列紧密，为类圆形或方形，垂周壁略弯曲，有较多单细胞腺毛和非腺毛，见图6。

粉末特征：粉末黄白色。花粉粒多数，单个，棕黄色，呈类圆形，具有3个萌发孔，表面有许多小刺突；有较多的单细胞非腺毛，长80~385 μm，单细胞腺毛柄短或无；导管为螺纹导管或网纹导管；具淀粉粒，脐点点状偏向一侧，层纹不明显。详见图7。

显微鉴别要点：花冠表面和粉末具较多单细胞非腺毛；花粉粒棕黄色，呈类圆形，具有3个萌发孔，表面有许多小刺突。详见图4、图5、图6、图7。

（2）取本品粉末0.2 g，加甲醇5 ml，超声处理20分钟，滤过，取滤液浓缩至1 ml，作

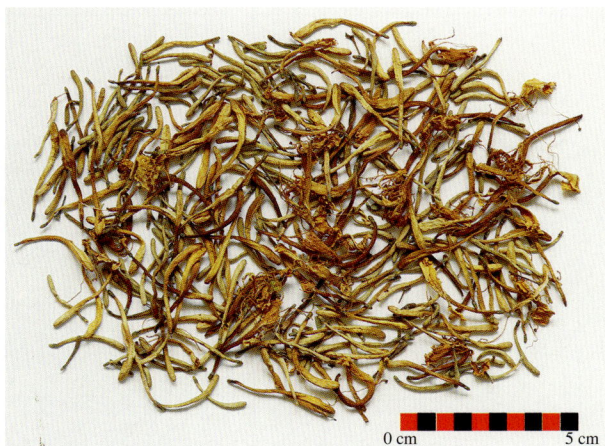

图3 水银花药材

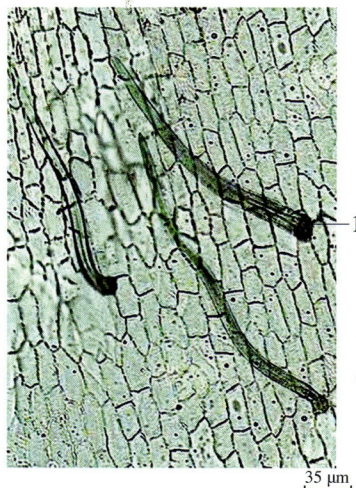

图4 水银花花冠外表皮细胞显微放大图
1.非腺毛

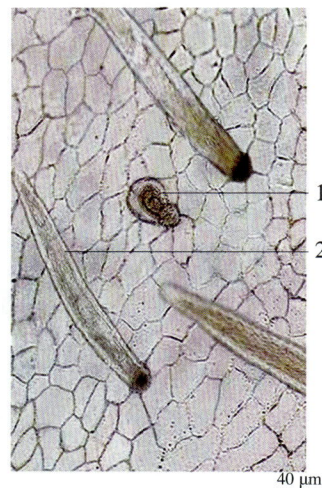

图5 水银花花冠内表皮细胞显微放大图
1.腺毛 2.非腺毛

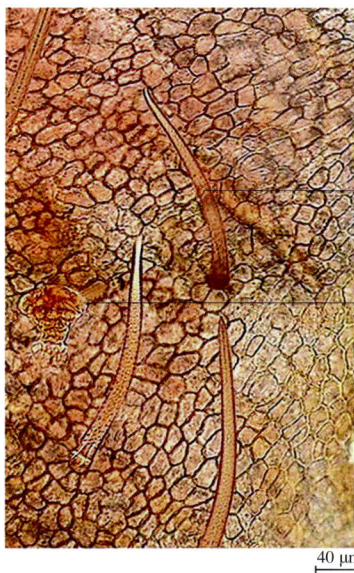

图6 水银花花萼外表皮细
胞显微放大图
1. 非腺毛　2. 腺毛

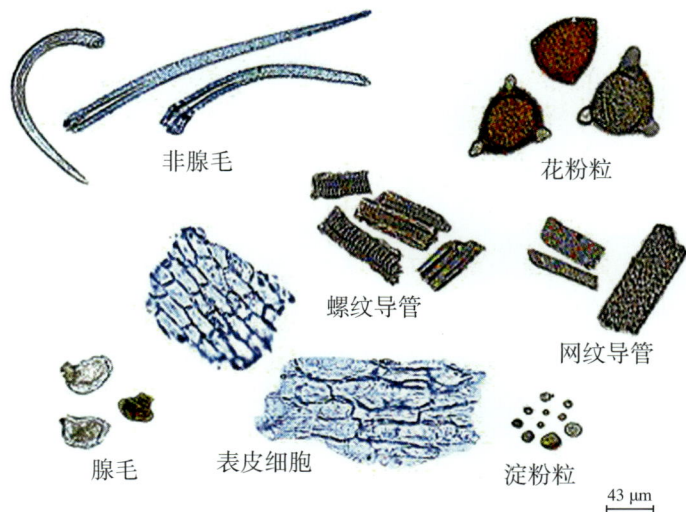

图7　水银花花粉末显微图

为供试品溶液。另取绿原酸对照品,加甲醇制成每1 ml含2 mg的溶液,作为对照品溶液。照薄层色谱法(中国药典2010年版一部附录Ⅵ B)试验,吸取供试品溶液2~3 μl,对照品溶液5 μl,分别点于同一硅胶G薄层板上,以乙酸丁酯-甲酸-水(7:2.5:2.5)的上层溶液为展开剂,展开,取出,晾干,置紫外灯(365 nm)下检视。供试品色谱中,在与对照品色谱相应的位置上,显相同颜色的荧光斑点。10批样品按本法检验,均符合规定,且薄层色谱分离效果好,斑点集中清晰,比移值适中,重现性好。

耐用性实验考察:对不同品牌预制板(青岛海洋化工厂提供,批号:20110308;烟台市化工研究所提供,批号:20110412)的展开效果进行考察,对不同展开温度(8 ℃、30 ℃)进行考察,对点状、条带状点样进行考察,结果均表明本法的耐用性良好。

从10批水银花的薄层鉴别图谱可以看到,SYH-1~SYH-10在与绿原酸对照品相应的位置上显相同的黄绿色荧光斑点,表明该方法重复性好。详见图8。

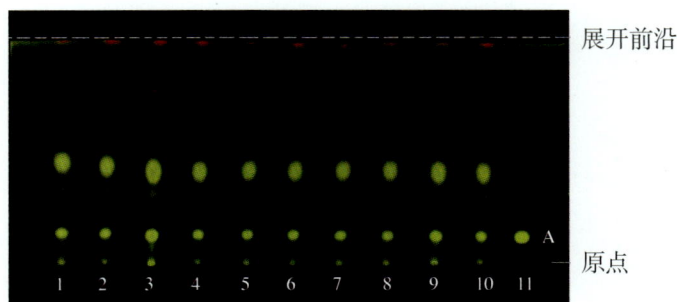

图8　水银花样品TLC图(荧光色谱)
1. SYH-1　　2. SYH-2　　3. SYH-3　　　4. SYH-4
5. SYH-5　　6. SYH-6　　7. SYH-7　　　8. SYH-8
9. SYH-9　　10. SYH-10　11. 绿原酸对照品　A. 黄绿色荧光斑点

色谱条件:硅胶G薄层预制板,生产厂家:青岛海洋化工厂,批号:20110308;规格:10 cm×15 cm
圆点状点样,点样量:供试品溶液2~3 μl,对照品溶液5 μl;温度:28 ℃;相对湿度:48RH%
展开剂:乙酸丁酯-甲酸-水(7:2.5:2.5)的上层溶液

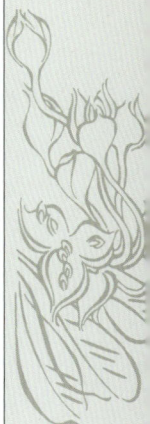

141

【检查】 水分 照水分测定法（中国药典2010年版一部附录Ⅸ H第一法）测定。

对本品10批样品进行水分测定，结果见表2，据最高值、最低值及平均值，并考虑到该药材为南方所产，而南方气候较为湿润，药材在运输和贮存过程中发生变化等因素，因此将本品水分拟定为不得过15.0%。

表2 水银花样品水分测定结果一览表

样品	水分均值（%）	样品	水分均值（%）
SYH-1	13.0	SYH-6	11.2
SYH-2	11.8	SYH-7	11.0
SYH-3	11.1	SYH-8	12.3
SYH-4	12.7	SYH-9	11.3
SYH-5	10.9	SYH-10	10.2
SYH-1-FH	8.4	SYH-5-FH	9.7
SYH-4-FH	9.7		

总灰分 照灰分测定法（中国药典2010年版一部附录Ⅸ K）测定。

对本品10批样品进行总灰分测定，结果见表3，据最高值、最低值及平均值，将本品总灰分拟定为不得过9.5%。

表3 水银花样品总灰分测定结果一览表

样品	总灰分（%）	样品	总灰分（%）
SYH-1	6.1	SYH-6	5.6
SYH-2	6.6	SYH-7	6.1
SYH-3	7.8	SYH-8	6.7
SYH-4	6.7	SYH-9	6.2
SYH-5	6.9	SYH-10	7.0
SYH-1-FH	5.6	SYH-5-FH	6.5
SYH-4-FH	6.5		

酸不溶性灰分 照灰分测定法（中国药典2010年版一部附录Ⅸ K）测定。

对本品10批样品进行酸不溶性灰分测定，结果见表4，据最高值、最低值及平均值，将本品酸不溶性灰分拟定为不得过1.5%。

表4 水银花样品酸不溶性灰分测定结果一览表

样品	酸不溶性灰分（%）	样品	酸不溶性灰分（%）
SYH-1	0.3	SYH-6	0.2
SYH-2	0.4	SYH-7	0.2
SYH-3	0.2	SYH-8	0.3
SYH-4	0.2	SYH-9	0.1
SYH-5	0.3	SYH-10	0.2
SYH-1-FH	0.2	SYH-5-FH	0.3
SYH-4-FH	0.4		

【浸出物】 查阅文献表明[20, 21]，水银花中的活性成分为绿原酸、灰毡毛忍冬皂苷乙和川续断皂苷乙，这些成分易溶于乙醇。因此，考虑用醇溶性浸出物来考察水银花中所含活

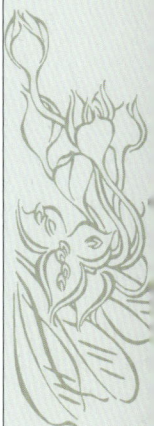

性成分的多少。由于绿原酸本身的不稳定性，提取时不能高温、强光及长时间加热，最终确定采用冷浸法来进行实验。以乙醇为提取溶剂，照醇溶性浸出物测定法（中国药典2010年版一部附录Ⅹ A）项下的冷浸法测定。

对本品10批样品进行浸出物含量测定，结果见表5，据最高值、最低值及平均值，将本品浸出物含量拟定为不得少于14.0%。

表5　水银花样品浸出物测定结果一览表

样品	浸出物均值（%）	样品	浸出物均值（%）
SYH–1	28.8	SYH –6	16.6
SYH –2	24.9	SYH –7	17.8
SYH –3	14.8	SYH– 8	24.1
SYH –4	39.6	SYH –9	23.6
SYH –5	35.9	SYH –10	18.2
SYH–1–FH	15.6	SYH–5–FH	31.6
SYH–4–FH	26.9		

【含量测定】 绿原酸、灰毡毛忍冬皂苷乙和川续断皂苷乙是本品活性成分[22-26]，为提高本品质量控制水平，参照有关文献，采用高效液相色谱法，对本品中绿原酸、灰毡毛忍冬皂苷乙和川续断皂苷乙进行含量测定，结果显示该方法灵敏，精密度高，重现性好，结果准确，可作为本品内在质量的控制方法，测定方法考察及验证结果如下。

（一）绿原酸测定

1. 方法考察与结果

1.1 色谱条件

以十八烷基硅烷键合硅胶为填充剂；以乙腈-0.4%磷酸溶液（13∶87）为流动相；进样量10 μl，流速1.0 ml/min。用紫外-可见分光光度计在200~400 nm进行扫描，绿原酸对照品在327 nm波长处有最大吸收，详见图9，故确定检测波长为327 nm。

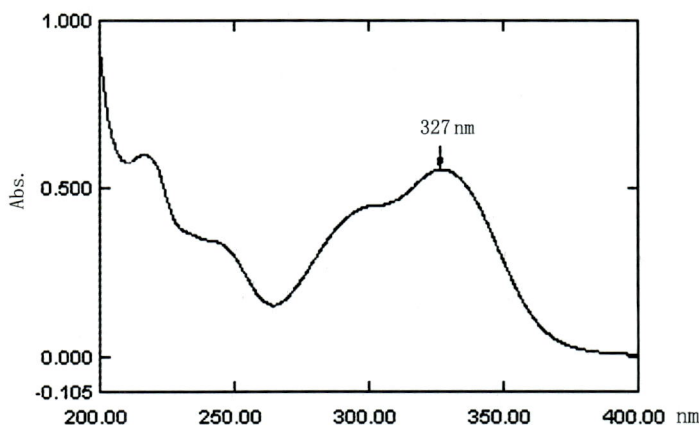

图9　绿原酸对照品紫外扫描图

1.2 提取方法

1.2.1 提取方法初步摸索

取本品（SYH-1）粉末0.2 g，精密称定，共4份，其中2份分别精密加入50%甲醇10 ml和乙醇10 ml，超声提取30分钟；另2份分别精密加入50%甲醇10 ml和95%乙醇10 ml，回流提取30分钟。放至室温，再称定重量，用相应溶剂补足减失的重量，摇匀，滤过，弃去初滤液，取续滤液1 ml，以相应溶剂定容至10 ml，用微孔滤膜过滤，即得。结果详见表6，以50%甲醇超声提取的得率最高。

表6　不同溶剂和不同方法制备的供试液绿原酸得率

提取方法	绿原酸得率（%）	
	50%甲醇	95%乙醇
超声提取	2.43	1.00
回流提取	1.67	1.75

1.2.2 提取条件的优化

采用正交设计方法，对药材破碎度、提取溶剂浓度、提取时间、提取溶剂量等四因素三水平进行考察，以绿原酸为考核指标。根据试验结果确定本品供试品溶液的制备方法为：取本品粉末（过四号筛）0.2 g，精密称定，置具塞锥形瓶中，精密加入50%甲醇10 ml，称定重量，超声处理30分钟，放冷，再称定重量，用50%甲醇补足减失的重量，摇匀，滤过，精密量取续滤液1 ml，置10 ml棕色量瓶中，加50%甲醇至刻度，摇匀，用微孔滤膜过滤，即得。

2. 方法学验证与结果

2.1 线性及范围

精密称取绿原酸对照品10.0 mg，置100 ml容量瓶中，加50%甲醇使溶解并稀释至刻度，摇匀，备用。分别精密吸取0.1 ml、1 ml、2 ml、4 ml、6 ml、8ml置10 ml容量瓶中，加50%甲醇至刻度，摇匀，作为不同浓度的对照品溶液。

将上述对照品溶液分别进样10 μl，照正文拟定的色谱条件进行测定，以对照品的进样量（μg）为横坐标，峰面积为纵坐标，绘制标准曲线。结果：当绿原酸对照品进样量在0.01~0.8 μg范围内时，进样量与峰面积呈良好线性关系，回归方程为：$Y=3 \times 10^6 X-4502.5$，$r=0.9998$。

2.2 精密度试验

2.2.1 重复性

取同一份供试品溶液（SYH-1），按正文拟定的色谱条件，连续测定5次。结果：5次测定的绿原酸峰面积平均值为1254464.22，RSD=1.52%（$n=5$），试验结果表明本法的精密度良好。

2.2.2 重现性

取同一批供试品（SYH-1）粉末0.2 g，精密称定，按正文拟定的方法平行测定6份，计算，6份样品绿原酸含量的平均值为2.34%，RSD=2.70%（$n=6$），试验结果表明本法的重现性较好。

《广西壮族自治区壮药质量标准第二卷（2011年版）》注释

2.3 准确度试验

采用加样回收法，精密称取绿原酸对照品20.80 mg，置100 ml量瓶中，加甲醇并稀释至刻度，摇匀，作为绿原酸对照品溶液。

精密称取已知绿原酸含量为2.30%的供试品（SYH-1）粉末0.1 g，共6份，各加入绿原酸对照品溶液10 ml，按照正文拟定的方法制备供试品溶液，测定，计算加样回收率，结果，绿原酸平均回收率为100.63%，RSD=3.09%。

2.4 耐用性试验

2.4.1 色谱柱的考察

分别采用不同品牌的色谱柱（Hypersil ODS2 C18、Gemini C18、Inertsil ODS-SP C18，三根色谱柱规格均为：5 μm，4.6 mm×250 mm）测定样品（SYH-1）中绿原酸的含量，结果三根色谱柱测定结果平均值为2.60%，RSD=2.40%（$n=3$）。

2.4.2 色谱仪的考察

分别采用不同品牌的色谱仪（岛津LC-20AT、Agilent 1200型）测定样品（SYH-1）中绿原酸的含量，结果两台色谱仪测定结果平均值为2.50%，RAD=0.82%（$n=2$）。

3. 样品测定及含量限度的确定

按正文含量测定方法，测定了本品10批样品中的绿原酸的含量（详见表7），据最高值、最低值及平均值，并考虑药材来源差异情况，暂定本品含量限度为不得少于0.50%。

空白溶剂（50%甲醇）HPLC图、绿原酸对照品HPLC图、水银花样品HPLC图分别见图10、图11、图12。

表7 10批样品绿原酸含量测定结果

编号	采集（收集）地点/批号	绿原酸含量（%）
SYH-1	南宁市	2.30
SYH-2	忻城县北更乡	0.61
SYH-3	马山县加方乡	0.33
SYH-4	马山县古零镇	2.30
SYH-5	马山县古寨乡	3.11
SYH-6	武鸣县伊岭岩	0.62
SYH-7	马山县古零镇	0.87
SYH-8	隆安县城厢镇	0.17
SYH-9	临桂县会仙镇	0.98
SYH-10	桂林市雁山	0.34
SYH-1-FH	南宁市	2.75
SYH-4-FH	马山县古零镇	3.66
SYH-5-FH	马山县古寨乡	2.98

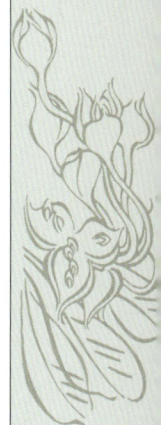

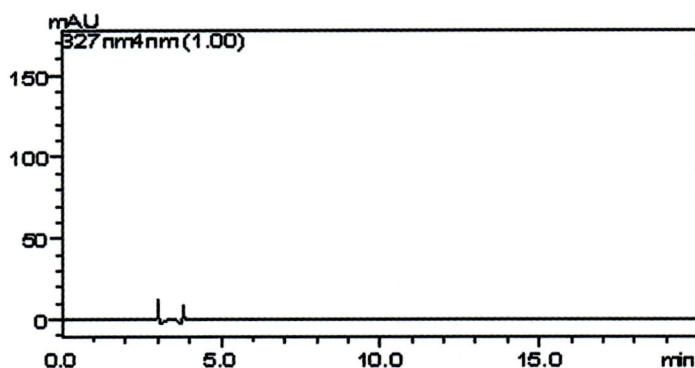

图10　空白溶剂（50%甲醇）HPLC图

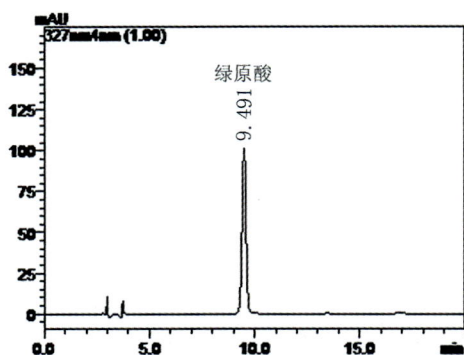

图11　绿原酸对照品HPLC图

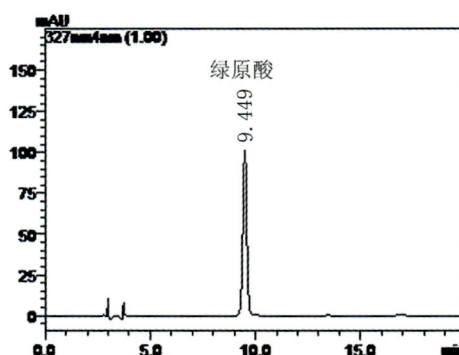

图12　水银花样品HPLC图

（二）灰毡毛忍冬皂苷乙和川续断皂苷乙测定

1. 方法考察与结果

1.1 色谱条件

以十八烷基硅烷键合硅胶为填充剂；以乙腈为流动相A，以0.4%醋酸溶液为流动相B，按表8中的规定进行梯度洗脱；柱温35 ℃，流速1.0 ml/min；用蒸发光散射器检测。进样量为对照品溶液2 μl、10 μl，供试品溶液5~10 μl。

表8　梯度洗脱程序

时间（分钟）	流动相A（%）	流动相B（%）
0~10	11.5→15	88.5→85
10~12	15→29	85→71
12~18	29→33	71→67
18~30	33→45	67→55

1.2 提取方法

1.2.1 提取方法初步摸索

取本品（SYH–1）粉末0.4 g，精密称定，共6份，其中2份分别精密加入50%甲醇50 ml和80%乙醇50 ml，超声提取40分钟；另2份分别精密加入50%甲醇50 ml和80%乙醇50 ml，冷浸15小

146

时；最后2份分别精密加入50%甲醇50 ml和80%乙醇50 ml，回流提取1小时。放置室温，再称定重量，用相应溶剂补足减失的重量，摇匀，滤过，弃去初滤液，取续滤液，用微孔滤膜过滤，进样测定。结果：以50%甲醇超声提取灰毡毛忍冬皂苷乙和川续断皂苷乙得率较高，详见表9。

表9　不同溶剂和不同方法制备的供试液灰毡毛忍冬皂苷乙和川续断皂苷乙得率

提取方法	灰毡毛忍冬皂苷乙和川续断皂苷乙得率（%）			
	50%甲醇		80%乙醇	
	灰毡毛忍冬皂苷乙	川续断皂苷乙	灰毡毛忍冬皂苷乙	川续断皂苷乙
超声提取	5.29	1.74	5.12	1.54
冷浸提取	5.22	1.55	5.04	1.62
回流提取	5.27	1.73	4.79	1.46

1.2.2 提取条件的优化

采用正交设计方法，对药材破碎度、提取溶剂浓度、提取时间、提取溶剂量等四因素三水平进行考察，以灰毡毛忍冬皂苷乙、川续断皂苷乙为考核指标。根据试验结果确定本品供试品溶液的制备方法为：取本品粉末（过四号筛）0.4 g，精密称定，置具塞锥形瓶中，精密加入50%甲醇50 ml，称定重量，超声处理40分钟，放至室温，再称定重量，用50%甲醇补足减失的重量，摇匀、滤过，弃去初滤液，取续滤液，用微孔滤膜过滤，即得。

2. 方法学验证与结果

2.1 线性及范围

2.1.1 灰毡毛忍冬皂苷乙线性及范围

精密称取灰毡毛忍冬皂苷乙对照品19.9 mg，置50 ml量瓶中，加50%甲醇使溶解并稀释至刻度，摇匀，备用。分别精密吸取以上对照品溶液0.1 ml、2.5 ml、5 ml、7.5 ml、10 ml置10 ml容量瓶中，各加50%甲醇至刻度，摇匀，作为不同浓度的对照品溶液。

将上述对照品溶液按正文拟定的色谱条件分别进样10 μl，以对照品的进样量（μg）为横坐标，峰面积积分值的对数为纵坐标，绘制标准曲线。结果：当灰毡毛忍冬皂苷乙对照品进样量在0.0398~3.980 μg范围时，进样量与峰面积呈良好线性关系，回归方程为$Y=1.1477X+5.321$，$r=0.9930$。

2.1.2 川续断皂苷乙线性及范围

精密称取川续断皂苷乙对照品10.60 mg，置50 ml量瓶中，加50%甲醇使溶解并稀释至刻度，摇匀，备用。分别精密吸取以上对照品溶液0.1 ml、2.5 ml、5 ml、7.5 ml、10 ml置10 ml容量瓶中，各加50%甲醇至刻度，摇匀，作为不同浓度的对照品溶液。

将上述对照品溶液按正文拟定的色谱条件分别进样10 μl，以对照品的进样量（μg）为横坐标，峰面积积分值的对数为纵坐标，绘制标准曲线。结果：当川续断皂苷乙对照品进样量在0.0212~2.12 μg范围时，进样量与峰面积呈良好线性关系，回归方程为$Y=1.0911X+5.1919$，$r=0.9961$。

2.2 精密度试验

2.2.1 重复性

取同一份供试品溶液（SYH-1），按正文拟定的色谱条件，连续测定5次。结果：5次

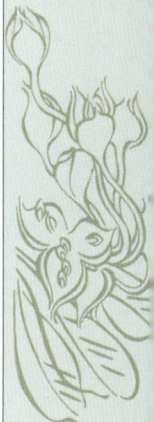

测定的灰毡毛忍冬皂苷乙平均含量为5.55%，RSD=2.95%（n=5）；川续断皂苷乙平均含量为1.68%，RSD=2.42%（n=5）。表明本法的精密度良好。

2.2.2 重现性

取同一批供试品（SYH-1）粉末0.4 g，精密称定，按正文的方法平行测定6份，计算，6份样品测得灰毡毛忍冬皂苷乙含量平均值为5.59%，RSD=2.05%（n=6）；川续断皂苷乙含量平均值为1.72%，RSD=2.31%（n=6）。表明本法的重现性较好。

2.3 准确度试验

采用加样回收法，分别精密称取灰毡毛忍冬皂苷乙95.0 mg和川续断皂苷乙28.4 mg，置500 ml量瓶中，加50%甲醇溶解并稀释至刻度，摇匀，作为混合对照品溶液。

分别精密称取已知灰毡毛忍冬皂苷乙含量为5.17%、川续断皂苷乙含量为1.54%的供试品（SYH-1）粉末0.2 g，共6份，各加入灰毡毛忍冬皂苷乙和川续断皂苷乙混合对照品溶液50 ml，按照正文项下方法制备供试品溶液，同法测定灰毡毛忍冬皂苷乙和川续断皂苷乙含量，计算平均加样回收率及相对标准偏差。结果：灰毡毛忍冬皂苷乙含量平均回收率为97.87%，RSD为2.70%（n=6）；川续断皂苷乙含量平均回收率为95.03%，RSD为2.63%（n=6）。

2.4 耐用性试验

2.4.1 色谱柱的考察

分别采用不同品牌的色谱柱（Diamonsil C18、KF C18、Agilent ZoRbAx SB-Aq C18，三根色谱柱规格均为5 μm，4.6 mm×250 mm），测定样品（SYH-1）中灰毡毛忍冬皂苷乙和川续断皂苷乙的总量。结果：三根色谱柱测定灰毡毛忍冬皂苷乙和川续断皂苷乙总量平均值为7.61%，RSD为1.91%（n=3）。

2.4.2 色谱仪的考察

分别采用不同品牌的色谱仪（Waters2695、岛津LC-20AT）测定样品（SYH-1）中灰毡毛忍冬皂苷乙和川续断皂苷乙总量。结果：两台色谱仪测定灰毡毛忍冬皂苷乙和川续断皂苷乙总量平均值为7.46%，RAD=0（n=2）。

3. 样品测定及含量限度的确定

按正文含量测定方法，测定了本品10批样品中的灰毡毛忍冬皂苷乙和川续断皂苷乙总量（详见表10），据最高值、最低值及平均值，并考虑药材来源差异情况，暂定本品含量限度为灰毡毛忍冬皂苷乙和川续断皂苷乙总量不得少于1.20%。

空白溶剂（50%甲醇）HPLC图、灰毡毛忍冬皂苷乙对照品和川续断皂苷乙对照品HPLC图、水银花样品HPLC图分别见图13、图14、图15。

表10　10批样品灰毡毛忍冬皂苷乙和川续断皂苷乙总量测定结果

编号	采集（收集）地点/批号	灰毡毛忍冬皂苷乙和川续断皂苷乙总量（%）
SYH-1	南宁市	7.45
SYH-2	忻城县北更乡	6.26
SYH-3	马山县加方乡	1.00

续表

编号	采集（收集）地点/批号	灰毡毛忍冬皂苷乙和川续断皂苷乙总量（%）
SYH–4	马山县古零镇	5.58
SYH–5	马山县古寨乡	2.93
SYH–6	武鸣县伊岭岩	1.89
SYH–7	马山县古零镇	2.77
SYH–8	隆安县城厢镇	1.01
SYH–9	临桂县会仙镇	1.57
SYH–10	桂林市雁山	0.82
SYH–1–FH	南宁市	6.36
SYH–4–FH	马山县古零镇	2.51
SYH–5–FH	马山县古寨乡	4.41

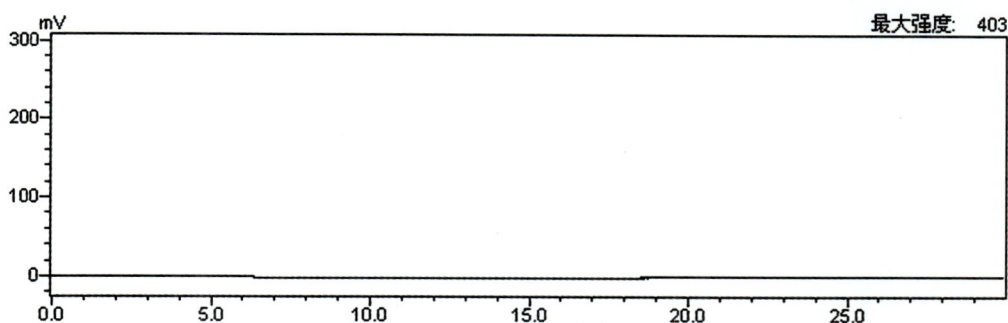

图13　空白溶剂（50%甲醇）HPLC图

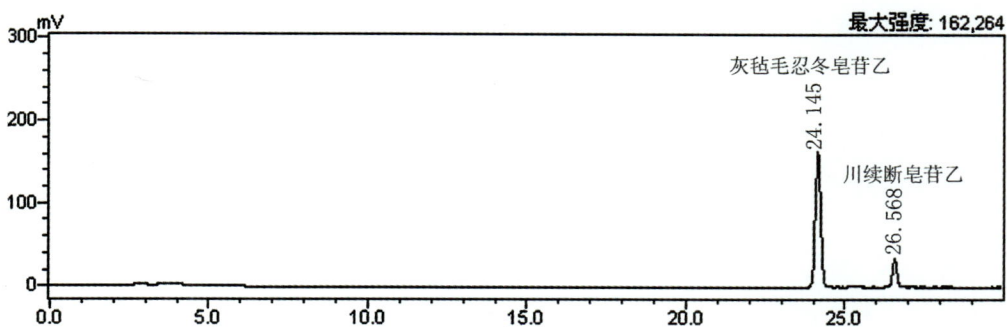

图14　灰毡毛忍冬皂苷乙对照品和川续断皂苷乙对照品HPLC图

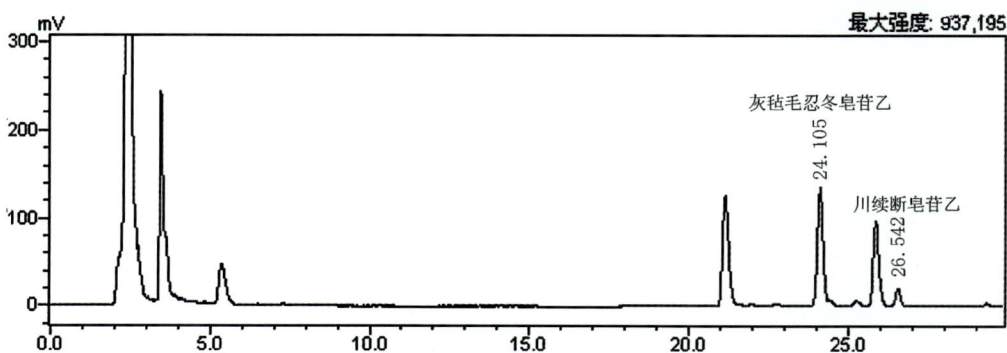

图15　水银花样品HPLC图

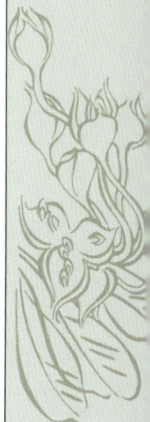

参考文献

[1][7]覃海宁，刘演. 广西植物名录 [M]. 北京：科学出版社，2010：340.

[2]国家药典委员会. 中华人民共和国药典2000年版一部 [M]. 北京：化学工业出版社，2000：177.

[3][15]广西壮族自治区中医药研究所. 广西药用植物名录 [M]. 南宁：广西人民出版社，1984：401.

[4][5][9]中国科学院中国植物志编辑委员会. 中国植物志 [M]. 北京：科学出版社，1988：233-236.

[6][11]邓家刚，韦松基. 广西道地药材 [M]. 北京：中国中医药出版社，2007：253.

[8]吴庆华，黄宝优. 广西山银花种质资源调查报告 [J]. 时珍国医国药，2008，19（2）：394-395.

[10]中国科学院植物研究所. 中国高等植物图鉴：第三册 [M]. 北京：科学出版社，1974：221.

[12]罗咏婧，李会军，李萍，等. 毛花柱忍冬花蕾化学成分研究 [J]. 林产化学与工业，2010，30（1）：73-76.

[13]秦素娟，李会军，李萍，等. 毛花柱忍冬地上部分化学成分研究 [J]. 中国药学杂志，2008，43（9）：662-664.

[14][20]陈君，许小方，柴兴云，等. 灰毡毛忍冬花蕾的化学成分 [J]. 中国天然药物，2006，4（5）：347-351.

[16][21]高锦明，张鞍灵，赵晓明，等. 绿原酸分布、提取与生物活性综述 [J]. 西北林学院学报，1999，14（2）：73-82.

[17][22]董杰德. 四种中草药抗柯萨奇及埃坷病毒的实验研究 [J]. 山东中医学院学报，1993，17（4）：46.

[18][23]娄红祥，郎伟君，吕木坚. 金银花中水溶性化合物的分离与结构确定 [J]. 中草药，1996，27（4）：195-199.

[19][24]潘竞锵，刘惠纯，刘广南，等. 金银花能降低小鼠血糖血脂水平 [J]. 广州医药，1998，29（3）：59-62.

[25]黄陆良，丰杰，辛宁. 广西不同产地华南忍冬中绿原酸含量测定 [J]. 中国中医药信息杂志，2009，16（1）：58-59.

[26]胡静，高文远. RP-HPLC法同时测定金银花中3种成分的含量 [J]. 中药材，2009，32（11）：1703-1704.

药学编著： 黄瑞松　陆峥琳　廖月葵
药学审校： 广西壮族自治区食品药品检验所

石崖茶　　茶盟熔

Shiyacha　　　Cazmbawrongh

ADINANDRAE NITIDAE FOLIUM

【概述】 石崖茶，俗名石芽茶、亮叶黄瑞木、亮叶杨桐。历代本草均未见有石崖茶的记载，本品以"亮叶黄瑞木"为名始载于《中国高等植物图鉴》[1]，其后《中国植物志》、《广西植物志》、《广西药用植物名录》等对其药用价值、原植物、地理分布、产销情况亦有简要记述。石崖茶原植物主要分布于广西、广东等省（区）的沟谷溪边、林下、石岩边。

【来源】 本品系山茶科植物亮叶杨桐Adinandra nitida Merr.ex H.L.Li的干燥叶。

石崖茶为灌木或乔木，高5~20 m，胸径可达50 cm，树皮灰色，平滑；全株除顶芽近顶端被黄褐色平伏短柔毛外，其余均无毛；枝圆筒形，小枝灰色或灰褐色，一年生新枝褐色；顶芽细锥形。叶互生，厚革质，卵状长圆形至长圆状椭圆形，长7~13 cm，宽2.5~4 cm，顶端渐尖，基部楔形，边缘具疏细齿，上面暗绿色，下面淡绿色，两面均无毛，仅嫩叶初时下面疏被平伏短柔毛，迅即脱落变无毛；中脉在上面平贴，在下面凸起，侧脉12~16对，干后两面稍明显；叶柄长1~1.5 cm。花单朵腋生，花梗长1~2 cm；小苞片2枚，卵形至长圆形，长6~10 mm，宽3~5 mm，顶端尖或钝圆，宿存；萼片5枚，卵形，长约15 mm，宽7~9 mm，顶端尖，具小尖头；花瓣5枚，白色，长圆状卵形，长17~19 mm，宽9~12 mm，顶端钝或近圆形，外面无毛；雄蕊25~30枚，长6~11 mm，花丝长2~5 mm，中部以下连合，并与花冠基部相连，上半部疏被毛或几无毛，花药线状披针形，长4~6 mm，被丝毛，顶端有小尖头；子房卵圆形，无毛，3室，胚珠每室多数，花柱长约10 mm，无毛，顶端3分叉。果球形或卵球形，熟时橙黄色或黄色，直径约15 mm；种子多数，褐色，具网纹。花期6~7月，果期9~10月。[2]

石崖茶以叶入药，夏、秋二季采收，干燥。在广西如金秀、平南等县、市采集石崖茶嫩叶制成茶叶上市销售，因此石崖茶在上述地区有一定的种植面积。

起草样品收集情况：共收集到样品11批，详细信息见表1、图1、图2。

表1　石崖茶样品信息一览表

编号	原编号	药用部位	产地/采集地点/批号	样品状态
SYC-1	090204	叶	广西金秀瑶族自治县	药材
SYC-2	090605	叶	广西金秀瑶族自治县	药材
SYC-3	090711	叶	广西昭平县	药材
SYC-4	090712	叶	广西马山县	药材
SYC-5	090711	叶	广西上思县	药材
SYC-6	090802	叶	广西金秀瑶族自治县	药材
SYC-7	091118	叶	广西马山县	药材
SYC-8	091210	叶	广西昭平县	药材
SYC-9	091215	叶	广西上思县	药材
SYC-10	091221	叶	广西金秀瑶族自治县	药材
SYC-11	110311	叶	广西金秀瑶族自治县	药材

备注：石崖茶样品SYC-4同时制成腊叶标本，经鉴定，结果确定其为山茶科植物亮叶杨桐，实验中以该样品作为石崖茶的对照药材与其他样品进行对比。完成样品收集后，将所有11份样品（约300 g）进行粉碎处理，并统一过40目筛，备用。

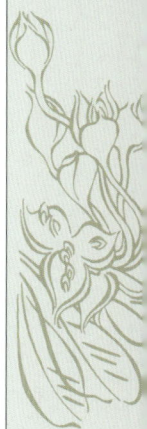

壮药质量标准注释

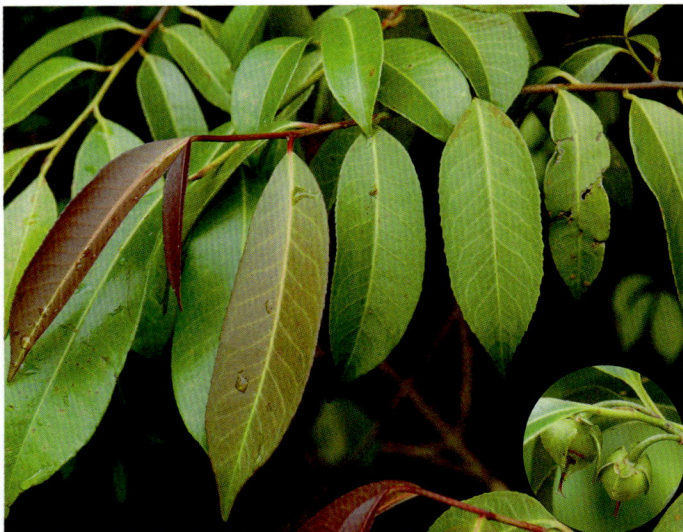

图1 石崖茶原植物

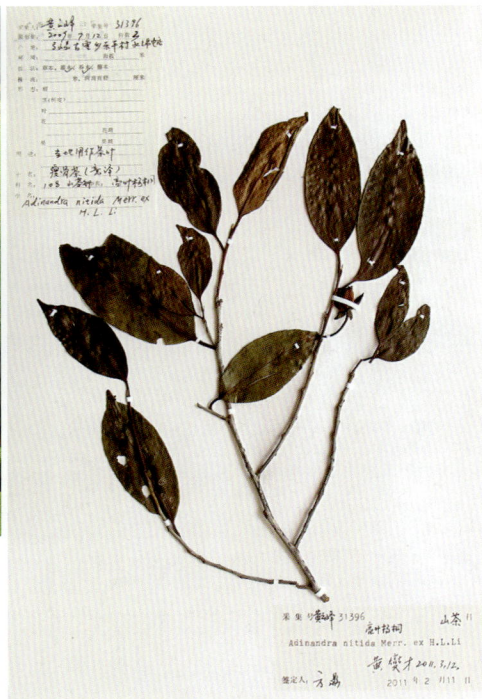

图2 石崖茶标本

【化学成分】 石崖茶含有28.4%的总黄酮、20.9%的茶多酚，黄酮类成分主要有芹菜素（apigenin）、山茶苷A（camellianin A）、山茶苷B（camellianin B）、槲皮苷（quercitrin）、KajiiclfigoddeF1、NigaichigosideF2和长梗冬青苷（peduncloside）。[3, 4]还含有三萜皂苷类化合物：2α，3α，19α–trihydroxy–olean–12.en–28–oic acid–28.O–β–D–glucopyranoside（1）、arjunetin（2）、sericoside（3）、glucosyl tormentate（4）、nigaichigoside F1（5）和arjunglucoside l（6）。[5]

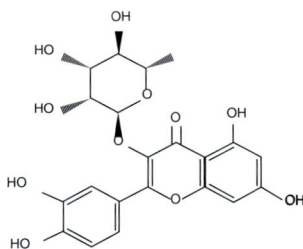

槲皮苷

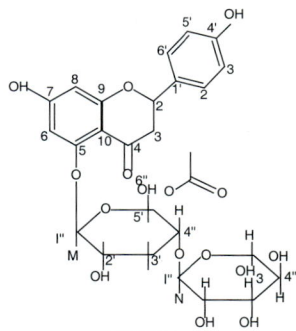

山茶苷A

【药理与临床】 石崖茶具有消炎、解毒、止血、止痛、抑菌和杀菌的功效。用于急性肝炎、慢性肝炎和各种炎症。石崖茶总黄酮对大肠杆菌、沙门氏菌、金黄色葡萄球菌等细菌的生长均有明显的抑制作用。[6, 7]石崖茶提取物对小鼠肉瘤S_{180}有较强的抑制作用，对艾氏腹水癌小鼠的生存期有明显的延长作用。RT–PCR实验结果表明，黄酮类提取物可以明显抑制小鼠S_{180}肿瘤细胞中突变型p53基因的转录活性。[8]石崖茶超临界二氧化碳提取物具有较强的清除DPPH自由基，抑制亚油酸过氧化的能力。[9]石崖茶水提物、醇提物小鼠一次性灌胃给药的最大给药量分别为49.6 g（药材）/kg和16.0 g（药材）/kg。给药后动物未出现明显的中毒表现和死亡情况，其全身状态、行为活动在给药前后均无异常及差异。

【性状】 本品多卷曲，革质，展平后呈卵状长圆形至长圆状椭圆形，长7~13 cm，宽2.5~4 cm，顶端渐尖，基部楔形，边缘具疏细齿。上表面棕褐色，平滑有光泽，下表面黄绿色，叶中脉在上表面稍凸，在下表面凸起，侧脉12~16对，不明显，叶柄长1~1.5 cm。气微香，味微苦。

本品主要鉴别特征为叶革质，边缘具疏细齿，侧脉不明显。详见图3。

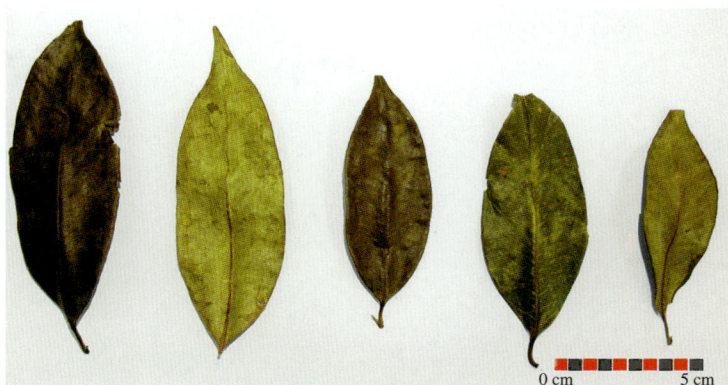

图3　石崖茶药材

【鉴别】 本品横切面：上下表皮细胞1列，外被角质层。栅栏组织通过主脉，栅栏细胞3~4列，呈短圆柱形，长26~45 μm。海绵组织约占叶肉组织的一半；主脉维管束呈V字形，周围有纤维环绕。石细胞分枝状或多角形，直径40~66 μm，壁厚，孔沟明显。薄壁细胞内可见草酸钙簇晶，直径8~31 μm。

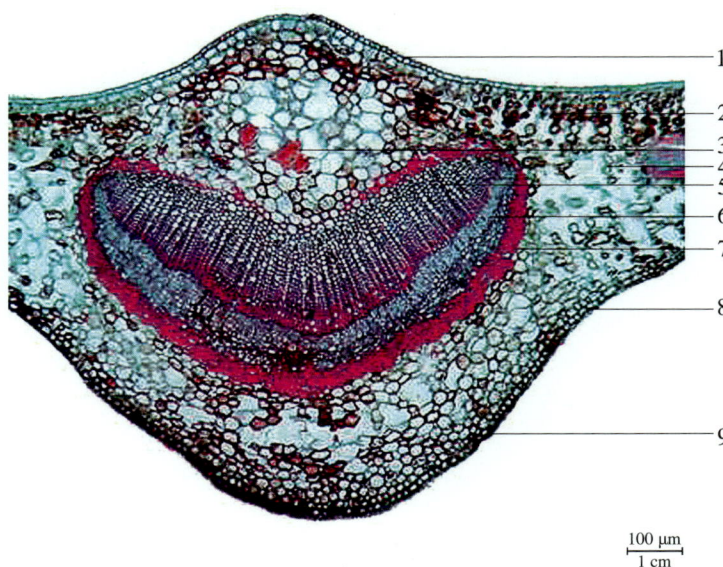

图4　石崖茶叶横切面显微全貌图
1. 上表皮　2. 栅栏组织　3. 石细胞　4. 海绵组织　5. 木质部
6. 韧皮部　7. 中柱鞘纤维　8. 下表皮　9. 厚角组织

显微鉴别要点：叶横切面栅栏组织通过主脉，有分枝状或多角形的石细胞，薄壁细胞含草酸钙簇晶。详见图4。

【检查】 水分　照水分测定法（中国药典2010年版一部附录ⅨH第一法）测定。

对本品11批样品进行水分测定，结果见表2，据最高值、最低值及平均值，暂定本品药材水分限度为不得过16.0%。

表2　石崖茶样品水分测定结果一览表

样品	水分均值（%）	样品	水分均值（%）
SYC-1	11.0	SYC-7	10.6
SYC-2	14.3	SYC-8	9.3
SYC-3	13.8	SYC-9	12.3
SYC-4	12.7	SYC-10	11.7
SYC-5	12.0	SYC-11	9.2
SYC-6	12.0	SYC-3-FH	11.9
SYC-6-FH	10.9	SYC-11-FH	12.0

总灰分　照灰分测定法（中国药典2010年版一部附录Ⅸ K）测定。

对本品11批样品进行总灰分测定，结果见表3，据最高值、最低值及平均值，将本品总灰分拟定为不得过12.0%。

表3　石崖茶样品总灰分测定结果一览表

样品	总灰分（%）	样品	总灰分（%）
SYC-1	13.5	SYC-7	10.1
SYC-2	5.2	SYC-8	8.3
SYC-3	6.2	SYC-9	5.6
SYC-4	4.5	SYC-10	9.1
SYC-5	5.4	SYC-11	7.4
SYC-6	4.4	SYC-3-FH	5.6
SYC-6-FH	3.9	SYC-11-FH	5.7

【浸出物】　实验之初对比了水冷浸法、水热浸法、75%乙醇热浸法三种提取溶剂的提取效果，对比实验结果表明，采用水热浸法浸出物的含量最高，75%乙醇热浸法次之，水冷浸法含量最低，因此，最终确定以水溶性浸出物测定法（中国药典2010年版一部附录Ⅹ A）项下的热浸法测定。

对本品11批样品进行浸出物含量测定，结果见表4，据最高值、最低值及平均值，将本品浸出物含量拟定为不得少于15.0%。

表4　石崖茶样品浸出物测定结果一览表

样品	浸出物均值（%）	样品	浸出物均值（%）
SYC-1	31.0	SYC-7	17.9
SYC-2	22.0	SYC-8	20.6
SYC-3	25.1	SYC-9	25.2
SYC-4	29.2	SYC-10	27.3
SYC-5	22.0	SYC-11	20.4
SYC-6	18.9	SYC-3-FH	21.6
SYC-6-FH	24.9	SYC-11-FH	28.2

【含量测定】　石崖茶含有槲皮苷、山茶苷A，摸索石崖茶中槲皮苷、山茶苷A的含量测定方法，可作为控制本品质量标准的指标之一。测定山茶苷A使用的流动相系统与槲皮苷一致，只是最大紫外吸收波长不同，原拟定山茶苷A与槲皮苷一同测定，但经过实验发现，两者在不同的提取溶剂中提取所得含量相差较大，故把这两者分开测定。现参考相关文献[10]，采用高效液相色谱法，对本品中槲皮苷、山茶苷A进行含量测定，结果显示该方法灵敏，精密度高，重现性好，结果准确，可作为本品内在质量的控制方法，测定方法考察及验证结果如下。

（一）槲皮苷

1. 方法考察与结果

1.1 色谱条件

以十八烷基硅烷键合硅胶为填充剂；以乙腈-0.1%磷酸为流动相；进样量10 μl，柱温室温，流速1.0 ml/min。用紫外-可见分光光度计在200~400 nm进行扫描，槲皮苷对照品在

《广西壮族自治区壮药质量标准第二卷（2011年版）》注释

260.10 nm波长处有最大吸收，详见图5，参考中国药典2010年版一部侧柏叶药材含量测定方法中的检测波长，故确定检测波长为254 nm。

图5　槲皮苷对照品紫外扫描图

1.2 提取方法

1.2.1 提取方法考察

取本品（SYC-1）粉末0.2 g，精密称定，共6份，精密加入50%甲醇50 ml，称定重量，每2份分别加热回流60分钟、超声处理（功率90 W，频率45 kHz）30分钟、索氏提取2小时，放至室温，再称定重量，用50%甲醇补足减失的重量，摇匀，滤过，弃去初滤液，取续滤液，用微孔滤膜过滤，即得。结果详见表5，超声提取含量测定结果较低，加热回流与索氏提取结果一样，但加热回流更简便、快捷，故确定加热回流为提取方法。

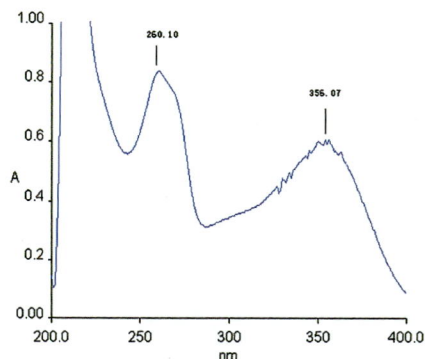

表5　提取方法考察结果

提取方法	槲皮苷含量（mg/g）
回流提取	4.70
超声提取	3.90
索氏提取	4.70

1.2.2 提取溶剂考察

取本品（SYC-1）粉末0.2 g，精密称定，共6份，每2份分别精密加入甲醇50 ml、50%甲醇50 ml、水50 ml，称定重量，加热回流60分钟，放至室温，再称定重量，用上述相应溶剂补足减失的重量，摇匀，滤过，弃去初滤液，取续滤液，用微孔滤膜过滤，即得。结果详见表6，采用50%甲醇所得的含量最高，故确定50%甲醇为提取溶剂。

表6　提取溶剂考察结果

提取溶剂	槲皮苷含量（mg/g）
甲醇	4.80
50%甲醇	5.28
水	2.57

1.2.3 提取时间考察

取本品（SYC-1）粉末0.2 g，精密称定，共6份，分别精密加入50%甲醇50 ml，称定重量，每2份分别加热回流30分钟、1小时、2小时，放至室温，再称定重量，用50%甲醇补足减失的重量，摇匀，滤过，弃去初滤液，取续滤液，用微孔滤膜过滤，即得。结果详见表7，加热回流30分钟测得结果较低，加热回流1小时、2小时两者无明显差别，从节省时间方面考虑，故加热回流时间定为1小时。

表7　提取时间考察结果

提取时间	槲皮苷含量（mg/g）
30分钟	5.04
1小时	5.36
2小时	5.34

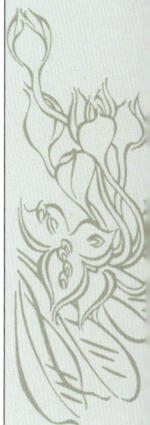

综合以上试验结果，最终提取方法确定如下：取本品粉末0.2 g，精密称定，精密加入50%甲醇50 ml，称定重量，加热回流1小时，放至室温，再称定重量，用50%甲醇补足减失的重量，摇匀，滤过，弃去初滤液，取续滤液，用微孔滤膜过滤，即得。

2. 方法学验证与结果

2.1 线性及范围

精密称取槲皮苷对照品10.0 mg，置25 ml棕色量瓶中，用甲醇溶解并稀释至刻度，摇匀，制成400 μg/ml对照品溶液，备用。精密吸取12.5 ml置25 ml量瓶中，用甲醇稀释至刻度，摇匀，制成200 μg/ml对照品溶液。分别精密吸取200 μg/ml槲皮苷对照品溶液0.25 ml、0.5 ml、1.0 ml、2.0 ml、4.0 ml、8.0 ml，分别置10 ml量瓶中，加甲醇稀释至刻度，摇匀，作为不同浓度的对照品溶液。

将上述对照品溶液按正文拟定的色谱条件分别进样10 μl，以对照品的进样量（ng）为横坐标，峰面积为纵坐标，绘制标准曲线，结果表明：当槲皮苷对照品进样量在50~1600 ng范围内时，进样量与峰面积呈良好的线性关系，回归方程为：$Y=5611.8X+45251$，$r=0.9992$。

2.2 精密度试验

2.2.1 重复性

取同一份供试品溶液（SYC-1），按正文拟定的色谱条件，连续测定6次。结果表明6次测定的槲皮苷峰面积平均值为248571.7，RSD=0.84%（$n=6$），试验结果表明本法的精密度良好。

2.2.2 重现性

取同一批供试品（SYC-1）粉末0.2 g，精密称定，按正文的方法平行测定6份，计算，6份样品测得槲皮苷含量的平均值为5.35 mg/g，RSD=1.28%（$n=6$），试验结果表明本法的重现性较好。

2.3 准确度试验

精密称取槲皮苷对照品10.0 mg，置25 ml棕色量瓶中，用甲醇溶解并稀释至刻度，作为槲皮苷对照品储备液。

精密称取已知含量（槲皮苷含量为5.35 mg/g）的样品（SYC-1）粉末0.1 g，共6份，分别置6个具塞锥形瓶中，精密加入槲皮苷对照品储备液1.4 ml，按正文拟定的方法提取、测定，计算加样回收率，结果槲皮苷平均回收率为97.4%，RSD=1.00%（$n=6$）。

2.4 耐用性试验

2.4.1 色谱柱的考察

分别采用不同品牌的色谱柱（AQC18、kromasilC18、XBC18，三根色谱柱规格均为5 μm，4.6 mm×250 mm）测定样品（SYC-1）中槲皮苷的含量，结果三根色谱柱测定结果平均值为5.36 mg/g，RSD=3.28%（$n=3$）。

2.4.2 色谱仪的考察

分别采用不同品牌的色谱仪（日本岛津LC-10ATVP型、Waters 1525-2998）测定样品（SYC-1）中槲皮苷的含量，结果两台色谱仪测定结果平均值为5.30 mg/g，RAD=2.27%（$n=2$）。

《广西壮族自治区壮药质量标准第二卷（2011年版）》注释

按正文含量测定方法，测定了本品11批样品中的槲皮苷的含量（详见表8），据最高值、最低值及平均值，并考虑药材来源差异情况，暂定本品含量限度为不得少于0.25％。

空白溶剂HPLC图、槲皮苷对照品HPLC图、石崖茶样品HPLC图分别见图6、图7、图8。

表8　11批样品测定结果

编号	采集（收集）地点/批号	槲皮苷含量（％）	RSD（％）
SYC-1	广西金秀瑶族自治县	0.60	0.83
SYC-2	广西金秀瑶族自治县	0.84	0.60
SYC-3	广西昭平县	0.53	1.89
SYC-4	广西马山县	0.35	0
SYC-5	广西上思县	0.61	1.64
SYC-6	广西金秀瑶族自治县	0.31	0
SYC-7	广西马山县	0.64	0
SYC-8	广西昭平县	1.08	0.05
SYC-9	广西上思县	0.42	1.19
SYC-10	广西金秀瑶族自治县	0.48	0
SYC-11	广西金秀瑶族自治县	0.57	1.75
SYC-3-FH	广西昭平县	0.65	1.74
SYC-6-FH	广西金秀瑶族自治县	0.36	0.88
SYC-11-FH	广西金秀瑶族自治县	0.71	0.08

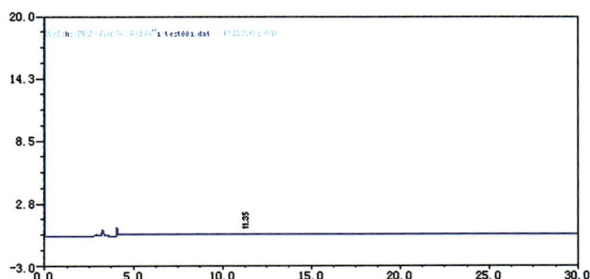

图6　空白溶剂HPLC图

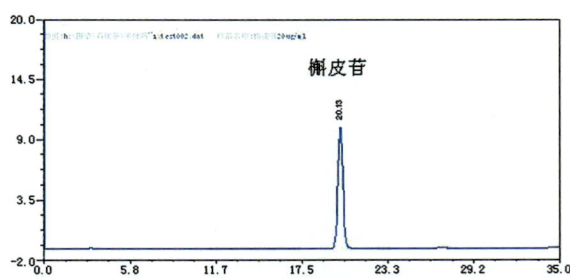

图7　槲皮苷对照品HPLC图

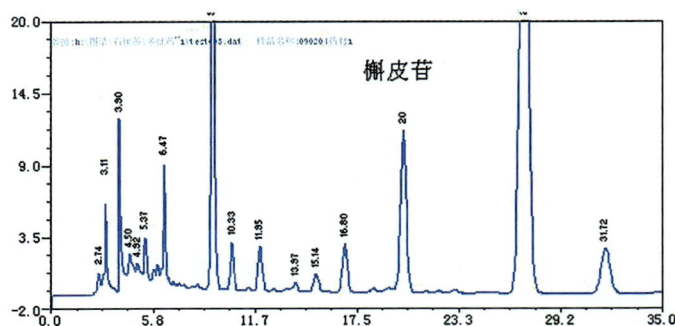

图8　石崖茶样品HPLC图

（二）山茶苷A

1. 方法考察与结果

1.1 色谱条件

以十八烷基硅烷键合硅胶为填充剂；以乙腈–0.1%磷酸为流动相；进样量10 μl，柱温室温，流速1.0 ml/min。用紫外–可见分光光度计在200~400 nm进行扫描，山茶苷A对照品在330 nm波长处有最大吸收，详见图9，故确定检测波长为330 nm。

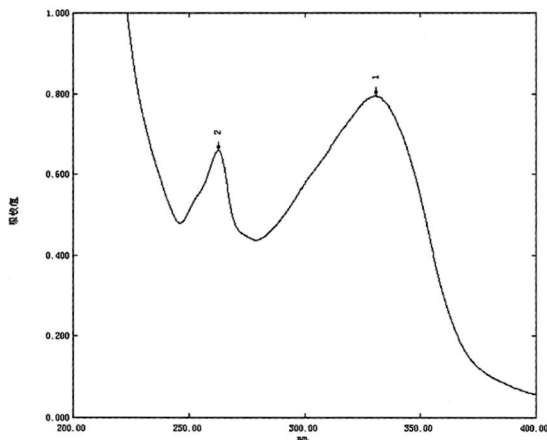

溶剂	最大吸收峰（nm）
甲醇	330
甲醇	263

图9 山茶苷A对照品紫外扫描图

1.2 提取方法

1.2.1 提取方法考察

取本品（SYC–11）粉末0.1 g，精密称定，共6份，精密加入甲醇25 ml，称定重量，每2份分别加热回流60分钟、超声处理（功率90 W，频率45 kHz）30分钟、索氏提取2小时，放至室温，再称定重量，用甲醇补足减失的重量，摇匀，滤过，弃去初滤液，滤过，精密吸取续滤液4 ml，置10 ml量瓶中，加甲醇至刻度，摇匀，用微孔滤膜过滤，即得。结果详见表9，超声提取含量测定结果较低，加热回流与索氏提取结果相差不大，但加热回流更简便、快捷，故确定加热回流为提取方法。

表9 提取方法考察结果

提取方法	山茶苷A含量（mg/g）
回流提取	68.4
超声提取	61.7
索氏提取	66.6

1.2.2 提取溶剂考察

取本品（SYC–11）粉末0.1 g，精密称定，共6份，每2份分别精密加入甲醇25 ml、

50%甲醇25 ml、流动相25 ml，称定重量，加热回流60分钟，放至室温，再称定重量，用上述相应溶剂补足减失的重量，摇匀，滤过，弃去初滤液，精密吸取续滤液4 ml，置10 ml量瓶中，加甲醇至刻度，摇匀，用微孔滤膜过滤，即得。结果详见表10，结果表明，采用50%甲醇提取所得槲皮苷含量最高，而采用甲醇提取所得山茶苷A含量最高，由于两者最佳提取溶剂不同，故不能同时测定，因此在测定山茶苷A含量时采用甲醇作为提取溶剂，在测定槲皮苷含量时采用50%甲醇作为提取溶剂。

表10 提取溶剂考察结果

提取溶剂	山茶苷A含量（mg/g）
甲醇	66.2
50%甲醇	51.0
流动相	20.6

1.2.3 提取时间考察

取本品（SYC-11）粉末0.1 g，精密称定，共6份，分别精密加入甲醇25 ml，称定重量，每2份分别加热回流30分钟、1小时、2小时，放至室温，再称定重量，用甲醇补足减失的重量，精密吸取续滤液4 ml，置10 ml量瓶中，加甲醇至刻度，摇匀，用微孔滤膜过滤，即得。结果详见表11，加热回流30分钟测得结果较低，加热回流1小时、2小时两者无明显差别，从节省时间方面考虑，故加热回流时间定为1小时。

表11 提取时间考察结果

提取时间	山茶苷A含量（mg/g）
30分钟	56.2
1小时	68.9
2小时	68.5

综合以上试验结果，最终提取方法确定如下：取本品粉末0.1 g，精密称定，精密加入甲醇25 ml，称定重量，加热回流1小时，放至室温，再称定重量，用甲醇补足减失的重量，摇匀，滤过，弃去初滤液，精密吸取续滤液4 ml，置10 ml量瓶中，加甲醇至刻度，摇匀，用微孔滤膜过滤，即得。

2. 方法学验证与结果

2.1 线性及范围

精密称取山茶苷A对照品20.2 mg，置25 ml量瓶中，用甲醇溶解并稀释至刻度，摇匀，制成808 μg/ml对照品储备液溶液。

分别精密吸取上述对照品溶液0.25 ml、0.5 ml、1.0 ml、2.0 ml、3.0 ml、4.0 ml，分别置10 ml量瓶中，加甲醇稀释至刻度，摇匀，作为不同浓度的对照品溶液。

将上述对照品溶液按正文拟定的色谱条件分别进样10 μl，以对照品的进样量（ng）为横坐标，峰面积为纵坐标，绘制标准曲线，结果表明：当山茶苷A对照品进样量在202~3232 ng范围内时，进样量与峰面积呈良好的线性关系，回归方程为：$Y=2626.2X+20958$，$r=1$。

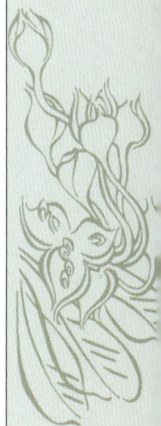

2.2 精密度试验

2.2.1 重复性

取同一份供试品溶液（SYC-11），按正文拟定的色谱条件，连续测定6次。结果表明6次测定的山茶苷A峰面积平均值为30070617，RSD=1.53%（$n=6$），试验表明本法的精密度良好。

2.2.2 重现性

取同一批供试品（SYC-11）粉末0.1 g，精密称定，按正文的方法平行测定6份，计算，测得山茶苷A含量的平均值为68.2 mg/g，RSD=0.53%（$n=6$），试验结果表明本法的重现性较好。

2.3 准确度试验

精密称取山茶苷A对照品25.3 mg，置25 ml棕色量瓶中，用甲醇溶解并稀释至刻度，作为山茶苷A对照品储备液。

精密称取已知含量（山茶苷A含量为68.2 mg/g）的供试品（SYC-11）粉末0.05 g，共6份，分别置6个具塞锥形瓶中，精密加入山茶苷A对照品储备液3.4 ml，再加入甲醇22.6 ml，按正文拟定的方法提取、测定，计算加样回收率，结果山茶苷A平均回收率为98.8%，RSD=1.62%（$n=6$）。

2.4 耐用性试验

2.4.1 色谱柱的考察

分别采用不同品牌的色谱柱（AQC18、appolloC18、XBC18，三根色谱柱规格均为5 μm，4.6 mm×250 mm）测定样品（SYC-11）中山茶苷A的含量，结果三根色谱柱测定结果平均值为67.5 mg/g，RSD=2.51%（$n=3$）。

2.4.2 色谱仪的考察

分别采用不同品牌的色谱仪（日本岛津LC-20ATVP型、Waters 1525-2998）测定样品（SYC-11）中山茶苷A的含量，结果两台色谱仪测定结果平均值为67.6 mg/g，RAD=1.78%（$n=2$）。

按正文含量测定方法，测定了本品11批样品中的山茶苷A的含量（详见表12），据最高值、最低值及平均值，并考虑药材来源差异情况，暂定本品含量限度为不得少于5.0%。

空白溶剂HPLC图、山茶苷A对照品HPLC图、石崖茶样品HPLC图分别见图10、图11、图12。

表12　11批样品测定结果

编号	采集（收集）地点/批号	山茶苷A含量（%）	RSD（%）
SYC-1	广西金秀瑶族自治县	14.2	0.70
SYC-2	广西金秀瑶族自治县	11.4	1.32
SYC-3	广西昭平县	6.9	0.58
SYC-4	广西马山县	16.8	0.89
SYC-5	广西上思县	6.4	0.08
SYC-6	广西金秀瑶族自治县	14.2	0.35
SYC-7	广西马山县	4.0	0.38
SYC-8	广西昭平县	12.0	0

续表

编号	采集（收集）地点/批号	山茶苷A含量（%）	RSD（%）
SYC-9	广西上思县	16.5	0
SYC-10	广西金秀瑶族自治县	8.5	0.47
SYC-11	广西金秀瑶族自治县	7.5	0.66
SYC-3-FH	广西昭平县	9.1	1.89
SYC-6-FH	广西金秀瑶族自治县	15.8	2.57
SYC-11-FH	广西金秀瑶族自治县	9.5	2.40

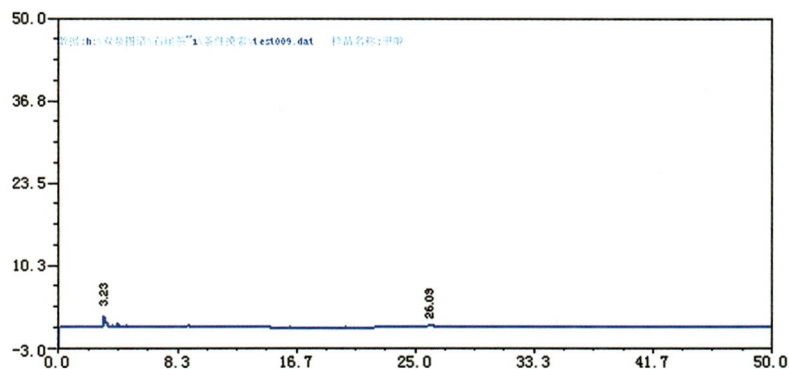

图10　空白溶剂HPLC图

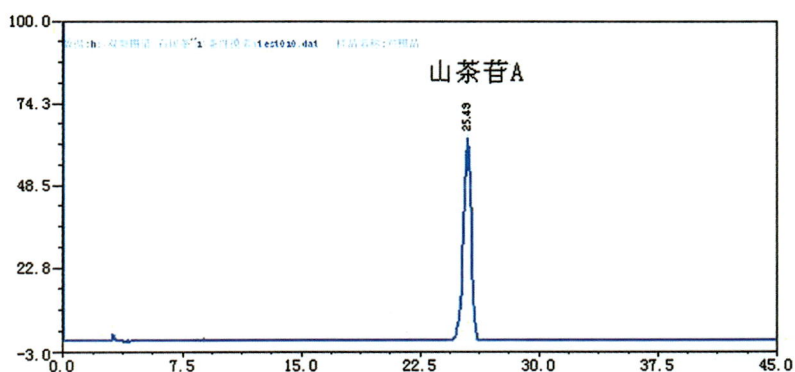

图11　山茶苷A对照品HPLC图

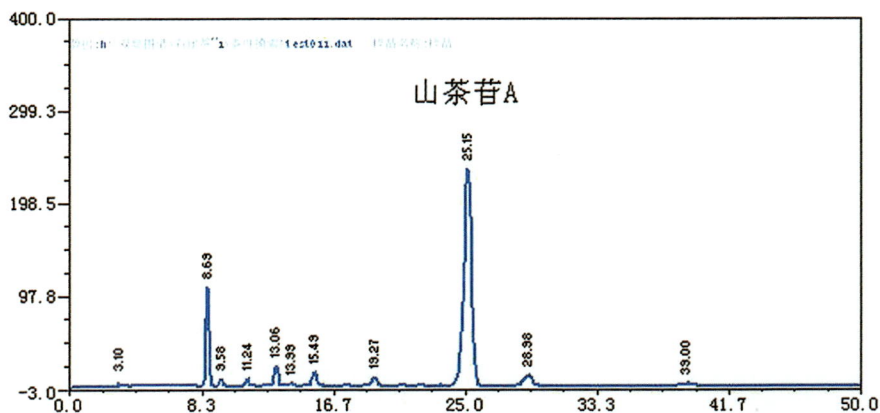

图12　石崖茶样品HPLC图

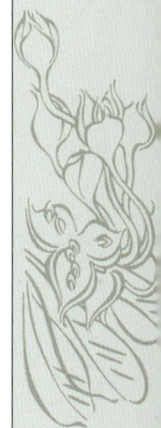

参考文献

[1]中国科学院植物研究所. 中国高等植物图鉴 [M]. 北京：科学出版社，1983：478.

[2]中国科学院中国植物志编辑委员会. 中国植物志 [M]. 北京：科学出版社，1998：28-29.

[3]金静兰，文永新，成桂仁. 亮叶杨桐（石芽茶）中黄酮类成分的研究 [J]. 广西植物，1985，5（3）：301-303.

[4]王英，陈四宝，倪洁，等. 亮叶杨桐的化学成分研究 [J]. 中国药科大学学报，2003，34（5）：407-409.

[5]王英，叶文才，殷志琦，等. 亮叶杨桐的三萜皂苷类成分 [J].药学学报，2008，43（5）：504-508.

[6]余杰，陈美珍. 亮叶杨桐中类黄酮提取及其抗氧化、抑菌作用的研究 [J]. 汕头大学学报：自然科学版，1997，12（2）：52-58.

[7]袁尔东，肖仔君，刘本国，等. 亮叶杨桐叶总黄酮提取及抑菌活性的研究 [J]. 现代食品科技，2009，25（3）：305-308.

[8]陈粤，佘纲哲，陈鸿霖. 亮叶杨桐黄酮提取物抗瘤活性及其对小鼠p53基因表达活性的影响 [J]. 天然产物研究与开发，1998，10（3）：52-56.

[9]杨建平，杨理，刘本国，等. 亮叶杨桐叶超临界二氧化碳提取物的抗氧化活性研究 [J]. 安徽农业科学，2009，37（29）：14350-14351，14383.

[10]国家药典委员会. 中华人民共和国药典2010年版一部 [M]. 北京：中国医药科技出版社，2010：338-339.

药学编著： 刘 元　宋志钊　李星宇
药学审校： 广西壮族自治区食品药品检验所

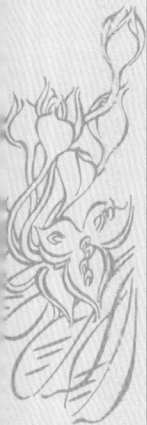

四方藤　　勾绥林

Sifangteng　　　Gaeuseiqlimq

CISSI PTEROCLADAE CAULIS

【概述】　四方藤，俗名四方钻、宽筋藤、红宽筋藤、春根藤、伸筋藤等。历代本草均未见有四方藤的记载，本品始载于《陆川本草》，之后散见于我国一些中草药专著和南方地区中草药手册或植物学专著中，1977年以"四方藤"收入《中国药典》（一部），《中华本草》、《全国中草药汇编》、《广西中草药》、《海南植物志》、《广西药用植物名录》等对其药用价值、原植物、地理分布、产销情况亦有简要记述。四方藤又是一种壮、瑶民族常用的民间草药，壮、瑶民族的民间药书中都有记载。四方藤原植物主要分布于广东、海南、广西、云南等省（区）的山谷林中。

【来源】　本品系葡萄科植物翼茎白粉藤 Cissus pteroclada Hayata的干燥藤茎。全年均可采收，切段，晒干。

四方藤为草质藤本。小枝四棱形，棱有翅，棱间有纵棱纹，无毛。卷须2叉分枝，相隔2节间断与叶对生。叶卵圆形或长卵圆形，长5~12 cm，宽4~9 cm，顶端短尾尖或急尖，基部心形，基缺张开呈钝角，小枝上部叶有时基部近截形，边缘每侧有6~9个细牙齿，上面暗绿色，下面浅绿色，两面均无毛；基出脉5对，中脉有侧脉3~4对，网脉在下面常明显突出；叶柄长2~7 cm，无毛，托叶草质，褐色，卵圆形，长约1.5 mm，宽约1 mm，顶端钝，无毛。花序顶生或与叶对生，集生成伞形花序，花序梗长1~2 cm，被短柔毛，花梗长2~4 mm，无毛；花蕾卵圆形，高1.5~3 mm，顶端钝或圆形，萼杯形，边缘全缘，无毛，花瓣4枚，花药卵圆形，长、宽近相等；花盘明显，4裂，子房下部与花盘合生，花柱短，钻形，柱头徽扩大。果实倒卵椭圆形，长1~1.5 cm，宽0.8~1.4 cm，有种子1~2颗，种子倒卵长椭圆形，顶端圆形，基部喙显著，表面棱纹尖锐，种脐在种子背面下部，外形与种脊无异，种脊突出，腹部中棱脊突出，两侧洼穴倒卵长圆。[1]

四方藤以藤茎入药，去掉叶子，切段，晒干，现代本草关于本品采收季节说法不一。《广西中药志》、《广西中草药》和《中华本草》记载为秋季采收，而《广西本草选编》和《全国中草药汇编》记载为全年可采。对此，结合广西民间用药习惯和药材实际采收情况拟定采收时间为全年可采。[2-6]广西玉林药市及各地多数药店均有销售。

起草样品收集情况：共收集到样品7批，详细信息见表1、图1、图2。

表1　四方藤样品信息一览表

编号	原编号	药用部位	产地/采集地点/批号	样品状态
SFT-1	20100321	藤茎	广西防城港市	药材
SFT-2	20110228	藤茎	广西上思县	药材
SFT-3	20110411	藤茎	广西金秀瑶族自治县	药材
SFT-4	20110429	藤茎	广西南宁景昌中药材有限公司	药材

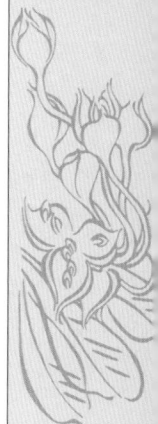

壮药质量标准注释

163

编号	原编号	药用部位	产地/采集地点/批号	样品状态
SFT-5	20110609	藤茎	广西靖西县	药材
SFT-6	20110721-1	藤茎	广西金秀瑶族自治县药材市场	药材
SFT-7	20110721-2	藤茎	广西金秀瑶族自治县桐木镇市场	药材

备注：四方藤样品SFT-1同时制成腊叶标本，经鉴定，结果确定其为葡萄科植物翼茎白粉藤，实验中以该样品作为四方藤的对照药材与其他样品进行对比。完成样品收集后，将所有7份样品（约300 g）进行粉碎处理，并统一过40目筛，备用。

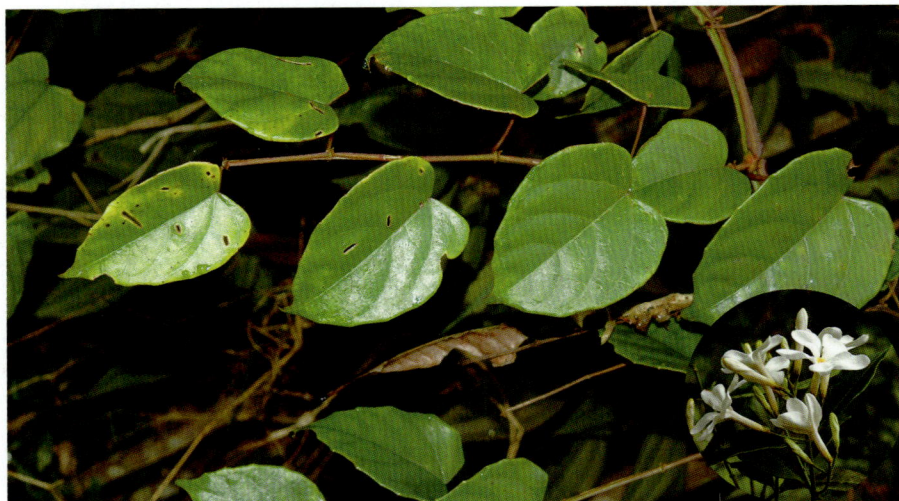

图1 四方藤原植物

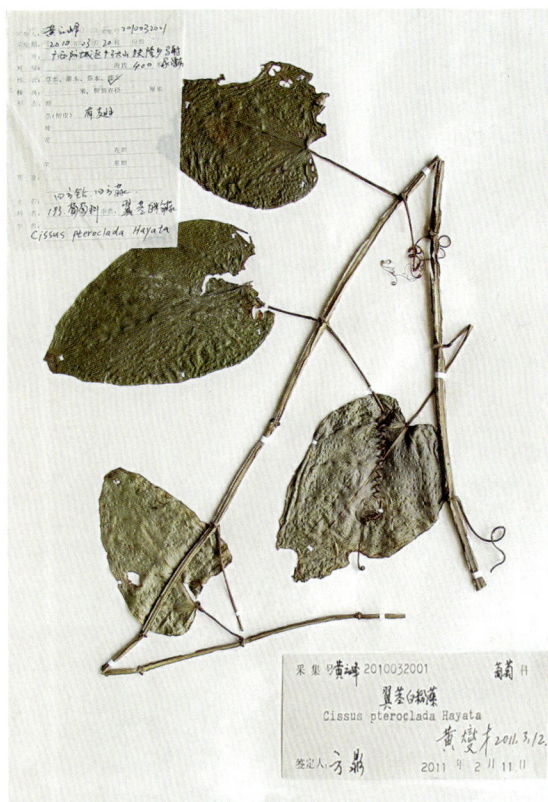

图2 四方藤标本

【化学成分】 四方藤中含有异香豆素类化合物——岩白菜素（bergenin）。[7]

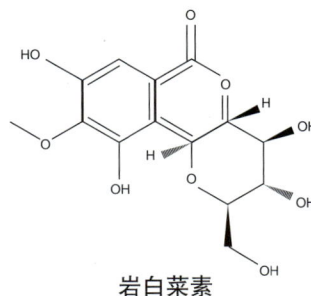

岩白菜素

【药理与临床】 四方藤具有祛风除湿、活血通络的功效。广西中医或少数民族民间医生常用于风湿痹痛、腰肌劳损、肢体麻痹、跌打损伤。四方藤水提物对S_{180}肉瘤的瘤重有抑制作用。[8]四方藤水提物日总剂量为80 g/kg，对小鼠体重、行为、进食、皮毛、眼和黏膜、呼吸、四肢活动均无任何影响，观察7天，未出现任何毒性反应。[9]

【性状】 本品呈四方柱形，有的微弯

曲，直径0.3~1.6 cm，节上有托叶残基，嫩茎棱翅较明显。表面灰棕色或灰褐色，略粗糙，有纵皱纹。质坚韧，不易折断，断面纤维性，皮部薄，棕红色至灰褐色；木部淡黄色至灰黄色，针孔放射状排列。髓部近方形。气微，味微苦、酸。

本品主要鉴别特征为茎呈四棱长条形，髓部近方形，详见图3。

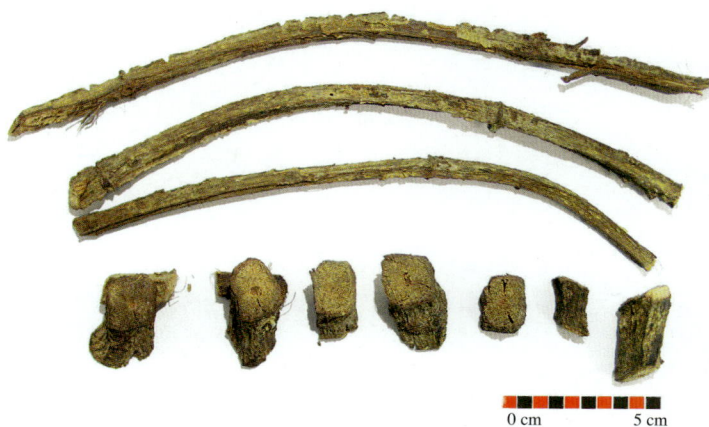

图3 四方藤药材

【鉴别】（1）本品茎横切面：表皮细胞1列。皮层细胞数列，有石细胞散在。韧皮纤维束环状，形成层不明显。导管直径30~250 μm。薄壁细胞富含淀粉粒，可见棕黄色分泌物和草酸钙簇晶及草酸钙针晶束。

粉末淡棕红色。草酸钙针晶成束或散在，长40~80 μm，草酸钙簇晶直径15~40 μm。淀粉粒单个散在或多个相聚，直径5~20 μm。石细胞黄色，类方形、长圆形或不规则形，直径40~200 μm。网纹或具缘纹孔导管多见。纤维浅黄色，壁厚，成束或分离。木栓细胞黄色，表面观呈多角形或类方形。

显微鉴别要点：茎横切面皮层有石细胞散在，薄壁细胞中含淀粉粒，有的细胞含草酸钙簇晶或草酸钙针晶束。粉末中有草酸钙针晶或簇晶散在，可见淀粉粒。详见图4、图5。

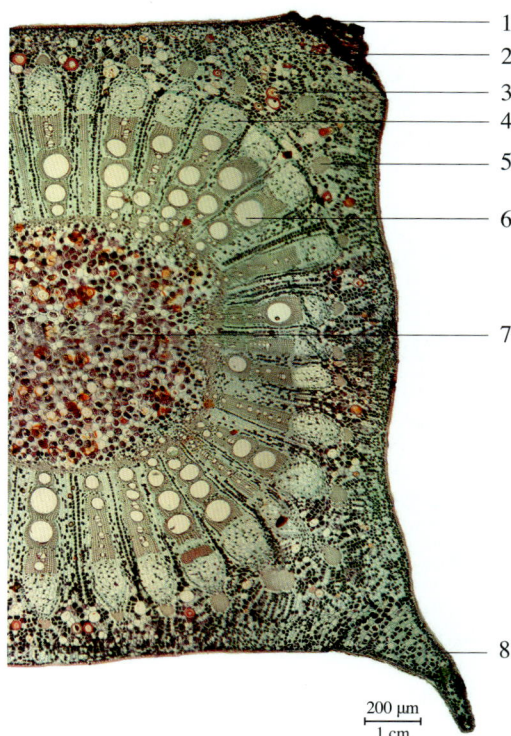

图4 四方藤茎横切面显微全貌图

1. 表皮细胞　2. 皮层　3. 石细胞　4. 韧皮部
5. 中柱鞘纤维　6. 木质部　7. 髓部　8. 棱翅

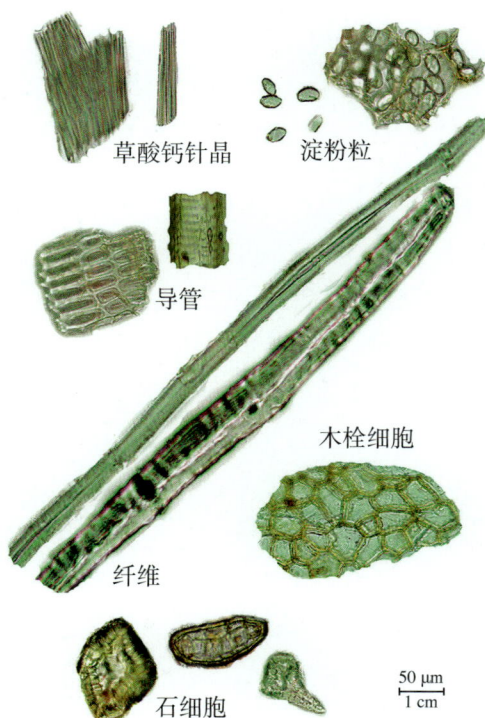

图5 四方藤茎粉末显微图

草酸钙针晶　淀粉粒　导管　木栓细胞　纤维　石细胞

（2）取本品粉末1.0 g，加甲醇20 ml，超声处理30分钟，滤过，滤液作为供试品溶液。另取岩白菜素对照品，加甲醇制成每1 ml含0.4 mg的溶液，作为对照品溶液。照薄层色谱法（中国药典2010年版一部附录Ⅵ B）试验，吸取供试品溶液1~5 μl，对照品溶液1 μl，分别点于同一硅胶G薄层板上，以三氯甲烷-乙酸乙酯-甲醇（2.5：2：1）为展开剂，展开，取出，晾干，喷以2%三氯化铁-2%铁氰化钾（1：1）混合溶液，热风吹至斑点显色清晰。供试品色谱中，在与对照品色谱相应的位置上，显相同颜色的斑点。7批样品按本法检验，均符合规定，且薄层色谱分离效果好，斑点圆整清晰，比移值适中，重现性好，详见图6。

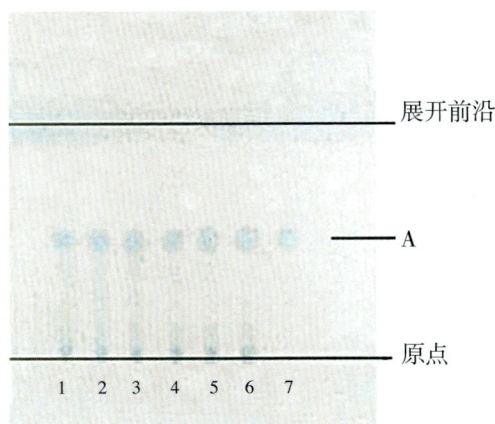

图6　四方藤样品TLC图

1. SFT-1（对照药材）　　　2. SFT-2　　　3. SFT-3
4. SFT-5　　　　　　　　 5. SFT-4　　　6. SFT-6
7. 岩白菜素对照品　　　　 A. 蓝色斑点

色谱条件：硅胶G薄层预制板，生产厂家：青岛海洋化工厂，批号：20100408，规格：10 cm×10 cm
　　　　　圆点状点样，点样量：1 μl；温度：25 ℃；相对湿度：70RH%
　　　　　展开剂：三氯甲烷-乙酸乙酯-甲醇（2.5：2：1）

耐用性实验考察：对自制板、预制板（青岛海洋化工厂提供，批号：20100408）的展开效果进行考察，对不同展开温度（4 ℃、35 ℃）进行考察，对不同相对湿度（30RH%、90RH%）进行考察，结果均表明本法的耐用性良好。

【检查】　水分　照水分测定法（中国药典2010年版一部附录Ⅸ H第一法）测定。

对本品7批样品进行水分测定，结果见表2，据最高值、最低值及平均值，并考虑到该药材为南方所产，而南方气候较为湿润，因此暂定本品药材水分限度为不得过15.0%。

表2　四方藤样品水分测定结果一览表

样品	水分均值（%）	样品	水分均值（%）
SFT-1	12.9	SFT-5	11.4
SFT-2	12.2	SFT-6	12.0
SFT-3	12.0	SFT-7	10.8
SFT-4	11.5	SFT-1-FH	10.2
SFT-3-FH	10.4	SFT-5-FH	10.5

总灰分　照灰分测定法（中国药典2010年版一部附录Ⅸ K）测定。

对本品7批样品进行总灰分测定，结果见表3，据最高值、最低值及平均值，将本品总灰分拟定为不得过7.0%。

表3　四方藤样品总灰分测定结果一览表

样品	总灰分（%）	样品	总灰分（%）
SFT-1	5.1	SFT-5	4.3
SFT-2	3.9	SFT-6	4.2
SFT-3	4.8	SFT-7	4.4
SFT-4	4.2	SFT-1-FH	5.9
SFT-3-FH	4.0	SFT-5-FH	4.5

【浸出物】　实验之初对比了水冷浸法、水热浸法、75%乙醇热浸法三种提取溶剂的提取效果，对比实验结果表明，采用水热浸法浸出物的含量最高，75%乙醇热浸法次之，水冷浸法含量最低，因此，最终确定以水溶性浸出物测定法（中国药典2010年版一部 X A）项下的热浸法测定。

对本品7批样品进行浸出物含量测定，结果见表4，据最高值、最低值及平均值，将本品浸出物含量拟定为不得少于15.0%。

表4　四方藤样品浸出物测定结果一览表

样品	浸出物均值（%）	样品	浸出物均值（%）
SFT-1	27.9	SFT-5	30.6
SFT-2	28.1	SFT-6	28.9
SFT-3	29.4	SFT-7	27.8
SFT-4	31.5	SFT-1-FH	18.8
SFT-3-FH	24.2	SFT-5-FH	20.3

【含量测定】　据报道，四方藤中含有岩白菜素，岩白菜素具有镇痛、镇静、催眠及安定作用，为提高本品质量控制水平，参照有关文献[10]，采用高效液相色谱法，对本品中岩白菜素进行含量测定，结果显示该方法灵敏，精密度高，重现性好，结果准确，可作为本品内在质量的控制方法，测定方法考察及验证结果如下。

1. 方法考察与结果

1.1 色谱条件

以十八烷基硅烷键合硅胶为填充剂；以甲醇-水为流动相；进样量10 µl，柱温室温，流速1.0 ml/min。用紫外-可见分光光度计在200~400 nm进行扫描，岩白菜素对照品在285.75 nm波长处有最大吸收，详见图7，故确定检测波长为286 nm。

1.2 提取方法

1.2.1 提取方法考察

取本品（SFT-1）粉末0.1 g，精密称定，共6份，精密加入流动相25 ml，称定重量，每2份分别加热回流60

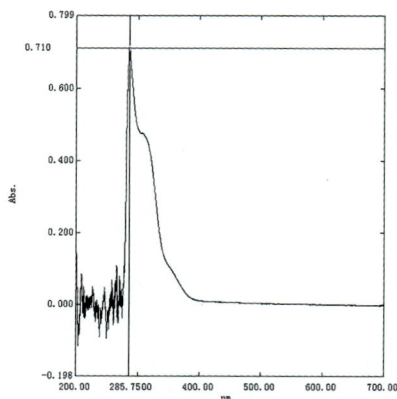

图7　岩白菜素对照品紫外扫描图

分钟、超声处理（功率90 W，频率45 kHz）30分钟、索氏提取2小时，放至室温，再称定重量，用甲醇补足减失的重量，摇匀，滤过，弃去初滤液，取续滤液，用微孔滤膜过滤，即得。结果详见表5，三者结果相差不大，但超声提取更简便、快捷，故确定超声处理为提取方法。

表5　提取方法考察结果

提取方法	岩白菜素含量（mg/g）
回流提取	12.8
超声提取	13.2
索氏提取	13.0

1.2.2 提取溶剂考察

取本品（SFT-1）粉末0.1 g，精密称定，共6份，每2份分别精密加入甲醇25 ml、流动相25 ml、水25 ml，称定重量，超声处理（功率90 W，频率45 kHz）30分钟，放至室温，再称定重量，用上述相应溶剂补足减失的重量，摇匀，滤过，弃去初滤液，取续滤液，用微孔滤膜过滤，即得。结果详见表6，采用水提取所得的含量最低，采用甲醇、流动相所得的含量较高，但是采用甲醇为溶剂时，对照品和样品中岩白菜素色谱峰的峰形很差，故确定流动相为提取溶剂。

表6　提取溶剂考察结果

提取溶剂	岩白菜素含量（mg/g）
甲醇	13.4
流动相	13.8
水	12.5

1.2.3 提取时间考察

取本品（SFT-1）粉末0.1 g，精密称定，共6份，分别精密加入流动相25 ml，称定重量，每2份分别超声处理（功率90 W，频率45 kHz）15分钟、30分钟及45分钟，放至室温，再称定重量，用流动相补足减失的重量，摇匀，滤过，弃去初滤液，取续滤液，用微孔滤膜过滤，即得。结果详见表7，超声处理30分钟较其余两者效果更佳。

表7　提取时间考察结果

提取时间（分钟）	岩白菜素含量（mg/g）
15	13.1
30	14.7
45	14.2

综合以上试验结果，最终提取方法确定如下：取本品粉末0.1 g，精密称定，精密加入流动相25 ml，称定重量，超声处理30分钟，放至室温，再称定重量，用流动相补足减失的重量，摇匀，滤过，弃去初滤液，取续滤液，用微孔滤膜过滤，即得。

2. 方法学验证与结果

2.1 线性及范围

精密称取岩白菜素对照品10.6 mg，置25 ml棕色量瓶中，用流动相溶解并稀释至刻度，摇匀，制成424 μg/ml对照品溶液，备用。分别精密吸取岩白菜素对照品溶液0.25 ml、0.5 ml、1.0 ml、2.0 ml、3.0 ml、4.0 ml，分别置10 ml量瓶中，加流动相稀释至刻度，摇匀，作为不同浓度的对照品溶液。

将上述对照品溶液按正文拟定的色谱条件分别进样10 μl，以对照品的进样量（ng）为横坐标，峰面积为纵坐标，绘制标准曲线，结果表明：当岩白菜素对照品进样量在106~1696 ng范围内时，进样量与峰面积呈良好的线性关系，回归方程为：$Y=613.69X-4591.9$，$r=0.9992$。

2.2 精密度试验

2.2.1 重复性

取同一份供试品溶液（SFT-1），按正文拟定的色谱条件，连续测定6次。结果表明6次测定的岩白菜素峰面积平均值为335571.3，RSD=0.96%（$n=6$），试验表明本法的精密度良好。

2.2.2 重现性

取同一批供试品（SFT-1）粉末0.1 g，精密称定，按正文的方法平行测定6份，计算，测得岩白菜素含量的平均值为14.2 mg/g，RSD=1.21%（$n=6$），试验结果表明本法的重现性较好。

2.3 准确度试验

精密称取岩白菜素对照品10.6 mg，置25 ml棕色量瓶中，用流动相溶解并稀释至刻度，作为岩白菜素对照品储备液。

精密称取已知含量（岩白菜素含量为14.2 mg/g）的供试品（SFT-1）粉末0.05 g，共6份，分别置6个具塞锥形瓶中，精密加入岩白菜素对照品储备液1.7 ml，精密加入流动相23.3 ml，按正文拟定的方法提取、测定，计算加样回收率，结果岩白菜素平均回收率为100.5%，RSD=1.53%（$n=6$）。

2.4 耐用性试验

2.4.1 色谱柱的考察

分别采用不同品牌的色谱柱（Xbrige ODS C18、ODS TC C18、XB C18，三根色谱柱规格均为5 μm，4.6 mm×250 mm）测定样品（SFT-1）中岩白菜素的含量，结果三根色谱柱测定结果平均值为14.3 mg/g，RSD=2.91%（$n=3$）。

2.4.2 色谱仪的考察

分别采用不同品牌的色谱仪（日本岛津LC-10ATVP型、Waters 1525-2998）测定样品（SFT-1）中岩白菜素的含量，结果两台色谱仪测定结果平均值为14.6 mg/g，RAD=2.43%（$n=2$）。

按正文含量测定方法，测定了本品7批样品中的岩白菜素的含量（详见表8），据最高

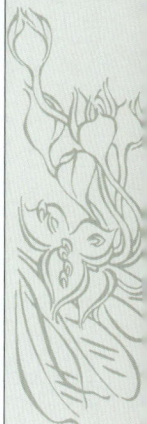

值、最低值及平均值，并考虑药材来源差异情况，暂定本品含量限度为不得少于0.85％。

空白溶剂HPLC图、岩白菜素对照品HPLC图、四方藤样品HPLC图分别见图8、图9、图10。

表8　7批样品测定结果

编号	采集（收集）地点/批号	岩白菜素含量（％）	RSD（％）
SFT-1	广西防城港市 20100321	1.6	0.94
SFT-2	广西上思县 20110228	1.5	0
SFT-3	广西金秀瑶族自治县 20110411	1.8	0.27
SFT-4	广西南宁景昌中药材有限公司 20110429	2.8	0.36
SFT-5	广西靖西县 20110609	1.6	0
SFT-6	广西金秀瑶族自治县药材市场 20110721-1	2.9	1.91
SFT-7	广西金秀瑶族自治县桐木镇市场 20110721-2	2.8	0.51
SFT-1-FH	广西防城港市 20100321	1.1	2.78
SFT-3-FH	广西金秀瑶族自治县 20110411	2.3	0.79
SFT-5-FH	广西靖西县 20110609	1.5	0.81

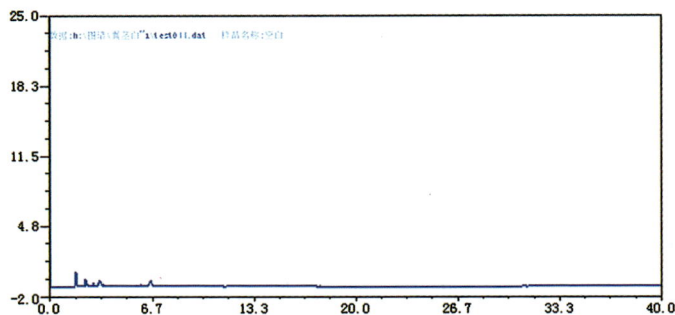

图8　空白溶剂HPLC图

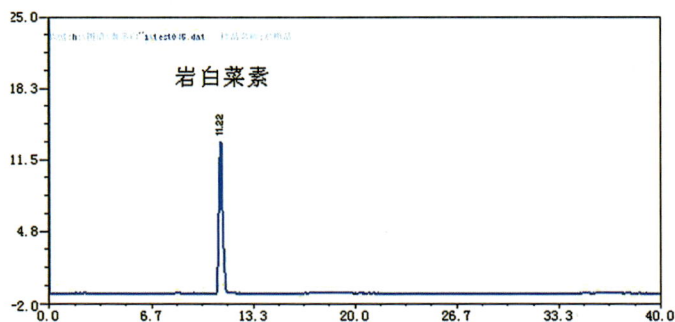

图9　岩白菜素对照品HPLC图

《广西壮族自治区壮药质量标准第二卷（2011年版）》注释

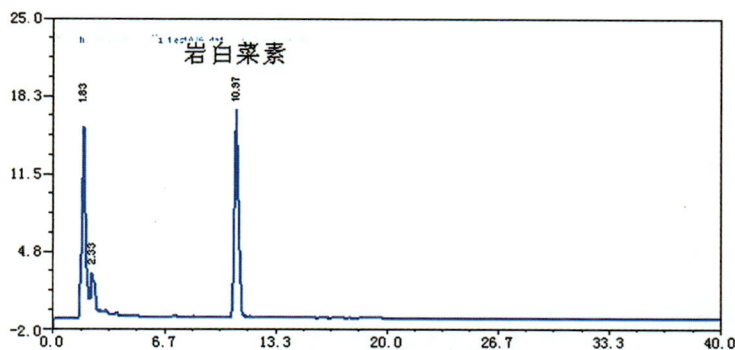

图10　四方藤样品HPLC图

参考文献

[1]中国科学院中国植物志编辑委员会. 中国植物志：第四十八卷第二分册 [M]. 北京：科学出版社，1998：62.

[2]国家中医药管理局《中华本草》编委会. 中华本草：第五册 [M]. 上海：上海科学技术出版社，1999：287-288.

[3]广西壮族自治区卫生厅. 广西中药志 [M]. 南宁：广西人民出版社，1959：138.

[4]广西壮族自治区革命委员会卫生管理服务站. 广西中草药 [M]. 南宁：广西人民出版社，1970：182.

[5]广西壮族自治区革命委员会卫生局. 广西本草选编 [M]. 南宁：广西人民出版社，1974：669.

[6]《全国中草药汇编》编写组. 全国中草药汇编 [M]. 北京：人民卫生出版社，1975：192.

[7]潘保强，濮全龙. 四方藤化学成分研究简报 [J]. 中草药，1981，12（6）：45.

[8]庞声航，余胜民，黄琳芸，等. 广西20种传统瑶药抗肿瘤筛选研究 [J]. 广西中医药，2006，29（4）：53-57.

[9]黄琳芸，钟鸣，余胜民，等. "虎钻"类传统瑶药的急性毒性研究 [J]. 广西中医药，2005，28（5）：42-43.

[10]国家药典委员会. 中华人民共和国药典2010年版一部 [M]. 北京：中国医药科技出版社，2010：338-339.

药学编著： 刘 元　宋志钊　李星宇
药学审校： 广西壮族自治区食品药品检验所

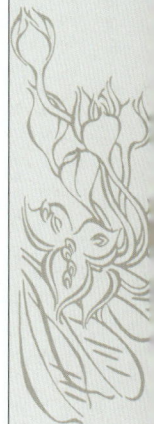

四块瓦　　棵绥盟

Sikuaiwa　　　Goseiqmbaw

CHLORANTHI HOLOSTEGII HERBA

【概述】 四块瓦，俗名水晶花、四大天王、四叶金、平头细辛、土细辛。本品以水晶花之名始见于《植物名实图考》，曰："衡山生者叶似绣球花叶而小，紫茎有节，花如银丝，作穗长寸许，夏至后即枯。"观其附图，茎端具4片叶，近轮生，穗状花序3条，药隔延长成线形。形态特征与本品相符。广西壮族地区民间多称本品为"四块瓦"，故沿用《广西中药资源名录》名称，以"四块瓦"为正名。四块瓦原植物主要分布于广东、广西、福建、四川、云南、贵州等地，广西主产于桂西石山地区的武鸣、马山、上林、百色、隆林、东兰、那坡、德保等壮族居住地。

【来源】 本品为金粟兰科植物全缘金粟兰 *Chloranthus holostegius*（Hand.-Mazz.）Pei et Shan的干燥全草。

全缘金粟兰为多年生草本，高25~55 cm；根状茎生多数须根；茎直立，通常不分枝，下部节上对生2片鳞状叶。叶对生，通常4片生于茎顶，呈轮生状，坚纸质，宽椭圆形或倒卵形，长8~15 cm，宽4~10 cm，顶端渐尖，基部宽楔形，边缘有锯齿，齿端有一腺体，两面无毛；侧脉6~8对；叶柄长0.5~1.5 cm；鳞状叶宽卵形或三角形；托叶微小。穗状花序顶生和腋生，通常1~5个聚生，连总花梗长5~12 cm；苞片宽卵形或近半圆形，不分裂；花白色；雄蕊3枚，药隔基部连合，着生于子房顶部柱头外侧，中央药隔具1个2室的花药，两侧药隔各具1个1室的花药，药隔伸长成线形，长5~8 mm；子房卵形。核果近球形或倒卵形，长3~4 mm，绿色。花期5~6月，果期7~8月。[1]

全缘金粟兰以全草入药，全年可采，除去杂质，晒干。[2]我们重点深入广西壮族集中地区的武鸣、马山、大新、巴马等地进行调查，在民间草医指导下采样，并压制同号腊叶标本，腊叶标本经过方鼎和黄燮才两位植物分类专家鉴定为金粟兰科植物全缘金粟兰 *Chloranthus holostegius*（Hand.-Mazz.）Pei et Shan。该植物主要分布在桂西石山地区的壮族居住地，资源较多，以全草入药，结合当地壮族民间用药习惯和文献查考，认为本品应是壮族民间习惯用药"四块瓦"。

起草样品收集情况：共收集到样品6批，详细信息见表1、图1、图2。

表1　四块瓦样品信息一览表

编号	原编号	药用部位	产地/采集地点	样品状态
SKW-1	11041702	全草	马山县古零镇新杨村	药材
SKW-2	11041704	全草	武鸣县两江镇	药材
SKW-3	11050601	全草	巴马瑶族自治县县城附近母鸡山	药材
SKW-4	11050901	全草	金秀瑶族自治县长垌乡圣堂山	药材

编号	原编号	药用部位	产地/采集地点	样品状态
SKW-5	11061501	全草	马山县金伦洞附近石山	药材
SKW-6	11071001	全草	商品药材	药材

备注：四块瓦样品SKW-3同时制成腊叶标本，经鉴定，结果确定其为金粟兰科植物全缘金粟兰，实验中以该样品作为四块瓦的对照药材与其他样品进行对比。在样品收集过程中发现有另外两种相似植物，为了区分三者，主要区别如下：

本品全缘金粟兰Chloranthus holostegius（Hand.-Mazz.）Pei et Shan主产于桂西南石山地区的壮族居住地，广西资源量较多。本品的主要区别点为：药隔比药室长5倍以上，药隔长不超过1 cm，苞片全缘。

本品相似植物宽叶金粟兰Chloranthus henryi Hemsl.主要分布在广西桂北地区的龙胜和全州等地，广西资源量较少。主要区别点为：药隔比药室长约3倍，药隔长约0.3 cm。

本品相似植物丝穗金粟兰Chloranthus fortunei（A. Gray）Solms-Laub.主要分布在桂西和桂北地区的瑶族居住地。主要区别点为：药隔比药室长5倍以上，药隔长1~1.9 cm，苞片具不整齐的2~3裂。

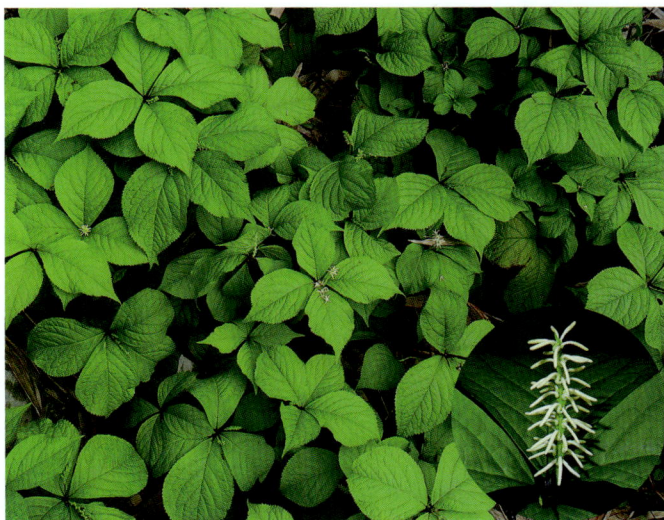

图1　四块瓦原植物

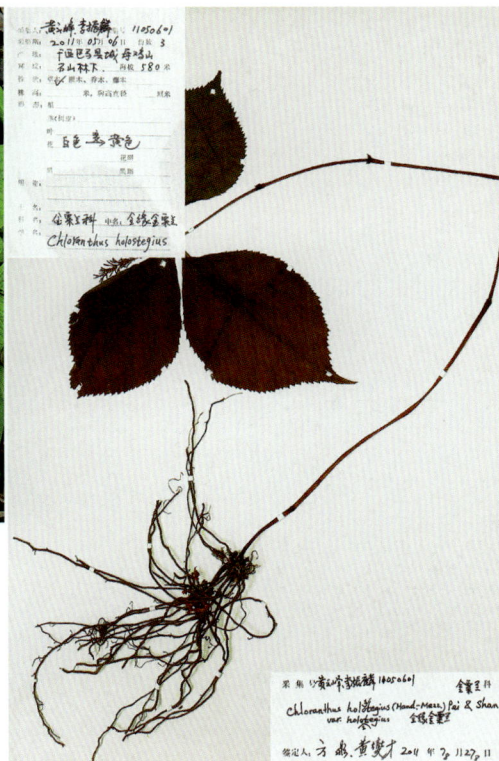

图2　四块瓦标本

【化学成分】　四块瓦含β-谷甾醇（β-sitosterol）、胡萝卜苷（daucosterol）、棕榈酸（palmitic）、金粟兰内酯（chloranthalactone）、嗪皮啶-8-葡萄糖苷（fraxidin-8-glucoside）。[3]

【性状】　本品长20~50 cm。根茎横生或集聚成束，根茎长1~3 cm，直径3~5 mm；表面灰棕色至黄褐色，粗糙，具不规则结节状隆起，上面着生多数须根；须根呈圆柱形，略弯曲，长3~12 cm，直径1~2 mm。茎呈扁圆柱形，表面黄绿色或黄褐色，具纵棱，断面中空。叶卷曲，暗黄绿色，完整者展开后呈宽椭圆形或倒卵形，长7~14 cm，宽4~9 cm，顶端渐尖，基部宽楔形，边缘有锯齿，两面无毛；叶柄长0.3~1.0 cm。气微，味苦。

本品主要鉴别特征为根茎表面具不规则结节状隆起，茎断面中空；以干燥、无泥土杂质者为佳。详见图3。

【鉴别】　（1）本品根横切面：表皮细胞1列，角质层薄。皮层宽广，薄壁细胞中含有

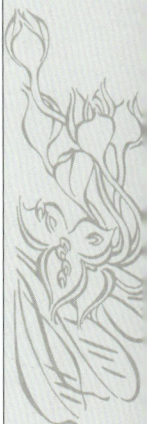

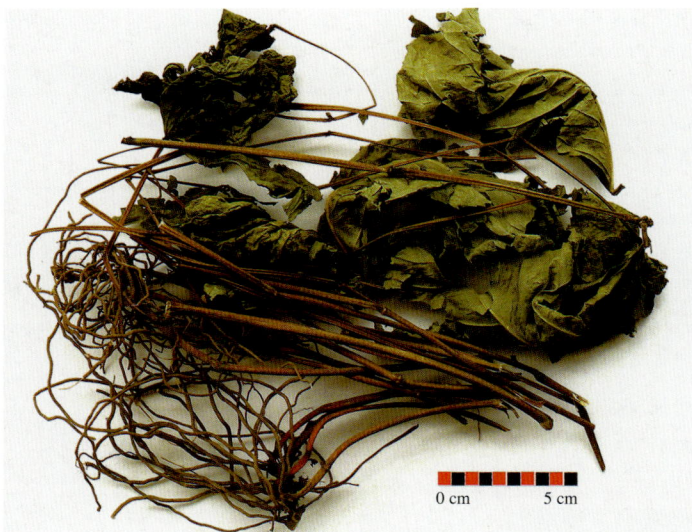

图3　四块瓦药材

大量淀粉粒；石细胞多单个散在，类圆形或多角形，直径20~38 μm。内皮层细胞1列，棕黄色。维管束外韧型，木质部多棱型，韧皮部位于相邻木质部束之间的弧角处。

叶横切面：上下表皮细胞1列，表皮细胞长方形或类圆形。海绵组织发达，中脉维管束周韧型，呈半月形，导管放射状排列；韧皮部外侧有1~3列中柱鞘厚壁纤维。中脉薄壁细胞含草酸钙簇晶，直径8~13 μm。油细胞散布，黄绿色，直径20~50 μm。

显微鉴别要点：茎横切面的石细胞类圆形，木质部八角星状，茎横切面中的薄壁细胞含有糊化淀粉粒，是其显微鉴别的主要特征，详见图4、图5、图6。

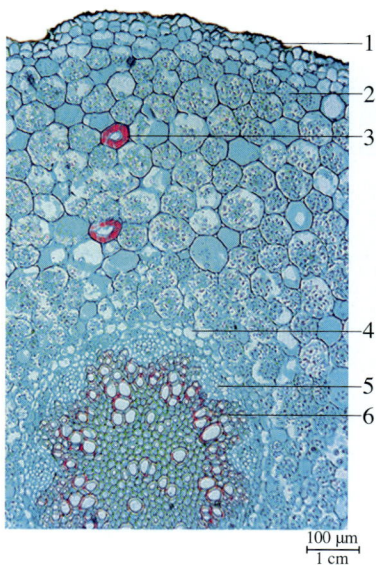

图4　四块瓦根横切面显微全貌图

1. 表皮　　2. 皮层
3. 石细胞　4. 内皮层
5. 韧皮部　6. 木质部

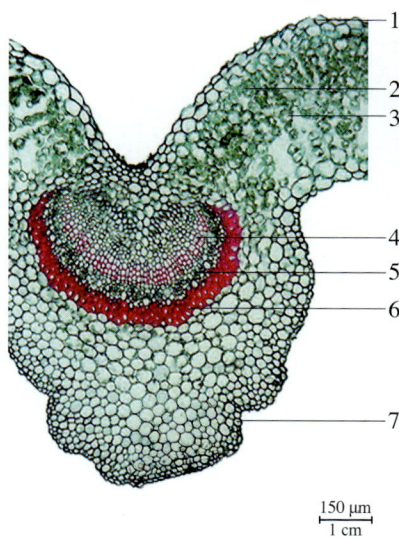

图5　四块瓦叶横切面显微全貌图

1. 上表皮　　2. 栅栏组织
3. 海绵组织　4. 木质部
5. 韧皮部　　6. 中柱鞘纤维
7. 下表皮

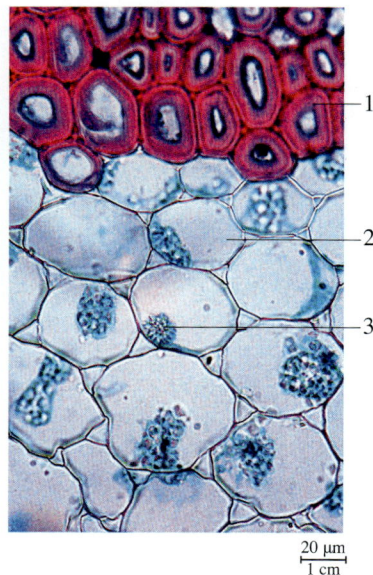

图6　四块瓦叶横切面显微放大图

1. 中柱鞘纤维　2. 薄壁细胞
3. 草酸钙簇晶

（2）取本品粉末1 g，加甲醇20 ml，超声处理40分钟，滤过，滤液蒸干，残渣加乙酸乙酯1 ml使溶解，作为供试品溶液。另取四块瓦对照药材1 g，同法制成对照药材溶液。照薄层色谱法（中国药典2010年版一部附录ⅥB）试验，吸取上述两种溶液各5 μl，分别点于同一硅胶G薄层板上，以环己烷–丙酮（8∶2）为展开剂，展开，取出，晾干，置日光下检

《广西壮族自治区壮药质量标准第二卷（2011年版）》注释

视。供试品色谱中，在与对照药材色谱相应的位置上，显相同颜色的斑点。5批样品按本法检验，均符合规定且薄层色谱分离效果好，斑点圆整清晰，比移值适中，重现性好。

耐用性实验考察：采用点状点样对自制板、预制板（青岛海洋化工厂提供，批号：20111008）的展开效果进行考察，对不同展开温度（10 ℃、30 ℃）进行考察，结果均表明本法的耐用性良好。

从5批四块瓦的薄层鉴别图谱可以看到与对照药材色谱相应的位置上，显相同颜色的斑点，详见图7。

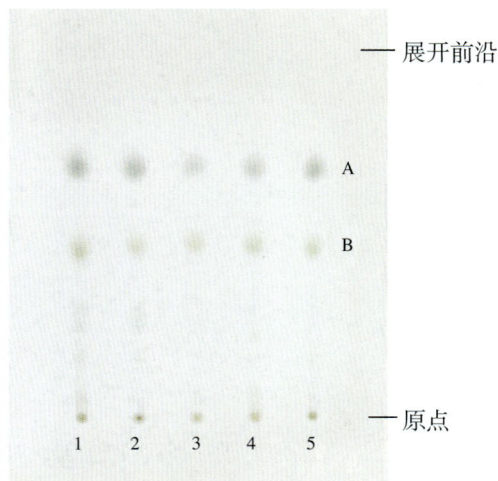

图7　四块瓦样品TLC图

1. SKW–1　　2. SKW–2　　3. SKW–3　　4. SKW–4
5. SKW–3（对照药材）　　A. 墨绿色斑点　　B. 淡黄色斑点

色谱条件：硅胶G薄层预制板，生产厂家：青岛海洋化工厂，批号：20111008，规格：10 cm×20 cm
　　　　　圆点状点样，点样量：5 μl；温度：30 ℃；相对湿度：60RH%
　　　　　展开剂：环己烷-丙酮（8∶2）
　　　　　检识：日光下检视

【检查】　水分　照水分测定法（中国药典2010年版一部附录IX H第一法）测定。

对本品6批样品进行水分测定，结果见表2，据最高值、最低值及平均值，并考虑到该药材为南方所产，而南方气候较为湿润，暂定本品药材水分限度为不得过14.0%。

表2　四块瓦样品水分测定结果一览表

样品	水分均值（%）	样品	水分均值（%）
SKW–1	13.1	SKW–4	12.5
SKW–2	12.9	SKW–5	12.6
SKW–3	11.4	SKW–6	11.8
SKW–1–FH	9.8	SKW–3–FH	10.8
SKW–2–FH	10.6		

总灰分　照灰分测定法（中国药典2010年版一部附录IX K）测定。

对本品6批样品进行总灰分测定，结果见表3，据最高值、最低值及平均值，将本品总灰分拟定为不得过11.0%。

《广西壮族自治区壮药质量标准第二卷（2011年版）》注释

表3　四块瓦样品总灰分测定结果一览表

样品	总灰分（%）	样品	总灰分（%）
SKW-1	7.7	SKW-4	8.6
SKW-2	9.0	SKW-5	9.1
SKW-3	8.9	SKW-6	9.2
SKW-1-FH	9.9	SKW-3-FH	8.7
SKW-2-FH	8.1		

【浸出物】　照水溶性浸出物测定法（中国药典2010年版一部附录Ⅹ A）项下的热浸法测定。

对本品6批样品进行浸出物含量测定，结果见表4，据最高值、最低值及平均值，将本品浸出物含量拟定为不得少于12.0%。

表4　四块瓦样品浸出物测定结果一览表

样品	浸出物均值（%）	样品	浸出物均值（%）
SKW-1	15.8	SKW-4	13.0
SKW-2	15.6	SKW-5	14.6
SKW-3	14.2	SKW-6	13.2
SKW-1-FH	19.5	SKW-3-FH	21.5
SKW-2-FH	19.9		

参考文献

[1][2]国家中医药管理局《中华本草》编委会. 中华本草：第三册 [M]. 上海：上海科学技术出版社，1999：451.

[3]高诚伟，陈于澍，谢家敏，等. 四块瓦化学成分的研究（Ⅱ）[J]. 高等学校化学学报，1987，8（2）：141-142.

药学编著： 赖茂祥　胡琦敏　黄云峰
药学审校： 广西壮族自治区食品药品检验所

鸟不企　　动哈

Niaobuqi　　　Doenghha

ARALIAE DECAISNEANAE RADIX

【概述】　鸟不企，俗名鹰不拍、大叶鸟不企、大鹰不扑、鹊不踏、雷公木。[1]《广西药用植物名录》、《广西本草选编》、《中国壮药材》、《中华本草》、《全国中草药汇编》等辞书中对其药用价值、原植物、地理分布等亦有简要记述。鸟不企分布于江西、福建、台湾、广东、广西、贵州、云南等地海拔400～1200 m的杂木林中。[2]

【来源】　本品为五加科植物黄毛楤木 *Aralia decaisneana* Hance的干燥根。

黄毛楤木为灌木，高1~5 m。茎皮灰色，有纵纹和裂隙；新枝密生黄棕色绒毛，有刺；刺短而直，基部稍膨大。叶为二回羽状复叶，长达1.2 m；叶柄粗壮，长20~40 cm，疏生细刺和黄棕色绒毛；托叶和叶柄基部合生，先端离生部分锥形，外面密生锈色绒毛；叶轴和羽片轴密生黄棕色绒毛；羽片有小叶7~13片，基部有小叶1对；小叶片革质，卵形至长圆状卵形，长7~14 cm，宽4~10 cm，先端渐尖或尾尖，基部圆形，稀近心形，上面密生黄棕色绒毛，下面毛更密，边缘有细尖锯齿，侧脉6~8对，两面明显，网脉不明显；小叶无柄或有长达5 mm的柄，顶生小叶柄长达5 cm。圆锥花序大；分枝长达60 cm，密生黄棕色绒毛，疏生细刺；伞形花序直径约2.5 cm，有花30~50朵；总花梗长2~4 cm；苞片线形，长0.8~1.5 cm，外面密生绒毛；花梗长0.8 ~1.5 cm，密生细毛；小苞片长3~4 mm，宿存；花淡绿白色；萼无毛，长约2 mm，边缘有5小齿；花瓣卵状三角形，长约2 mm；雄蕊5枚，花药白色，花丝长2.5 ~3 mm；子房5室；花柱5枚，基部合生，上部离生。果实球形，黑色，有5棱，直径约4 mm。花期10月至次年1月，果期12月至次年2月。[3]

鸟不企以根入药，秋后采收，除去杂质，洗净，切片，晒干。

起草样品收集情况：共收集到样品7批，详细信息见表1、图1、图2。

表1　鸟不企样品信息一览表

编号	原编号	药用部位	产地/采集地点/批号	样品状态
NBQ-1	20110521	根	平南县思旺乡	药材
NBQ-2	20110706	根	武鸣县双桥镇	药材
NBQ-3	20110411	根	桂平县金田乡	药材
NBQ-4	20101105	根	贵港市大圩镇	药材
NBQ-5	20110407	根	邕宁县良庆乡	药材
NBQ-6	20110516	根	邕宁县四塘镇	药材
NBQ-7	20110706	根	南宁高峰林场	药材

备注：鸟不企样品NBQ-5同时制成腊叶标本，经鉴定，结果确定其为五加科植物黄毛楤木，实验中以该样品作为鸟不企的对照药材与其他样品进行对比。完成样品收集后，将所有7份样品（约300 g）进行粉碎处理，并统一过24目筛，备用。

【化学成分】　全株含齐墩果酸（oleanolic acid）。[4]

【药理与临床】　树皮中成分香叶木苷腹腔注射，对角叉菜胶引起的大鼠足跖水肿有抗

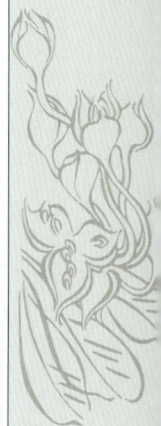

壮药质量标准注释

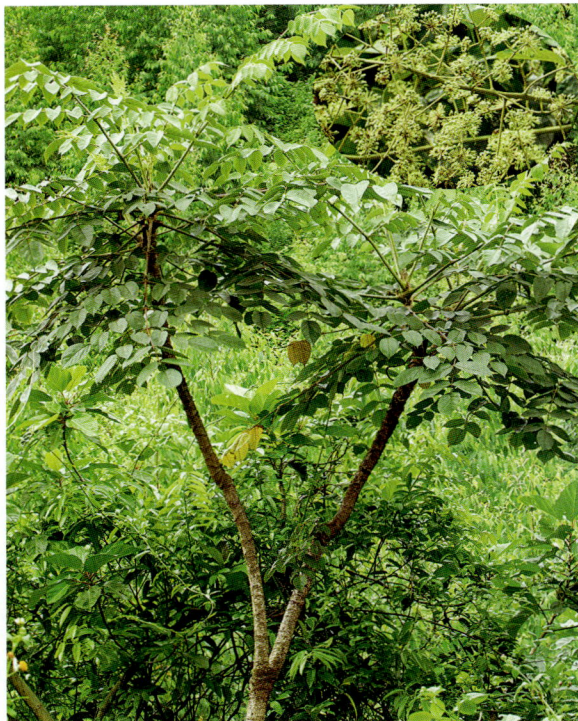

图1　鸟不企原植物

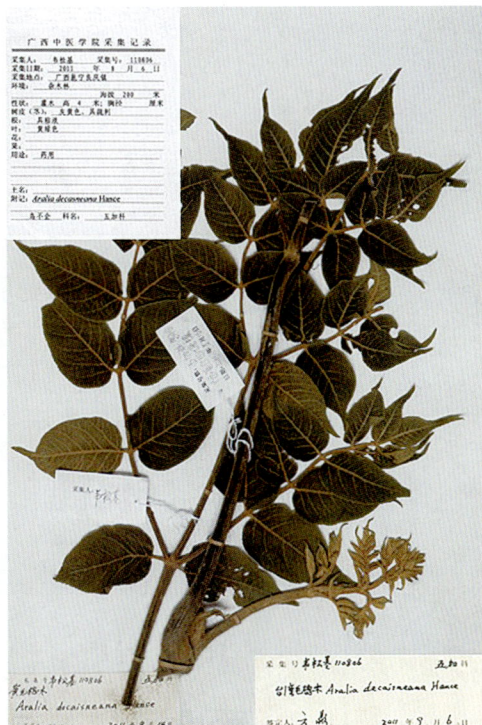

图2　鸟不企标本

炎作用，ED$_{50}$为100 mg/kg。香叶木苷具有维生素P样作用，降低家兔毛细血管通透性作用较儿茶酚水合物、陈皮苷、槲皮素和芦丁强，还可增强豚鼠毛细血管的抵抗力和减少肾上腺抗坏血酸的释出。[5]

【性状】　本品呈块片状，直径0.5~4 cm，厚0.6~1.2 cm，表面黄褐色或灰黄色，栓皮易脱落，脱落处呈暗褐色或灰褐色，有纵皱纹，具横向突起的皮孔和圆形的侧根痕。质硬，不易折断；断面皮部较厚，黄褐色，木部淡黄白色。气微，味微苦、辛。

本品主要鉴别特征为表面黄褐色或灰黄色，栓皮易脱落。详见图3。

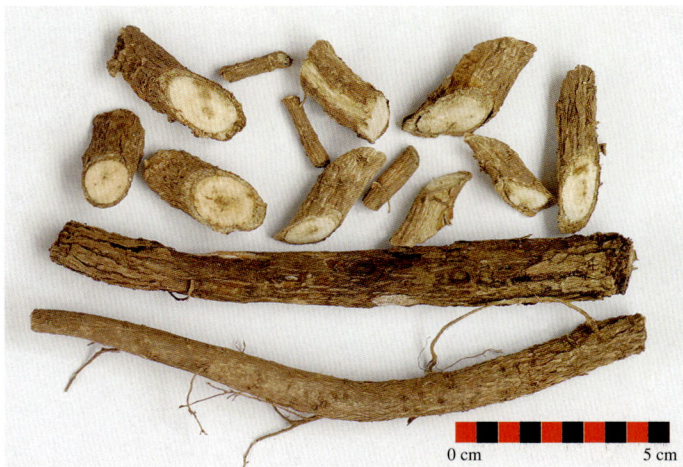

图3　鸟不企药材

【鉴别】　（1）本品粉末灰白色。草酸钙簇晶众多，直径40~145 μm，晶瓣尖锐。淀粉粒圆形或类椭圆形，直径6~25 μm；复粒由2~8个分粒组成。具缘纹孔导管，直径50~240 μm。韧皮纤维长梭形，壁薄，胞腔大。草酸钙方晶直径13~55 μm。

显微鉴别要点：粉末草酸钙簇晶众多；纤维成束，长梭形。详见图4。

（2）取本品粉末2 g，加乙醇20 ml，超声处理20分钟，滤过，滤液蒸干，残渣加甲醇

178

溶解后浓缩至1 ml，作为供试品溶液。另取鸟不企对照药材2 g，同法制成对照药材溶液。照薄层色谱法（中国药典2010年版一部附录Ⅵ B）试验，吸取上述两种溶液各3 μl，分别点于同一硅胶G薄层板上，以三氯甲烷-乙酸乙酯-甲酸（6∶4∶1）为展开剂，展开，取出，晾干，喷以5%三氯化铝乙醇溶液，在105 ℃加热至斑点显色清晰，置紫外光灯（365 nm）下检视。供试品色谱中，在与对照药材色谱相应的位置上，显相同颜色的荧光斑点。7批样品按本法检验，均符合规定，且所得薄层色谱斑点清晰，分离较好，易判断结果，重现性好。

耐用性实验考察：对不同展开系统［环己烷-乙酸乙酯（9∶1）、三氯甲烷-丙酮-甲酸（8∶1∶1）、三氯甲烷-乙酸乙酯-甲酸（6∶4∶1）］进行考察，对不同展开温度（25 ℃、32 ℃）、相对湿度（40RH%、70RH%）进行考察，对不同点样量（1 μl、2 μl、3 μl、5 μl、6 μl）进行考察，结果均表明本法的耐用性良好，见图5。

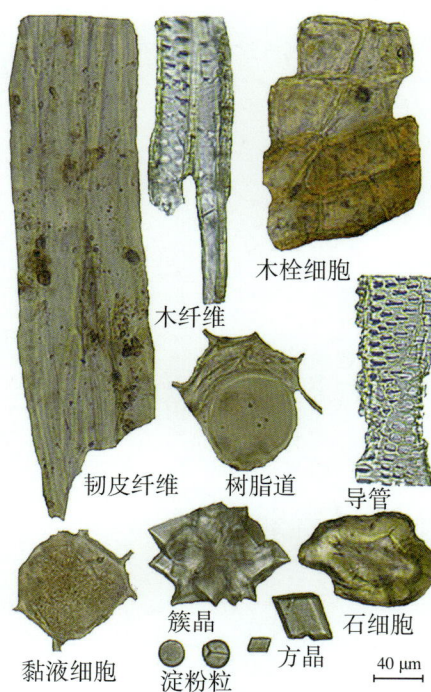

木栓细胞

木纤维

韧皮纤维　　树脂道　　导管

黏液细胞　　簇晶　　石细胞　　方晶　　淀粉粒　　40 μm

图4　鸟不企根粉末显微图

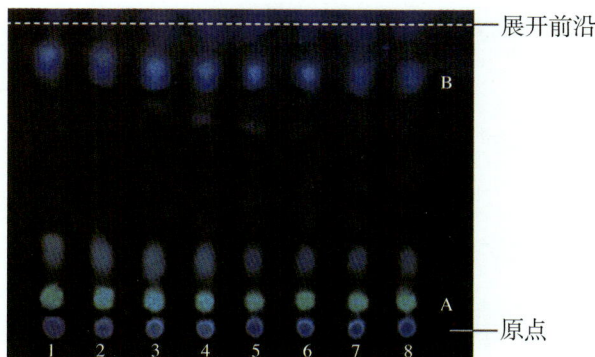

展开前沿

B

A

原点

1　2　3　4　5　6　7　8

图5　鸟不企根药材TLC图

1. NBQ-1　　　2. NBQ-2　　　3. NBQ-3
4. NBQ-4　　　5. NBQ-5　　　6. NBQ-6
7. NBQ-7　　　8. 对照药材
A. 黄色荧光斑点　　　B. 蓝色荧光斑点

色谱条件：硅胶G薄层自制板，生产单位：青岛海洋化工有限公司，批号：050603；黏合剂：0.5%羧甲基纤维素钠；
　　　　　厚度：0.5 mm；规格：10 cm×20 cm
　　　　　圆点状点样，点样量：3 μl；温度：33 ℃；相对湿度：50RH%
　　　　　展开剂：三氯甲烷-乙酸乙酯-甲酸（6∶4∶1）
　　　　　显色剂：5%三氯化铝乙醇溶液，在105 ℃加热至斑点显色清晰

【检查】　水分　照水分测定法（中国药典2010年版一部附录Ⅸ H第一法）测定。

对本品7批样品进行水分测定，结果见表2，据最高值、最低值及平均值，并考虑到该药材为南方所产，而南方气候较为湿润，暂定本品药材水分限度为不得过10.0%。

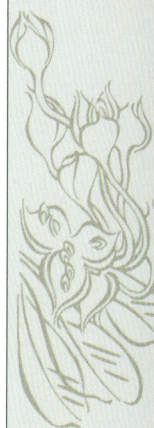

表2　鸟不企样品水分测定结果一览表

样品	水分均值（%）	样品	水分均值（%）
NBQ-1	6.7	NBQ-5	4.9
NBQ-2	6.6	NBQ-6	6.4
NBQ-3	6.5	NBQ-7	6.5
NBQ-4	6.2	NBQ-1-FH	6.1
NBQ-3-FH	6.5	NBQ-6-FH	6.2

总灰分　照灰分测定法（中国药典2010年版一部附录Ⅸ K）测定。

对本品7批样品进行总灰分测定，结果见表3，据最高值、最低值及平均值，将本品总灰分拟定为不得过9.0%。

表3　鸟不企样品总灰分测定结果一览表

样品	总灰分（%）	样品	总灰分（%）
NBQ-1	7.2	NBQ-5	6.5
NBQ-2	6.1	NBQ-6	8.1
NBQ-3	7.1	NBQ-7	7.3
NBQ-4	6.7	NBQ-1-FH	3.9
NBQ-3-FH	4.2	NBQ-6-FH	2.9

酸不溶性灰分　照灰分测定法（中国药典2010年版一部附录Ⅸ K）测定。

对本品7批样品进行酸不溶性灰分测定，结果见表4，据最高值、最低值及平均值，将本品总灰分拟定为不得过2.5%。

表4　鸟不企样品酸不溶性灰分测定结果一览表

样品	酸不溶性灰分（%）	样品	酸不溶性灰分（%）
NBQ-1	1.9	NBQ-5	1.3
NBQ-2	1.1	NBQ-6	1.5
NBQ-3	1.5	NBQ-7	1.8
NBQ-4	1.6	NBQ-1-FH	1.2
NBQ-3-FH	1.0	NBQ-6-FH	0.7

【浸出物】　照水溶性浸出物测定法（中国药典2010年版一部附录Ⅹ A）项下的热浸法测定。

对本品3批样品进行浸出物测定，结果见表5，将本品浸出物拟定为不得少于8.0%。

表5　鸟不企样品浸出物测定结果一览表

样品	浸出物均值（%）	样品	浸出物均值（%）
NBQ-1-FH	15.8	NBQ-3-FH	17.3
NBQ-6-FH	14.4		

参考文献

[1][2]国家中医药管理局《中华本草》编委会. 中华本草 [M].上海：上海科学技术出版社，1999：785（总4995）.

[3]中国科学院中国植物志编辑委员会. 中国植物志：第五十四卷 [M]. 北京：科学出版社，1995：157.

[4]蒙毅，钟一雄，范卫锋，等. 高效液相色谱法测定鹰不扑中齐墩果酸的含量 [J]. 中国中医药信息杂志，2007，14（9）：49-50.

[5]南京中医药大学. 中药大辞典：下册 [M]. 2版. 上海：上海科学技术出版社，2006：3824.

药学编著：刘华钢　韦松基　戴忠华
药学审校：广西壮族自治区食品药品检验所

半边旗　　棍断

Banbianqi　　　　　Gutdonj

PTERIS SEMIPINNATAE HERBA

【概述】　半边旗，又名甘草蕨、甘草凤尾蕨、半边蕨、半边风药、单边旗、半边梳等。本品为民间常用草药，在《广西药用植物图志》、《南宁市药物志》、《安徽中草药》、《福建药物志》、《浙江药用植物志》、《天目山药用植物志》、广州部队《常用中草药手册》、《广西植物名录》、《中药大辞典》、《全国中草药汇编》、《广西药用植物名录》、《中华本草》等文献中均有记载。

【来源】　本品为凤尾蕨科植物半边旗 *Pteris semipinnata* Linn.的干燥全草。[1]

半边旗为多年生草本，高30~100 cm。根状茎横走，顶端及叶柄基部有棕色钻形鳞片。叶草质，簇生，近一型；叶柄长40~70 cm，棕色或黑棕色，光滑，叶轴及羽轴腹面纵沟的两侧有小齿；孢子叶长圆形至长圆状披针形，长20~40 cm，宽15~28 cm；二回半边羽裂，羽片半三角形至三角形，先端长尾状，上侧全缘，下侧羽裂几达羽轴，基部的裂片最长，向上渐短，仅营养叶的顶部边缘有尖锯齿，叶脉羽状，侧脉明显，斜向上，二叉，小脉直达锯齿的软骨质刺尖头。孢子叶裂片仅先端有1尖刺或具2~3个尖锯齿；孢子囊群线形，生于裂片边缘的边脉上，囊群盖同形，黄棕色，膜质，全缘。叶干后草质，绿色或暗绿色，无毛。[2]

起草样品收集情况：共收集到样品10批，详细信息见表1、图1、图2。

表1　半边旗样品信息一览表

编号	药用部位	产地/采集地点/批号	样品状态
BBQ-1	全草	武鸣县金陵镇	药材
BBQ-2	全草	桂平市市郊	药材
BBQ-3	全草	南宁高峰林场	药材
BBQ-4	全草	柳州市市郊	药材
BBQ-5	全草	融安县大良镇	药材
BBQ-6	全草	融水苗族自治县扶石镇	药材
BBQ-7	全草	融水苗族自治县水口镇	药材
BBQ-8	全草	融水苗族自治县隘口村	药材
BBQ-9	全草	三江侗族自治县古宜镇	药材
BBQ-10	全草	柳城县六市镇	药材

备注：研究期间先后4次赴南宁市市郊金陵镇及高峰林场、桂平市市郊、柳城县、融安县、融水苗族自治县等地采集半边旗药材，将所采集的半边旗植物同时制成腊叶标本，经鉴定，结果确定其为凤尾蕨科植物半边旗。实验中以市场购买和野外采集的半边旗药材共10批作为研究用样品，再以广西食品药品检验所药材标本室收藏的半边旗药材作为对照药材进行各项实验研究。完成样品收集后，将所有10份样品（约300 g）进行粉碎处理，并统一过40目筛，备用。

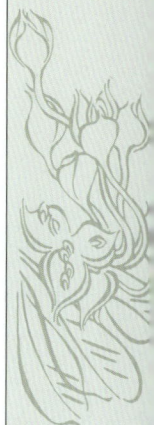

181

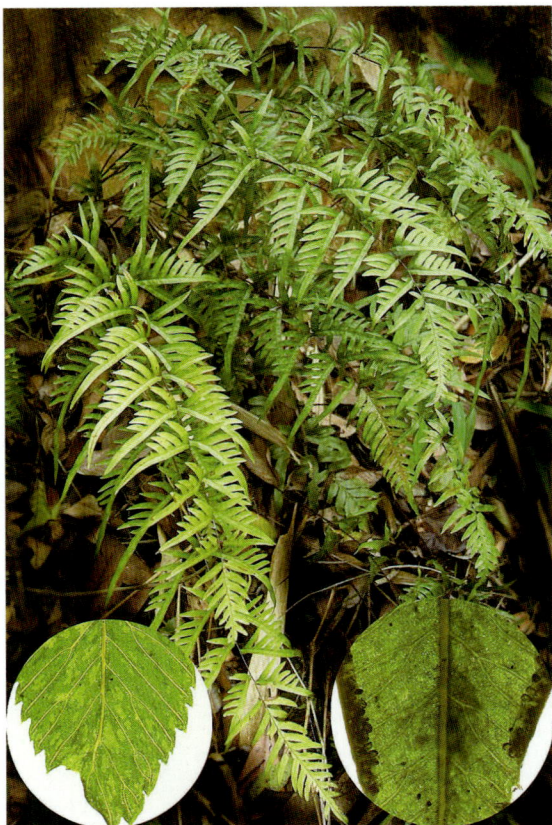

图1　半边旗原植物

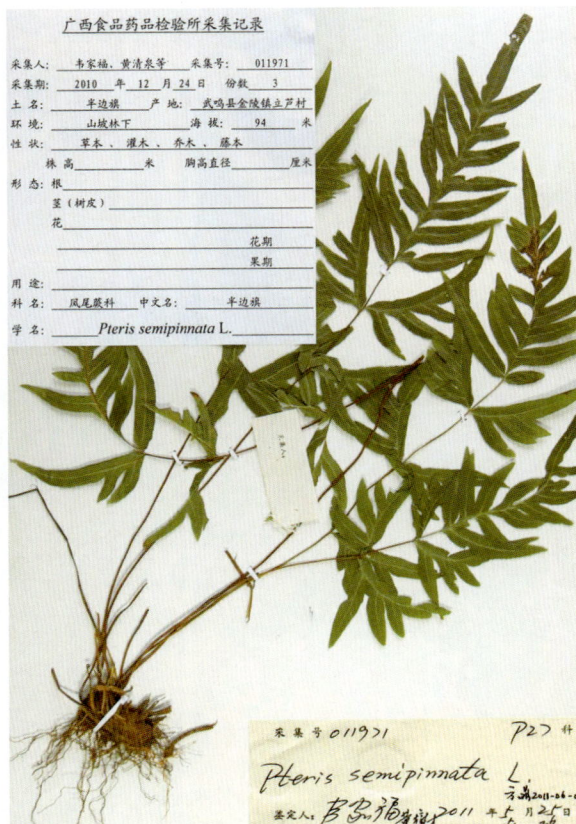

图2　半边旗标本

【化学成分】　从半边旗中分离出5种单体，其中3种有抗癌活性，均为二萜类化合物，分别简称为5F（11α-hydroxy-15-oxo-ent-kaur-16-en-19-oic acid）、A（7α，11α-dihydroxy-15-oxo-ent-kaur-16-en-19，6β-olide）、6F（7α，9-dihydroxy-15-oxo-ent-kaur-16-en-19，6β-olide）。上述三种化合物均含有α，β-亚甲基环戊酮结构，其中5F含量最多，6F抗癌活性最高。另一种分离的化合物4F也是二萜类，仅比5F多2个氢原子，16、17位C之间无双键，因而无亚甲基，完全无抗癌活性。[3]

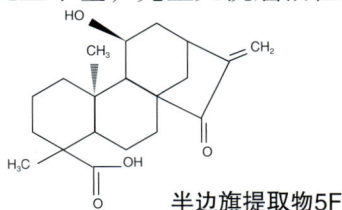

半边旗提取物5F

初步分析证明，半边旗中含有丰富的黄酮类化合物，测定出黄酮含量高达4.22%，含有芹菜素、木犀草素和木犀草素葡萄糖苷。[4]半边旗多糖为淡黄色无定性粉末，易溶于水不溶于有机溶剂，为非淀粉类多糖，含有还原糖和糖醛酸，由D-葡萄糖、D-半乳糖、D-甘露糖、L-阿拉伯糖、L-鼠李糖、D-木糖、D-果糖和少量未知单糖组成。[5, 6]半边旗挥发油的主要化学成分是3-甲氧基-1，2-丙二醇、3-己烯-1-醇、1-正己醇、4-羟基-2-丁酮、3-甲基-1-戊醇。

【药理与临床】　半边旗具有清热解毒、止血、止泻、消肿止痛及治疗蛇伤、菌痢、肠炎、肝炎等功效。现代药理研究证明，半边旗中含有的活性成分具有显著的抗癌作用。[7]

1. 抗癌作用。①一方面，半边旗提取物5F具有体内外抗肿瘤活性，干扰肿瘤细胞的周期，对肿瘤细胞DNA、RNA合成有抑制作用，有抗血小板的作用。另一方面，5F毒性较低，对肾功能无影响，但对肝功能有一定影响，不影响血中白细胞数，但有一定程度的抑制胸腺作用，因此对免疫功能有抑制作用。[8]②半边旗提取物6F是从半边旗中分离得到的具有显著抑制多种癌细胞增殖的活性最强的二萜类化合物。研究证实，6F对人系白血病细胞HL-60细胞生长有强烈的抑制作用；[9]6F可有效抑制TOPO Ⅰ和Ⅱ的活性，并能抑制与细胞生长增殖分化密切相关的酪氨酸蛋白激酶（TPK）的活性；[10]6F还能明显抑制体外培养的人癌细胞株——肺腺癌上皮细胞SPCA-1的生长，阻断细胞于G2/M期，抑制细胞DNA、RNA和蛋白质的合成。[11]③半边旗多糖对体外培养的人癌细胞株、动物移置瘤、SPCA-1细胞都具有较强的抑制作用，同时可以增强荷瘤小鼠的抗氧化功能与免疫作用，并且急性毒性实验显示半边旗多糖对昆明种小鼠的毒性较低。提示，半边旗多糖可能是半边旗主要的水溶性抗肿瘤活性成分，可作为抗肿瘤药物进一步研究。[12, 13]

2. 其他作用。半边旗中含有丰富的黄酮类化合物，天然来源的生物黄酮分子量小，能被人体迅速吸收，能消除疲劳、保护血管、防动脉硬化、扩张毛细血管、疏通微循环、活化大脑及其他脏器细胞的功能、抗脂肪氧化、抗衰老等。[14]

【性状】 本品根和叶柄近簇生于根状茎上。根状茎呈圆柱形，长2~7 cm，直径0.3~1 cm，具密生披针形鳞片与丛生须根；质脆，断面不平整；木质部类白色，呈间断环状排列；皮部黑褐色。根呈圆柱形，黑褐色，纤细，多碎断。叶细长，叶柄红褐色，具四棱，长15~60 cm；叶片多破碎卷曲，革质或近纸质，完整者展开后为二回羽状复叶；顶生羽片阔披针形，深羽裂几达叶轴；侧生羽片上侧仅有一条阔翅，下侧羽状深裂，不育叶叶缘具软骨质刺尖头，其小脉常达锯齿基部。气微，味淡。

本品主要性状特征为：根状茎密生披针形鳞片与须根；叶细长，叶柄红褐色，具四棱；叶片完整者展开后为二回羽状复叶，顶生羽片阔披针形，深羽裂几达叶轴；侧生羽片上侧仅有一条阔翅，下侧羽状深裂。详见图3。

【鉴别】 参考半边旗相关生药学研究资料[15]，修订半边旗显微形状特征。

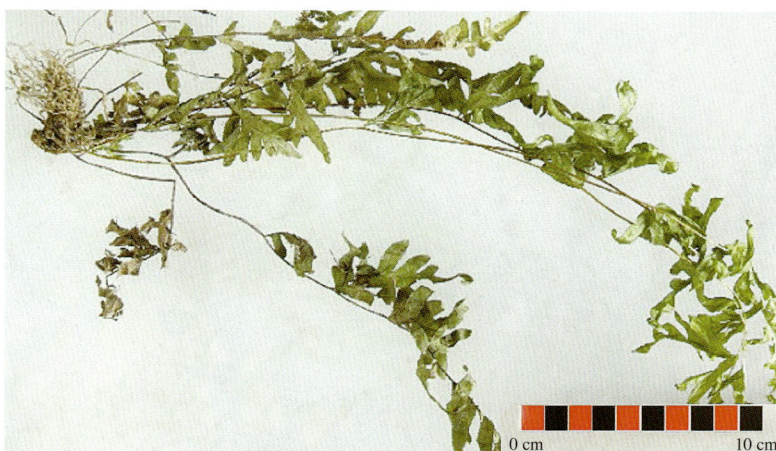

图3 半边旗药材性状图

（1）根茎横切面：表皮1列细胞，类圆形至长圆形，外被大量鳞片残基；皮层宽广，橙黄色，细胞类圆形至多角形，富含淀粉粒；内皮层细胞1列，近无色。分体中柱周韧形，2~3个呈环状排列；韧皮部狭窄；木质部带状，由管胞和木薄壁细胞组成。详见图4、图5。

叶柄横切面：表皮细胞1列，壁厚，外被角质层。下皮纤维3~4列，橙红色，类方形或

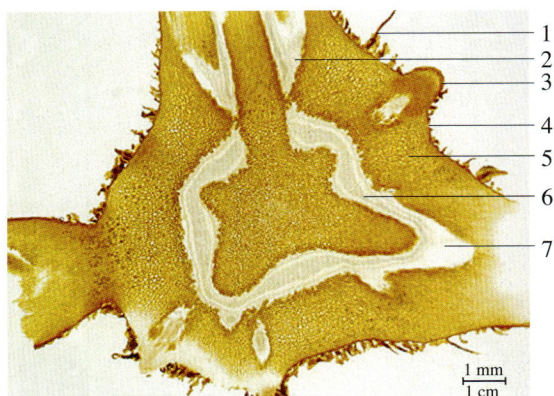

图4　半边旗根茎横切面显微全貌图
1. 鳞片　2. 叶柄维管束　3. 根　4. 表皮
5. 皮层　6. 中柱维管束木质部
7. 中柱维管束韧皮部

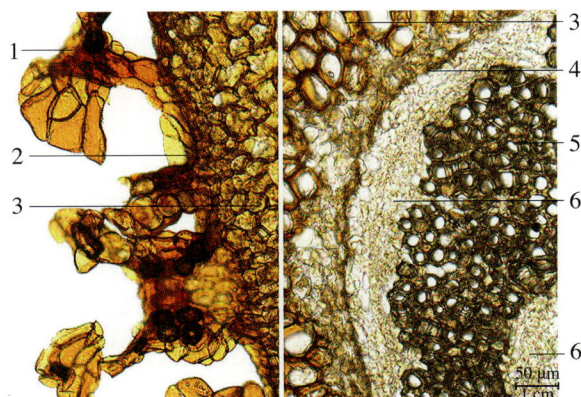

图5　半边旗根茎横切面显微局部图
1. 鳞片　2. 表皮　3. 皮层薄壁细胞
4. 内皮层　5. 木质部　6. 韧皮部

多角形。皮层薄壁细胞多角形。内皮层1列。U形中柱周韧形；韧皮部狭窄，其外具2列薄壁细胞；木质部带状，由1~2列管胞组成。详见图6、图7。

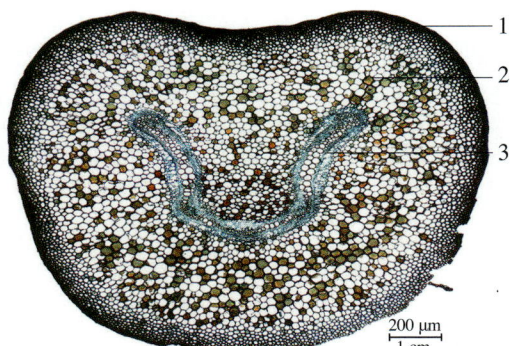

图6　半边旗叶柄横切面显微全貌图
1. 表皮　2. 皮层　3. U形中柱

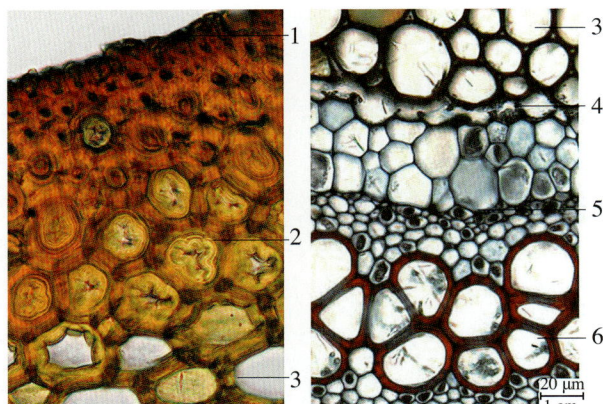

图7　半边旗叶柄横切面显微局部图
1. 表皮　2. 下皮纤维　3. 皮层薄壁细胞
4. 内皮层　5. 韧皮部　6. 木质部管胞

粉末灰黄色或灰绿色。叶表皮细胞垂周壁波状弯曲；鳞片碎片黄棕色或红棕色，细胞长条形或不规则形；纤维束黄色至红棕色，直径8~15 μm，壁厚，孔沟不明显；管胞螺纹、梯纹或网纹，直径10~45 μm；淀粉粒单粒或多个聚集成团，近圆形或不规则形，脐点点状或短缝状，层纹不明显。详见图8。

显微鉴别要点：根茎横切面鉴别要点为表皮外被大量鳞片残基；分体中柱周韧形，2~3个呈环状排列。叶柄横切面鉴别要点U形中柱周韧形。粉末鉴别要点为叶表皮细胞垂周壁波状弯曲；鳞片碎片黄棕色或红棕色，细胞长条形或不规则形。

（2）取本品粉末2 g，加乙酸乙酯25 ml，超声处理30分钟，滤过，滤液置水浴上蒸干，残渣加甲醇1 ml使溶解，作为供试品溶液。另取半边旗对照药材2 g，同法制成对照药材溶液。照薄层色谱法（中国药典2010年一部附录Ⅵ B）试验，吸取上述二种溶液各5 μl，分别点于同一硅胶G薄层板上，以石油醚（60~90 ℃）-丙酮-冰醋酸（7：3：0.05）为展开剂，展开，取出，喷以10%硫酸乙醇溶液，在105 ℃加热至斑点显色清晰，日光下检视。供试品色谱中，在与对照药材色谱相应的位置上，显相同颜色的主斑点。

参考半边旗薄层色谱相关资料，修订上述半边旗薄层色谱鉴别方法。[16]10批样品按本法检验，均符合规定，且薄层色谱分离效果好，斑点圆整清晰，比移值适中，重现性好。

图8　半边旗粉末显微图

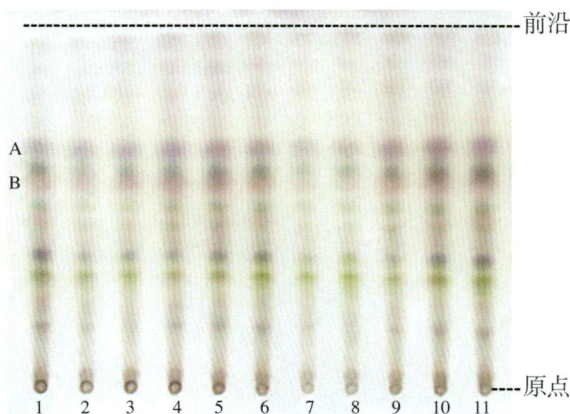

耐用性实验考察：对自制板、预制板（青岛海洋化工厂提供，批号：20091208）的展开效果进行考察，对不同展开温度（4 ℃、31 ℃）进行考察，对点状、条带状点样进行考察，结果均表明本法的耐用性良好，详见图9。

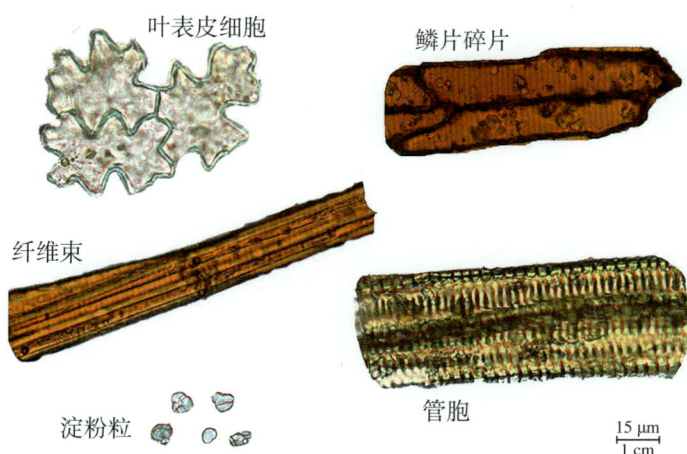

图9　半边旗样品TLC图

1. 对照药材	2. BBQ-1	3. BBQ-2	4. BBQ-3
5. BBQ-4	6. BBQ-5	7. BBQ-6	8. BBQ-7
9. BBQ-8	10. BBQ-9	11. BBQ-10	A、B. 紫红色斑点

色谱条件： CMC-Na硅胶G薄层预制板，生产厂家：青岛海洋化工厂，批号：20091208，规格：10 cm×20 cm
圆点状点样，点样量：5 μl；温度：31 ℃；相对湿度：65RH%；展距：8 cm
展开剂：石油醚（60~90 ℃）-丙酮-冰醋酸（7∶3∶0.05）
显色：喷以10%硫酸乙醇溶液，105 ℃加热至斑点显色清晰，日光下检视

【检查】　水分　照水分测定法（中国药典2010年版一部附录Ⅸ H第一法）测定。

对本品10批半边旗药材进行水分测定，结果见表2，据最高值，最低值及平均值，并考虑本品主产南方各省（区），而实验药材样品干燥环境保存水分含量比实际情况偏低，南方夏天多为高温高湿气候，对药材水分影响较大，暂定半边旗药材水分限度为不得过13.0%。

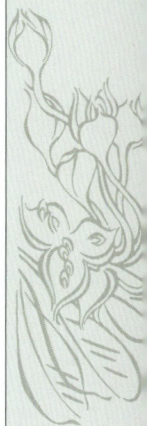

表2　半边旗样品水分测定结果一览表

样品	水分均值（%）	样品	水分均值（%）
BBQ-1	8.6	BBQ-6	9.5
BBQ-2	7.4	BBQ-7	8.6
BBQ-3	8.9	BBQ-8	7.5
BBQ-4	10.1	BBQ-9	10.1
BBQ-5	9.1	BBQ-10	8.7
BBQ-1-FH	9.1	BBQ-3-FH	9.3
BBQ-2-FH	8.2		

总灰分　照灰分测定法（中国药典2010年版一部附录ⅨK）测定。

对本品10批半边旗药材进行总灰分测定，结果见表3，据最高值、最低值及平均值，并考虑半边旗药材因其根茎细小密布鳞毛，其间夹带大量砂石难以洗净，所以总灰较高，以总灰分限度比10批平均值升高30%计，暂定半边旗总灰分限度不得过15.7%。

表3　半边旗样品总灰分测定结果一览表

样品	总灰分（%）	样品	总灰分（%）
BBQ-1	8.6	BBQ-6	7.5
BBQ-2	11.7	BBQ-7	13.1
BBQ-3	11.4	BBQ-8	12.2
BBQ-4	9.4	BBQ-9	7.1
BBQ-5	11.7	BBQ-10	9.9
BBQ-1-FH	8.7	BBQ-3-FH	11.6
BBQ-2-FH	12.1		

酸不溶性灰分　照灰分测定法（中国药典2010年版一部附录ⅨK）测定。

对本品10批半边旗药材进行酸不溶性灰分测定，结果见表4，据最高值、最低值及平均值，并考虑半边旗药材因其根茎细小密布鳞毛，其间夹带大量砂石难以洗净，所以酸灰较高，以酸不溶性灰分限度比10批平均值升高30%计，暂定半边旗酸不溶性灰分限度为不得过10.0%。

表4　半边旗样品酸不溶性灰分测定结果一览表

样品	酸不溶性灰分（%）	样品	酸不溶性灰分（%）
BBQ-1	5.6	BBQ-6	4.8
BBQ-2	6.7	BBQ-7	8.4
BBQ-3	7.0	BBQ-8	7.9
BBQ-4	6.1	BBQ-9	4.3
BBQ-5	7.7	BBQ-10	5.8
BBQ-1-FH	1.4	BBQ-3-FH	1.1
BBQ-2-FH	1.8		

【浸出物】　照醇溶性浸出物测定法（中国药典2010年版一部附录ⅩA）项下的热浸法测定。取1号样品，分别选取以下溶剂考察：①乙醇；②70%乙醇；③稀乙醇；④水。结果显示后三种溶剂浸出物含量差不多，考虑到稀乙醇与水提取混合液较难滤过，综合考虑选取70%乙醇作为溶剂，详见表5。

《广西壮族自治区壮药质量标准第二卷（2011年版）》注释

表5　提取溶剂考察结果

加入溶剂类型	浸出物含量（%）
乙醇	13.6
70%乙醇	21.5
稀乙醇	21.8
水	22.1

对本品10批样品进行浸出物含量测定，结果见表6，据最高值、最低值及平均值，并考虑到药材来源差异情况，暂定本品浸出物含量限度为不得少于12.5%。

表6　半边旗样品浸出物测得结果一览表

样品	浸出物均值（%）	样品	浸出物均值（%）
BBQ-1	21.5	BBQ-6	21.9
BBQ-2	18.5	BBQ-7	18.8
BBQ-3	19.5	BBQ-8	15.5
BBQ-4	18.5	BBQ-9	19.1
BBQ-5	16.7	BBQ-10	18.7
BBQ-1-FH	22.3	BBQ-3-FH	21.1
BBQ-2-FH	19.8		

参考文献

[1]中国科学院华南植物研究所. 海南植物志：第一卷［M］. 北京：科学出版社，1964：73.

[2]中国科学院中国植物志编辑委员会. 中国植物志：第三卷第一分册［M］. 北京：科学出版社，1990：46.

［3］［15］梁念慈. 抗癌草药半边旗的生化药理学研究［C］//第八届全国生化药理学术讨论会暨第七届Servier奖颁奖大会会议摘要集. 北京：中国药理学会生化药理专业委员会，2003：8-9.

［4］［16］吕应年，蒋桂香，吴科锋，等. 半边旗中黄酮成分的分离鉴定与抗氧化活性研究［J］. 化学世界，2007（4）：205-209.

［5］［12］朱慧明，吴铁，崔燎，等. 半边旗多糖对肺腺癌SPCA-1细胞的诱导凋亡作用［J］. 中国新医药，2003，2（12）：1-3.

［6］［13］朱慧明，吴铁，崔燎，等. 半边旗多糖对人肺腺癌细胞株SPCA-1凋亡和端粒酶的影响［J］. 中国新医药，2003，2（11）：6-8.

［7］龚先玲，陈志红，典灵辉，等. 半边旗挥发油化学成分气相色谱-质谱计算机联用技术分析［J］. 时珍国医国药，2005（8）：697-698.

［8］典灵辉，梁念慈，苟占平，等. 薄层色谱法鉴别半边旗和刺齿半边旗［J］. 中国医药导报，2007，22（4）：140-141.

［9］何承伟，梁念慈，莫丽儿，等. 半边旗抗肿瘤有效成分6F对HL-60细胞的DNA、RNA及蛋白质生物合成的抑制作用［J］. 广东医学院学报，2002（4）：247-248.

［10］李金华，梁念慈，莫丽儿，等. 半边旗有效化合物对肺癌细胞DNA拓扑异构、TPK及c-myc基因的影响［J］. 中国药理学报，1999，20（6）：541-545.

［11］李金华，梁念慈，莫丽儿，等. 半边旗有效化合物对肺癌细胞DNA拓扑异构酶、TPK及c-myc基因的影响［J］. 癌症，2000（8）：763-767.

［14］赵莉，杨文钰. 蕨类植物的活性成分研究进展［J］. 中药材，2004，27（6）：452-456.

药学编著： 陆敏仪　黄捷　黄清泉
药学审校： 广西壮族自治区食品药品检验所

DYB45-GXZYC0072-2011

边缘罗裙子　　勾晕

Bianyuanluoqunzi　　　　　Gaeuvinh

SCHISANDRAE HENRYI HERBA

【概述】 边缘罗裙子主要别名为白钻、东南五味子。历代本草中未见有本品的记载，其最早定为翼梗五味子（*Schisandra henryi* Clarke）的一个变种（*Schisandra henryi* var. *marginails*），被《广西植物志》[1]收载，并称之为"边缘罗裙子"，之后《中国植物志》又将边缘罗裙子归并至翼梗五味子[2]，而2000年R.M.K.Saunders对此进行了重新鉴定，根据雄蕊枚数的不同，将边缘罗裙子定为翼梗五味子的一个亚种，此被*Flora of China*收载[3]，沿用至今。边缘罗裙子是一种壮、瑶民族常用的民间草药，壮、瑶民族的民间药书中都有记载。边缘罗裙子原植物主要分布在长江流域以南如广东、广西、贵州等省（区）林下或溪沟边。

【来源】 本品系五味子科植物东南五味子*Schisandra henryi* C. B. Clarke subsp. *marginalis*（A.C.Smith）R. M. K. Saund.的干燥地上部分。

边缘罗裙子为落叶木质藤本，幼枝淡绿色，小枝紫褐色，具棱或宽不超过1 mm的狭翅，被白粉；内芽鳞紫红色，长圆形或椭圆形，长8~15 mm，宿存于新枝基部。叶狭卵形状椭圆形，腹面绿色，背面常粉白色，边缘不具明显锯齿，侧脉每边4~6条，侧脉和网脉在两面稍凸起；叶柄红色，长2.5~5 cm，具叶基下延的薄翅。雄花：花柄长4~6 cm，花被片黄色，6片或7片，近圆形，最大一片直径9~12 mm，最外与最内的1~2片稍较小，雄蕊群倒卵圆形，直径约5 mm；花托圆柱形，顶端具近圆形的盾状附属物；雄蕊12~19枚，花药长1~2.5 mm，内侧向开裂，药隔倒卵形或椭圆形，具凹入的腺点，顶端平或圆，稍长于花药，近基部雄蕊的花丝长1~2 mm，贴生于盾状附属的雄蕊无花丝。雌花：花梗长7~8 cm，花被片与雄花的相似；雌蕊群长圆状卵圆形，长约7 mm，具雌蕊约50枚，子房狭椭圆形，花柱长0.3~0.5 mm。小浆果红色，球形，直径4~5 mm，具长约1 mm的果柄，顶端的花柱附属物白色，种子褐黄色，扁球形，或扁长圆形，长3~5 mm，宽2~4 mm，高2~2.5 mm，种皮淡褐色，具乳头状凸起或皱凸起，以背面极明显，种脐斜V形，长为宽的1/4~1/3。花期4~5月，果期7~10月。[4、5]

边缘罗裙子以地上部分入药，夏、秋二季采收，切碎，晒干。

起草样品收集情况：共收集到样品6批，详细信息见表1、图1、图2。

表1　边缘罗裙子样品信息一览表

编号	原编号	药用部位	产地/采集地点/批号	样品状态
BYLQZ-1	20101024	地上部分	广西金秀瑶族自治县	药材
BYLQZ-2	20101118	地上部分	广西百色市	药材
BYLQZ-3	20110410	地上部分	广西金秀瑶族自治县	药材
BYLQZ-4	20110530	地上部分	广西金秀瑶族自治县	药材

编号	原编号	药用部位	产地/采集地点/批号	样品状态
BYLQZ-5	20110609	地上部分	广西靖西县	药材
BYLQZ-6	20110721	地上部分	广西金秀瑶族自治县	药材

备注：边缘罗裙子样品BYLQZ-4同时制成腊叶标本，经鉴定，结果确定其为五味子科植物边缘罗裙子，实验中以该样品作为边缘罗裙子的对照药材与其他样品进行对比。完成样品收集后，将所有6份样品（约300 g）进行粉碎处理，并统一过40目筛，备用。

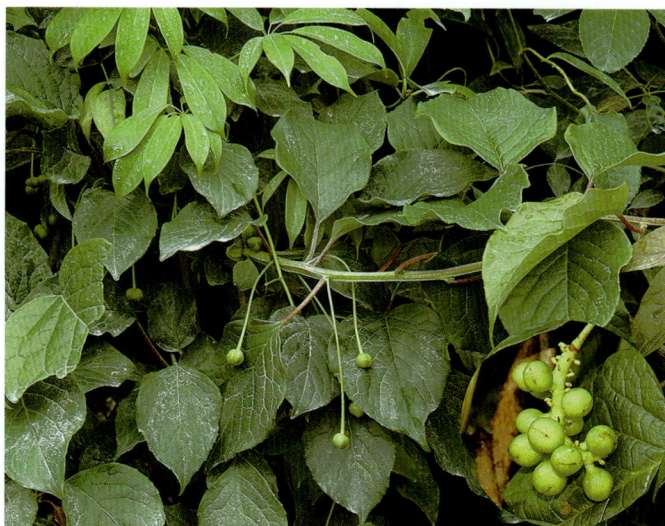

图1　边缘罗裙子原植物

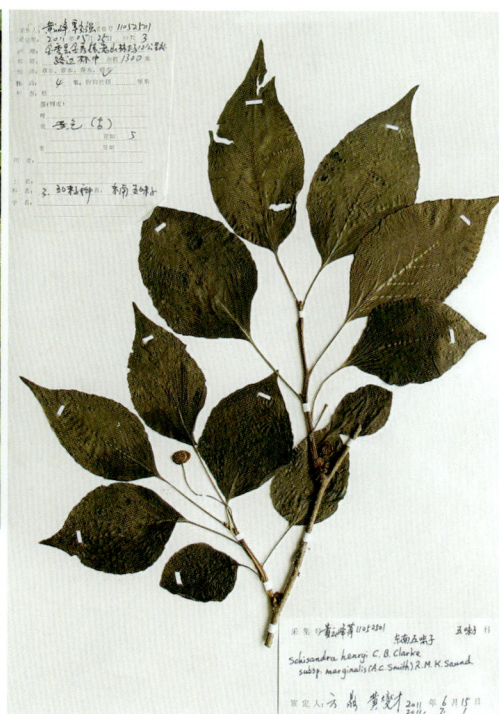

图2　边缘罗裙子标本

【化学成分】　暂无报道。

【药理与临床】　暂无报道。

【性状】　本品茎呈圆柱形，直径0.2~1 cm，表面灰褐色，粗糙，具纵皱纹或棱翅，体轻易折断，断面皮部常粘连，木质部灰白色，髓部灰黑色或中空。叶近革质，多皱缩，完整叶片展开后宽卵形，长8~12 cm，宽5~8 cm，先端渐尖，基部楔形或圆形，边缘有疏锯齿，表面灰绿色，质脆。气微香，味辛淡。

本品主要鉴别特征为茎具纵皱纹或棱翅，体轻易折断，断面皮部常粘连。叶边缘有疏锯齿，气微香。详见图3。

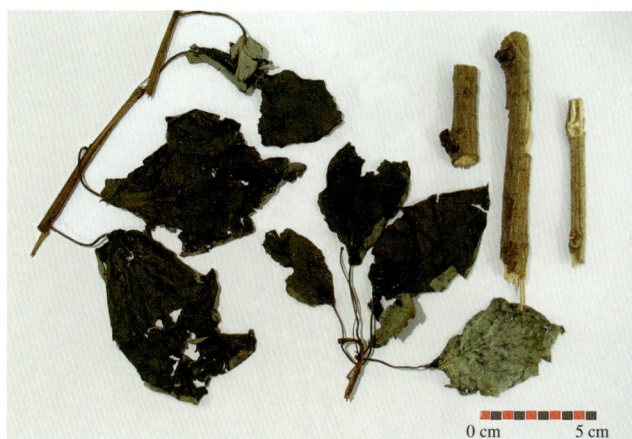

图3　边缘罗裙子药材

【鉴别】　（1）本品茎横切面：木栓层细胞1~4列，长圆形，壁薄。皮层细胞5~8列，椭圆形或类圆形，棕黄色，中柱鞘纤维1~3列断续排列成环，纤维壁薄，微木化。韧皮部薄

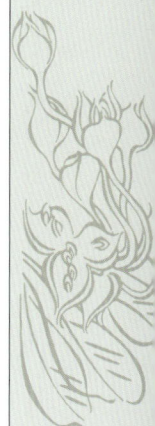

壁细胞类圆形，韧皮纤维环状排列成3~5层，部分纤维周围薄壁细胞内含有细小的草酸钙方晶，形成晶鞘纤维。木质部导管放射状分布。

粉末黄白色。纤维较多，淡黄色；韧皮纤维壁厚，直径15~26 μm，与纤维外周薄壁细胞内含草酸钙方晶，形成晶鞘纤维，方晶直径2~10 μm；木纤维较小，直径8~15 μm。导管主要为具缘纹孔、梯纹和螺纹导管，直径12~38 μm。石细胞方形或不规则形，壁较厚，孔沟明显，直径20~46 μm。

显微鉴别要点：茎横切面韧皮纤维环状排列成3~5层，有的纤维周围薄壁细胞内含有细小的草酸钙方晶，形成晶鞘纤维。粉末中有晶鞘纤维。详见图4、图5。

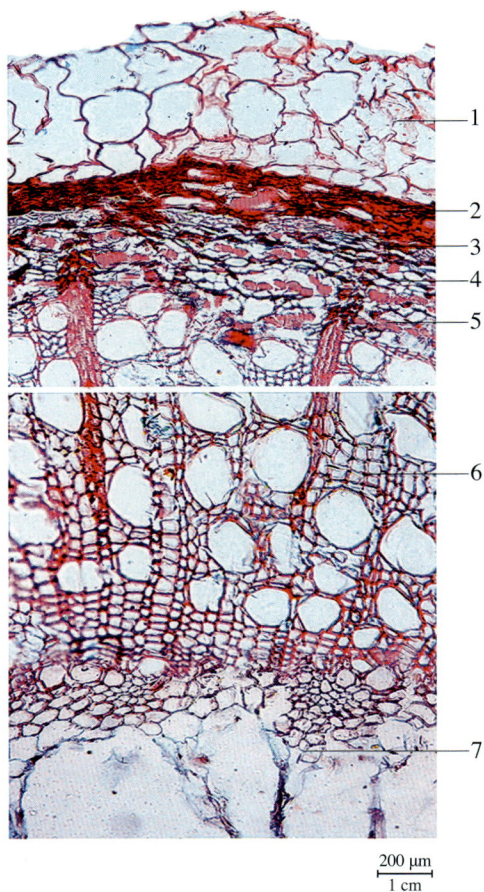

200 μm
1 cm

图4 边缘罗裙子茎横切面显微全貌图

1. 木栓层	2. 皮层
3. 中柱鞘纤维	4. 韧皮部
5. 韧皮纤维	6. 木质部
7. 髓部	

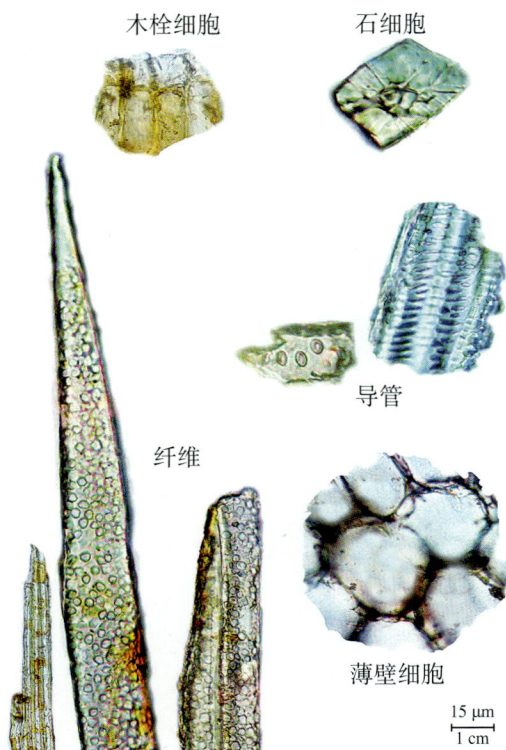

木栓细胞　　石细胞
导管
纤维
薄壁细胞

15 μm
1 cm

图5 边缘罗裙子茎粉末显微图

（2）取本品粉末1 g，加三氯甲烷20 ml，超声处理30分钟，滤过，滤液蒸干，残渣加三氯甲烷2 ml使溶解，作为供试品溶液。另取边缘罗裙子对照药材，同法制成对照药材溶液。照薄层色谱法（中国药典2010年版一部附录Ⅵ B）试验，分别吸取上述两种溶液各1 μl，分别点于同一硅胶G薄层板上，以正己烷-乙酸乙酯（4：2.5）为展开剂，展开，取出，晾干，喷以5%香草醛硫酸溶液，热风吹至斑点显色清晰。供试品色谱中，在与对照药材色谱相应的位置上，显相同颜色的斑点。3批样品按本法检验，均符合规定，且薄层色谱分离效果好，斑点圆整清晰，比移值适中，重现性好。详见图6。

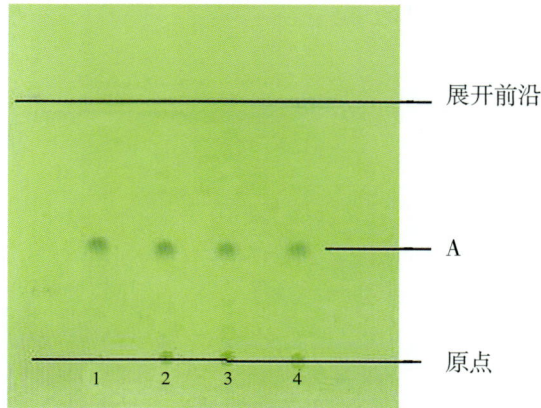

图6 边缘罗裙子样品TLC图

1. BYLQZ-3　　　2. BYLQZ-5　　　3. BYLQZ-4（对照药材）
4. BYLQZ-6　　　A. 灰褐色斑点

色谱条件：硅胶G薄层预制板，生产厂家：青岛海洋化工厂，批号：20100408，规格：10 cm×10 cm
圆点状点样，点样量：1 μl；温度：25 ℃；相对湿度：70RH%
展开剂：正己烷-乙酸乙酯（4∶2.5）

耐用性实验考察：对自制板、预制板（青岛海洋化工厂提供，批号：20100408）的展开效果进行考察，对不同展开温度（4 ℃、35 ℃）进行考察，对不同相对湿度（30RH%、90RH%）进行考察，结果均表明本法的耐用性良好。

【检查】 水分　照水分测定法（中国药典2010年版一部附录Ⅸ H第一法）测定。

对本品6批样品进行水分测定，结果见表2，据最高值、最低值及平均值，并考虑到该药材为南方所产，而南方气候较为湿润，暂定本品药材水分限度为不得过13.0%。

表2 边缘罗裙子样品水分测定结果一览表

样品	水分均值（%）	样品	水分均值（%）
BYLQZ-1	11.0	BYLQZ-4	10.6
BYLQZ-2	9.4	BYLQZ-5	10.8
BYLQZ-3	10.9	BYLQZ-6	9.9
BYLQZ-4-FH	8.4	BYLQZ-6-FH	9.5
BYLQZ-5-FH	9.5		

总灰分　照灰分测定法（中国药典2010年版一部附录Ⅸ K）测定。

对本品6批样品进行总灰分测定，结果见表3，据最高值、最低值及平均值，将本品总灰分拟定为不得过6.5%。

表3 边缘罗裙子样品总灰分测定结果一览表

样品	总灰分（%）	样品	总灰分（%）
BYLQZ-1	3.9	BYLQZ-4	3.7
BYLQZ-2	3.8	BYLQZ-5	3.6

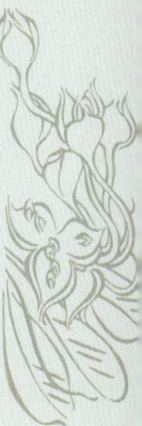

续表

样品	总灰分（%）	样品	总灰分（%）
BYLQZ–3	3.8	BYLQZ–6	3.8
BYLQZ–4–FH	4.5	BYLQZ–6–FH	4.1
BYLQZ–5–FH	3.3		

【浸出物】 实验之初对比了水冷浸法、水热浸法、75%乙醇热浸法三种提取溶剂的提取效果，对比实验结果表明，水热浸法测定边缘罗裙子中水溶性浸出物的含量最高，水冷浸法测定边缘罗裙子中水溶性浸出物的含量最低，因此，最终确定以水溶性浸出物测定法（中国药典2010年版一部附录Ⅹ A）项下的热浸法测定。

对本品6批样品进行浸出物含量测定，结果见表4，据最高值、最低值及平均值，将本品浸出物含量拟定为不得少于15.0%。

表4　边缘罗裙子样品浸出物测定结果一览表

样品	浸出物均值（%）	样品	浸出物均值（%）
BYLQZ–1	21.0	BYLQZ–4	19.3
BYLQZ–2	20.2	BYLQZ–5	18.2
BYLQZ–3	18.4	BYLQZ–6	18.4
BYLQZ–4–FH	19.8	BYLQZ–6–FH	19.8
BYLQZ–5–FH	19.2		

参考文献

[1]广西科学院，广西植物研究所. 广西植物志：第一卷［M］. 南宁：广西科学技术出版社，1991：112.

[2]［4］中国科学院中国植物志编辑委员会. 中国植物志：第三十卷第一分册［M］. 北京：科学出版社，1996：253.

[3]［5］Wu Z Y，Peter R，Hong D Y. Flora of China：Volume 7［M］. Beijing: Science Press&ST.louis: Missouri Botanical gurden Press，2008：45–46.

药学编著： 刘 元　宋志钊　李星宇
药学审校： 广西壮族自治区食品药品检验所

《广西壮族自治区壮药质量标准第二卷（2011年版）》注释

尖山橙　　勾动撩

Jianshancheng　　　　Gaeudukheu

MELODINI FUSIFORMIS HERBA

【概述】 尖山橙，俗名大山橙、乳藤、竹藤、藤皮黄、乳汁藤等。历代本草均未见有尖山橙的记载，本品始载于《粤志》，《贵州本草》、《全国中草药汇编》、《广西植物志》、《广西药用植物名录》、《中华本草》等对其药用价值、原植物、地理分布、产销情况亦有简要记述。尖山橙又是一种壮、瑶民族常用的民间草药，壮、瑶民族的民间药书中都有记载。尖山橙原植物主要分布于广东、广西、贵州等省（区）的山地疏林、山坡路边及水沟旁。

【来源】 本品系夹竹桃科植物尖山橙*Melodinus fusiformis* Champ. ex Benth. 的干燥全株。

尖山橙为粗壮木质藤本，具乳汁；茎皮灰褐色；幼枝、嫩叶、叶柄、花序被短柔毛，老渐无毛；节间长2.5~11 cm。叶近革质，椭圆形或长椭圆形，稀椭圆状披针形，长4.5~12 cm，宽1~5.3 cm，端部渐尖，基部楔形至圆形；中脉在叶面扁平，在叶背略为凸起，侧脉约15对，向上斜升到叶缘网结；叶柄长4~6 mm。聚伞花序生于侧枝的顶端，着花6~12朵，长3~5 cm，比叶为短；花序梗、花梗、苞片、小苞片、花萼和花冠均疏被短柔毛；花梗长0.5~1 cm；花萼裂片卵圆形，边缘薄膜质，端部急尖，长4~5 mm；花冠白色，花冠裂片长卵圆形或倒披针形，偏斜不正；副花冠呈鳞片状在花喉中稍为伸出，鳞片顶端2~3裂；雄蕊着生于花冠筒的近基部。浆果橙红色，椭圆形，顶端短尖，长3.5~5.3 cm，直径2.2~4 cm；种子压扁，近圆形或长圆形，边缘不规则波状，直径0.5 cm。花期4~9月，果期6月至翌年3月。[1]

尖山橙以全株入药，全年均可采收，洗净，切段，晒干。

起草样品收集情况：共收集到样品6批，详细信息见表1、图1、图2。

表1　尖山橙样品信息一览表

编号	原编号	药用部位	产地/采集地点/批号	样品状态
JSC-1	20101024	全株	广西金秀瑶族自治县	药材
JSC-2	20110313	全株	广西马山县	药材
JSC-3	20110410	全株	广西金秀瑶族自治县	药材
JSC-4	20110609	全株	广西靖西县	药材
JSC-5	20110721	全株	广西金秀瑶族自治县药材市场	药材
JSC-6	20110818	全株	广西金秀瑶族自治县	药材

备注：尖山橙样品JSC-6同时制成腊叶标本，经鉴定，结果确定其为夹竹桃科植物尖山橙，实验中以该样品作为尖山橙的对照药材与其他样品进行对比。完成样品收集后，将所有6份样品（约300 g）进行粉碎处理，并统一过40目筛，备用。

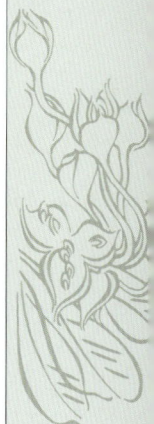

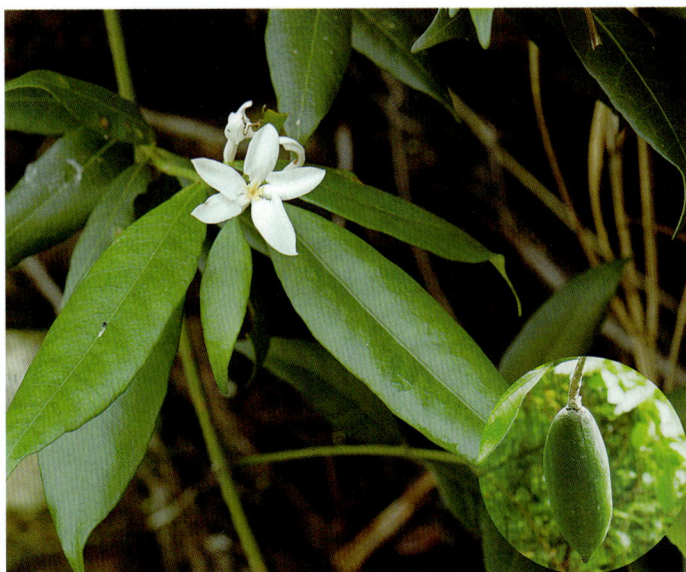

图1　尖山橙原植物

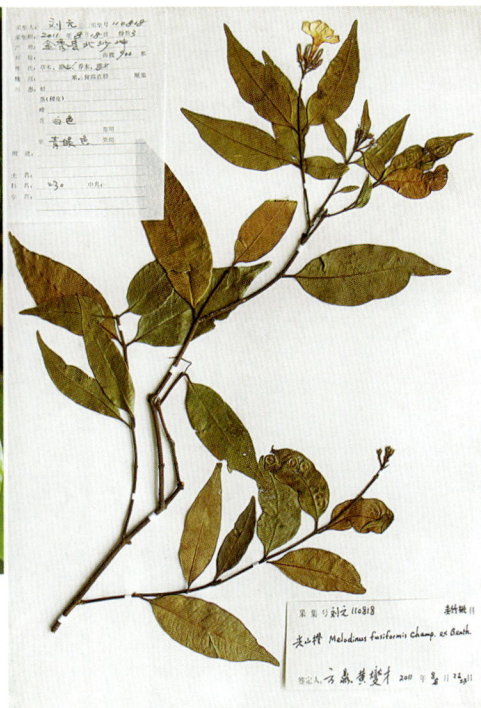

图2　尖山橙标本

【化学成分】　尖山橙含生物碱：11，19（R）-二羟基他波宁［11，19（R）-dihydroxy tabersonine］、11-羟基-14，15α-环氧他波宁（11-hydroxy-l4，15α-epoxy tilbersonine）、Nb-氧化攀援山橙碱（scandine Nb-oxide）、攀援山橙碱（scandine）、摩洛斯堪多灵碱（moloscandonine）、10-羟基攀援山橙碱（10-ydroxyscandine）、柯蒲木宁碱（kopsinine）、15α-羟基柯蒲木宁碱（15α-hydroxykopsinine）、印度鸭脚树碱（venalstonine）、他波宁（tabersonine）、11-甲氧基他波宁（11-methoxytabersonine）、11-羟基他波宁（11-hydroxytabersonine）、土波台文碱（tubetaiwine）、长春尼宁（vindolinine）、去乙酰基匹克拉林碱（deacetylpicraline）。[2]此外还含有麦珠子酸（alphitolic acid）、11，12-去氢乌索酸内酯（11，12-dehydroursolic acid lactone）、齐墩果内酯（oleanolic lactone）等成分。[3]在薄层预实验中发现尖山橙含有齐墩果酸。

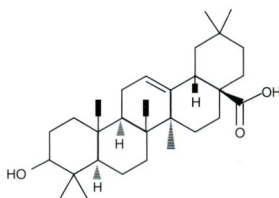

齐墩果酸

【药理与临床】　尖山橙具有祛风湿、活血的功效。广西中医或少数民族民间医生常用于风湿痹痛、跌打损伤。[4]药理暂未见报道。

【性状】　本品茎呈圆柱形，直径0.5~5 cm。表面灰褐色，有纵皱纹，质坚韧，断面纤维性，皮部灰褐色，木部黄白色，髓部淡黄色。嫩枝、叶具茸毛。单叶对生，叶片多卷曲，展开后呈椭圆形，革质，宽1~5 cm，长4~13 cm，先端渐尖，基部楔形，全缘。气微，味微苦。

本品主要鉴别特征为茎具纵皱纹，质坚韧，嫩枝、叶具茸毛，详见图3。

【鉴别】（1）本品茎横切面：表皮细胞1列。木栓细胞数列至十余列，内含红棕色物。皮层细胞内含草酸钙方晶；石细胞和纤维束单个或数个成群散在。维管束双韧型，韧皮纤维环状排列，壁木化，孔沟明显。形成层不明显。髓部细胞含草酸钙方晶。

粉末灰绿色。纤维淡黄色，成束或散在，先端平截或渐尖。石细胞直径15~60 μm。草酸钙方晶直径6~30 μm。导管多为具缘纹孔。叶上表皮细胞壁微弯曲，叶下表皮细胞壁波状弯曲，气孔平轴式或不定式。

显微鉴别要点：茎横切面木栓细胞内含红棕色物，维管束双韧型，薄壁细胞含草酸钙方晶。粉末中叶上表皮细胞壁微弯曲，叶下表皮细胞壁波状弯曲，气孔平轴式或不定式。详见图4、图5。

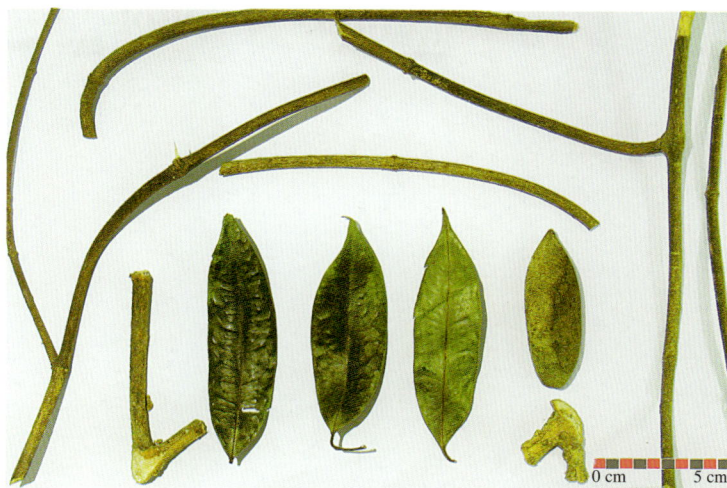

图3　尖山橙药材

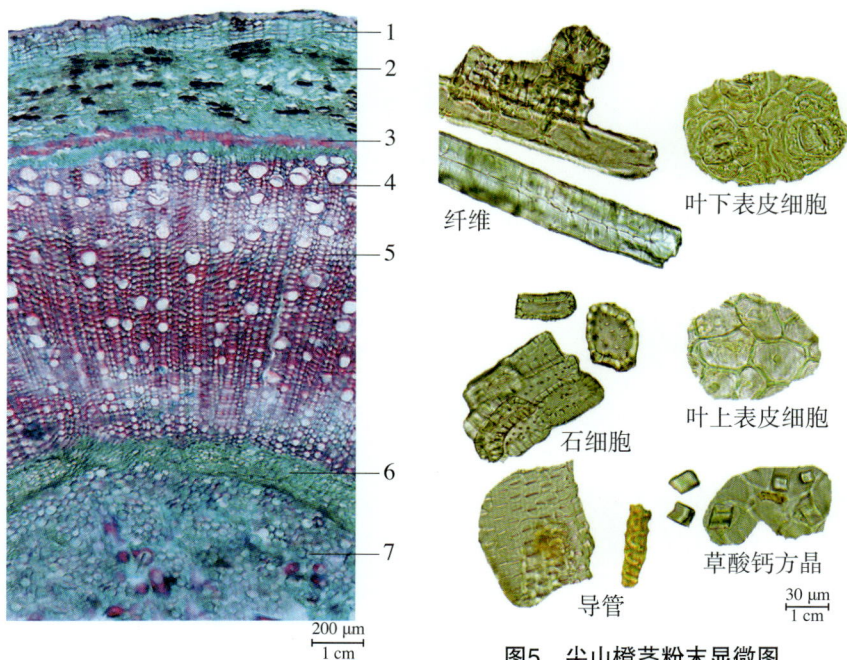

图4　尖山橙茎横切面显微全貌图

1. 木栓层　　　　2. 皮层
3. 韧皮纤维　　　4. 外韧皮部
5. 木质部　　　　6. 内韧皮部
7. 髓部

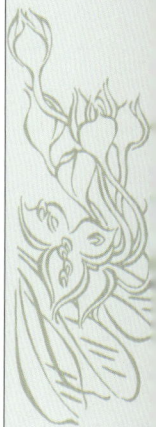

图5　尖山橙茎粉末显微图

（2）取本品粉末1 g，加甲醇20 ml，超声处理30分钟，滤过，滤液作为供试品溶液。另取齐墩果酸对照品，加甲醇制成每1 ml含1 mg溶液，作为对照品溶液。照薄层色谱法（中国药典2010年版一部附录ⅥB）试验，吸取上述两种溶液各1 μl，分别点于同一硅胶G薄层板上，以正己烷-乙酸乙酯（14：6）为展开剂，展开，取出，晾干，喷以磷钼酸试液，热风吹至斑点显色清晰。供试品色谱中，在与对照品色谱相应的位置上，显相同颜色的斑点。

壮药质量标准注释

6批样品按本法检验，均符合规定，且薄层色谱分离效果好，斑点圆整清晰，比移值适中，重现性好。详见图6。

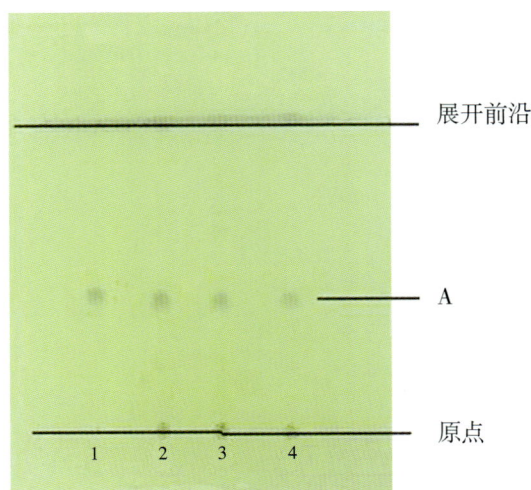

图6　尖山橙样品TLC图

1. 齐墩果酸对照品　　　　　2. JSC-3
3. JSC-5　　　　　　　　　4. JSC-6（对照药材）
A. 绿色斑点

色谱条件：硅胶G薄层预制板，生产厂家：青岛海洋化工厂，批号：20100408，规格：10 cm×10 cm
　　　　　圆点状点样，点样量：1 μl；温度：25 ℃；相对湿度：70RH%
　　　　　展开剂：正己烷-乙酸乙酯（14∶6）

耐用性实验考察：对自制板、预制板（青岛海洋化工厂提供，批号：20100408）的展开效果进行考察，对不同展开温度（4 ℃、35 ℃）进行考察，对不同相对湿度（30RH%、90RH%）进行考察，结果均表明本法的耐用性良好。

【检查】　水分　照水分测定法（中国药典2010年版一部附录Ⅸ H第一法）测定。

对本品6批样品进行水分测定，结果见表2，据最高值、最低值及平均值，并考虑到该药材为南方所产，而南方气候较为湿润，暂定本品药材水分限度为不得过13.0%。

表2　尖山橙样品水分测定结果一览表

样品	水分均值（%）	样品	水分均值（%）
JSC-1	10.6	JSC-4	10.9
JSC-2	11.0	JSC-5	9.6
JSC-3	10.8	JSC-6	9.0
JSC-3-FH	8.5	JSC-6-FH	7.7
JSC-5-FH	9.3		

总灰分　照灰分测定法（中国药典2010年版一部附录Ⅸ K）测定。

对本品6批样品进行总灰分测定，结果见表3，据最高值、最低值及平均值，将本品总灰分拟定为不得过4.0%。

表3　尖山橙样品总灰分测定结果一览表

样品	总灰分（%）	样品	总灰分（%）
JSC-1	2.8	JSC-4	3.0
JSC-2	2.9	JSC-5	2.7
JSC-3	2.7	JSC-6	2.6
JSC-3-FH	2.3	JSC-6-FH	3.4
JSC-5-FH	3.0		

【浸出物】　实验之初对比了水冷浸法、水热浸法、75%乙醇热浸法三种提取溶剂的提取效果，对比实验结果表明，热浸法测定尖山橙中水溶性浸出物的含量和75%乙醇热浸法测定尖山橙中醇溶性浸出物的含量最高，冷浸法测定尖山橙中水溶性浸出物的含量最低，考虑到节省溶剂，最终确定以水溶性浸出物测定法（中国药典2010年版一部附录Ⅹ A）项下的热浸法测定。

对本品6批样品进行浸出物测定，结果见表4，据最高值、最低值及平均值，将本品浸出物含量拟定为不得少于12.0%。

表4　尖山橙样品浸出物测定结果一览表

样品	浸出物均值（%）	样品	浸出物均值（%）
JSC-1	31.0	JSC-4	31.5
JSC-2	28.0	JSC-5	31.4
JSC-3	30.5	JSC-6	32.3
JSC-3-FH	14.6	JSC-6-FH	16.4
JSC-5-FH	15.6		

参考文献

［1］［4］中国科学院中国植物志编辑委员会. 中国植物志：第六十三卷 [M]. 北京：科学出版社，1977：29.

［2］何晓，周韵丽，黄知恒. 尖山橙生物碱的研究 [J]. 化学学报，1992，50（1）：96-101.

［3］王玎玮，罗晓东，姜北. 尖山橙枝叶化学成分研究 [J]. 中草药，2012，43（4）：653-657.

药学编著：刘　元　宋志钊　李星宇
药学审校：广西壮族自治区食品药品检验所

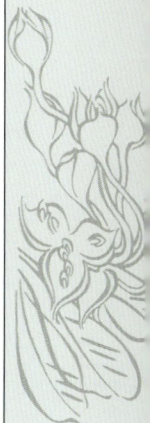

光石韦　　棵盟泯

Guangshiwei　　Go'mbawmid

PYRROSIAE CALVATAE FOLIUM

【概述】　光石韦，别名牛皮凤尾草、大石韦、石莲姜、岩莲鸡尾、大鱼刀等。从历代草本记述及附图考证，古代所用"石韦"实际包括石韦属多种植物；光石韦在《四川常用中草药》和《湖南民间药物资料》等均有记载。光石韦在广西有很长的使用历史，《广西中药材标准》1990年版有收载。光石韦原植物分布于广东、广西、四川、云南、贵州、湖南及湖北等地，生于海拔400~1900 m的林下石上、树干上或石灰岩山地。

【来源】　本品为水龙骨科植物光石韦*Pyrrosia calvata*（Bak.）Ching的干燥叶。

光石韦植株高20~60 cm，根茎粗短，横生或斜升，顶部密被披针鳞片，长渐尖头，边缘有锯齿。叶簇生；叶柄长4~10 cm，以关节着生于根状茎；叶片革质，披针形，长20~50 cm，宽2~4 cm，渐尖头，向基部变狭呈楔形下延；叶片上面偶有一二星状毛及小凹点，下面幼时有白色细长星状毛，最后完全脱落并为绿色；侧脉略可见。孢子囊群在叶片背面中部以上散生，无囊群盖。

光石韦以叶入药，全年均可采收，除去杂质，晒干。广西不少药店有销售。

起草样品收集情况：共收集到样品10批，详细信息见表1、图1、图2。

表1　光石韦样品信息一览表

编号	原编号	药用部位	产地/采集地点/批号	样品状态
GSW–1	无	叶	靖西 / 20110504	药材
GSW–2	无	叶	天峨 / 20110624	药材
GSW–3	无	叶	天峨 / 20110725	药材
GSW–4	无	叶	玉林 / 20110725	药材
GSW–5	无	叶	靖西龙康 / 100303	饮片
GSW–6	无	叶	靖西龙康 / 101015	饮片
GSW–7	无	叶	靖西龙康 / 110311	饮片
GSW–8	无	叶	防城港上思 / 110607	饮片
GSW–9	无	叶	玉林 / 110609	饮片
GSW–10	无	叶	防城港上思 / 110628	饮片

备注：光石韦样品GSW–2同时制成腊叶标本，经鉴定，结果确定其为水龙骨科植物光石韦，实验中以该样品作为光石韦的对照药材和其他样品进行对比。完成样品收集后，将所有10份样品（约150 g）进行粉碎处理，并统一过24目筛，备用。

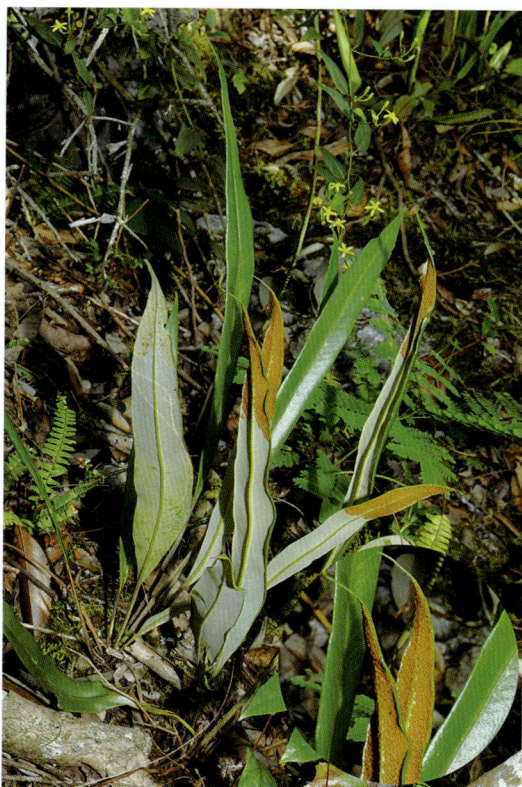

图1　光石韦原植物

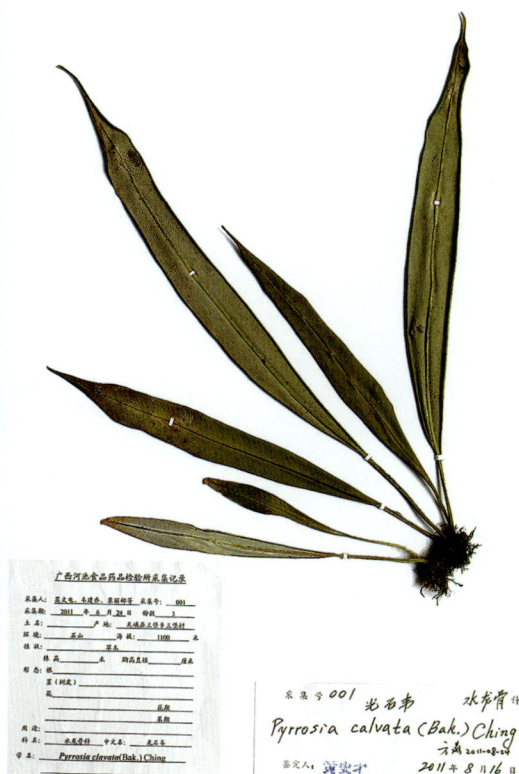

图2　光石韦标本

【化学成分】　石韦在我国分布广泛，是一种具有多种来源的药材，其主要化学活性成分为三萜类、黄酮类、呫酮类、甾体及挥发油成分。[1]郑兴等[2]对光石韦地上部分的乙醇提取物经反复柱层析，得到6个化合物，经光谱鉴定为β－谷甾醇、豆甾醇、胡萝卜苷、齐墩果酸、芒果苷和蔗糖。李洁等[3]采用反相HPLC法对石韦、庐山石韦、有柄石韦进行了分离测定，从中分离出了芒果苷、异芒果苷、绿原酸。

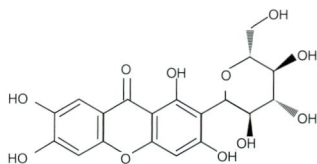

芒果苷（$C_{19}H_{18}O_{11}$）

【药理与临床】　光石韦有利尿通淋、清热止血的功效，用于热淋、血淋、石淋、小便不通、淋沥涩痛、吐血、衄血、尿血、崩漏、肺热咳喘。[4]石韦及多种以石韦为主药的中成药有显著的抗泌尿系统结石作用。邵绍丰[5]制备大鼠肾结石模型，造模同时用单味中药石韦的免煎剂给大鼠灌胃，4周后，石韦中药组大鼠肾脏损伤情况明显轻于模型组，且尿中草酸钙结晶排泄明显高于模型组，减少大鼠肾集合系统内草酸钙结晶形成，减轻大鼠肾脏损伤。张丽等[6]观察排石颗粒（石韦等10味中药组成）对大鼠肾结石的影响，结果可见，排石颗粒可防治乙二醇、氯化铵诱发的肾结石形成和发展。5%以上浓度的庐山石韦悬液对痢疾杆菌、肠伤寒杆菌、副伤寒杆菌有抑制作用。石韦对金黄色葡萄球菌、溶血性链球菌、炭疽杆菌、白喉杆菌、大肠埃希菌均有不同程度的抑制作用及抗甲型流感病毒、抗钩端螺旋体作用。[7]

【性状】 本品为双边向下面卷成扁筒状，展平后呈长披针形，先端渐尖，基部渐狭，全缘，长20~50 cm，宽2~4 cm，上表面黄绿色或黄棕色，有黑色小凹点，下表面被灰白色细绒毛及稀疏星状毛。叶柄长10~16 cm，有稀疏星状毛，有棱线。孢子囊群密布于下表面的中部以上。革质。气微，味淡。

本品主要鉴别特征为下表面被灰白色细绒毛及稀疏星状毛；孢子囊群密布于下表面的中部以上。无盖，成熟时彼此汇合。详见图3。

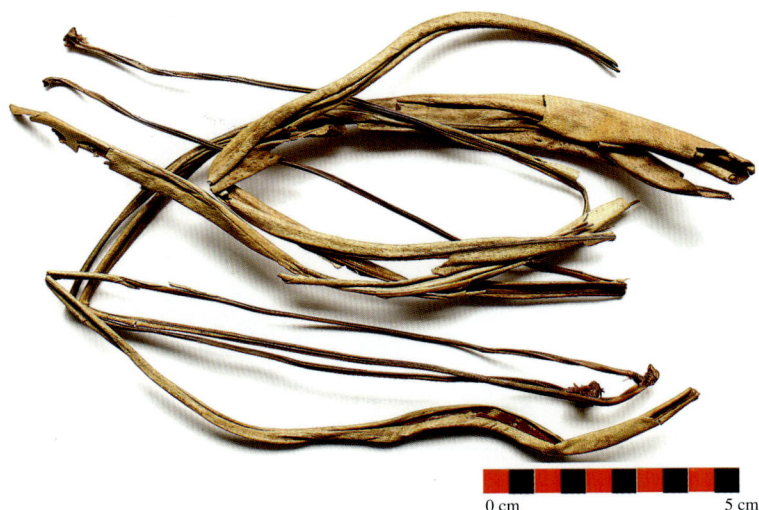

图3　光石韦药材

【鉴别】 （1）本品粉末黄绿色或黄棕色。星状毛具4~9个分枝，呈辐射状排列，大小形状不一。孢子呈椭圆形、肾形或类圆形，外壁光滑；周壁易脱落，周壁上有较密的瘤状突起。气孔类圆形，副卫细胞3~6个。

显微鉴别要点：星状毛具4~9个分枝，呈辐射状排列，大小形状不一，详见图4。

（2）取本品粉末0.1 g，加50%乙醇20 ml，超声处理20分钟，取上清液作为供试品溶液。另取芒果苷对照品，加50%乙醇制成每1 ml含0.5 mg的溶液，作为对照品溶液。照薄层色谱法（中国药典2010年版一部附录Ⅵ B）试验，吸取上述两种溶液各2 μl，分别点于同一聚酰胺薄膜上，以乙醇-水（1∶1）为展开剂，展开，

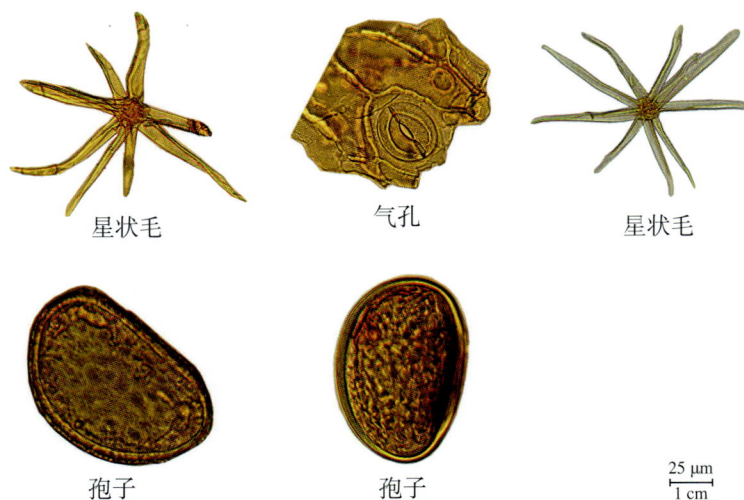

星状毛　　　气孔　　　星状毛

孢子　　　孢子

图4　光石韦粉末显微图

取出，晾干，置紫外光灯（365 nm）下检视。供试品色谱中，在与对照品色谱相应的位置上，显相同颜色的荧光斑点。10批样品按本法检验，均符合规定，且薄层色谱分离效果好，斑点圆整清晰，比移值适中，重现性好。详见图5。

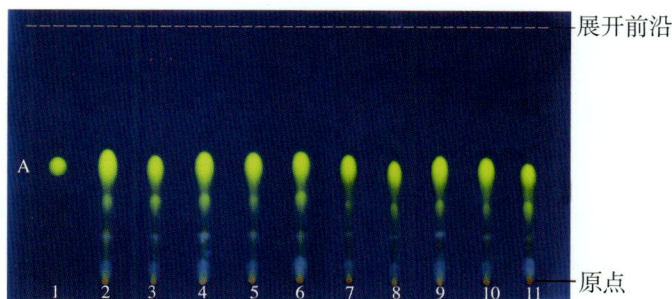

图5　光石韦样品TLC图

1. 芒果苷对照品	2. GSW-1	3. GSW-2
4. GSW-3	5. GSW-4	6. GSW-5
7. GSW-6	8. GSW-7	9. GSW-8
10. GSW-9	11. GSW-10	A. 黄色荧光斑点

色谱条件：聚酰胺薄膜（薄层层析），生产厂家：浙江省台州市路桥四甲生化塑料品厂，批号：20080912，
规格：10 cm×20 cm
圆点状点样，点样量：2 μl；温度：28 ℃；相对湿度：65RH%

耐用性实验考察：对不同展开温度（8 ℃、30 ℃）进行考察，对点状、条带状点样进行考察，结果均表明本法的耐用性良好。

【检查】　水分　照水分测定法（中国药典2010年版一部附录Ⅸ H第一法）测定。

对本品10批样品进行水分测定，结果见表2，据最高值、最低值及平均值，并考虑到该药材为易受南北气候的影响，暂定本品药材水分限度为不得过14.0%。

表2　光石韦样品水分测定结果一览表

样品	水分均值（%）	样品	水分均值（%）
GSW-1	8.0	GSW-6	11.1
GSW-2	8.4	GSW-7	10.5
GSW-3	6.5	GSW-8	11.2
GSW-4	6.9	GSW-9	10.3
GSW-5	11.5	GSW-10	10.4
GSW-3-FH	10.3	GSW-10-FH	10.0
GSW-8-FH	10.0		

总灰分　照灰分测定法（中国药典2010年版一部附录Ⅸ K）测定。

对本品10批样品进行总灰分测定，结果见表3，据最高值、最低值及平均值，将本品总灰分拟定为不得过5.0%。

表3　光石韦样品总灰分测定结果一览表

样品	总灰分（%）	样品	总灰分（%）
GSW-1	3.7	GSW-6	3.5
GSW-2	3.7	GSW-7	3.4
GSW-3	3.9	GSW-8	3.4
GSW-4	4.1	GSW-9	3.9
GSW-5	3.5	GSW-10	3.7
GSW-3-FH	3.4	GSW-10-FH	2.9
GSW-8-FH	2.9		

酸不溶性灰分　照灰分测定法（中国药典2010年版一部附录Ⅸ K）测定。

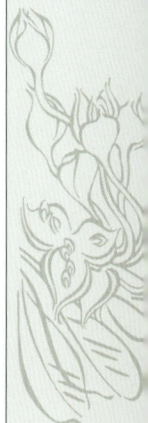

对本品10批样品进行酸不溶性灰分测定，结果见表4，据最高值、最低值及平均值，将本品酸不溶性灰分拟定为不得过0.2%。

表4　光石韦样品酸不溶性灰分测定结果一览表

样品	酸不溶性灰分（%）	样品	酸不溶性灰分（%）
GSW-1	<0.1	GSW-6	0.1
GSW-2	0.1	GSW-7	0.1
GSW-3	0.1	GSW-8	0.1
GSW-4	0.2	GSW-9	0.2
GSW-5	0.1	GSW-10	0.1
GSW-3-FH	0.1	GSW-10-FH	<0.1
GSW-8-FH	<0.1		

【浸出物】　芒果苷为光石韦的活性成分，该成分为脂溶性成分，因此，考虑用醇溶性浸出物来考察光石韦中所含活性成分的多少，而加热提取一方面有利于化学成分的溶出，另一方面又节省了试验时间，经研究最终确定采用热浸法来进行实验。实验之初对比了三种不同浓度的乙醇（30%乙醇、稀乙醇及乙醇）作为提取溶剂的提取效果，结果表明，稀乙醇的提取效果最好。故选择稀乙醇为提取溶剂，照醇溶性浸出物测定法（中国药典2010年版一部附录 Ⅹ A）项下的热浸法测定。

对本品10批样品进行浸出物测定，结果见表5，据最高值、最低值及平均值，将本品浸出物含量拟定为不得少于25.0%。

表5　光石韦样品浸出物测定结果一览表

样品	浸出物均值（%）	样品	浸出物均值（%）
GSW-1	36.4	GSW-6	32.9
GSW-2	37.4	GSW-7	30.8
GSW-3	35.3	GSW-8	32.0
GSW-4	34.8	GSW-9	31.6
GSW-5	37.9	GSW-10	32.4
GSW-3-FH	31.1	GSW-10-FH	32.4
GSW-8-FH	28.0		

【含量测定】　光石韦有利尿通淋、清热止血的功效，用于热淋、血淋、石淋、小便不通、淋沥涩痛、吐血、衄血、尿血、崩漏、肺热咳喘。光石韦中含有多种活性成分，其中芒果苷有抑制中枢神经系统、抗炎、抑菌、抗单纯疱疹病毒、利胆和免疫作用，对模拟高原急性低氧肝损伤有保护作用。为提高本品质量控制水平，参照有关文献[8、9]，采用高效液相色谱法对本品中芒果苷进行含量测定。结果显示该方法灵敏，精密度高，重现性好，结果准确，可作为本品内在质量的控制方法，测定方法考察及验证结果如下。

1. 方法考察与结果

1.1 色谱条件

以十八烷基硅烷键合硅胶为填充剂；以乙腈-0.1%磷酸溶液（13∶87）为流动相；进样

量10 μl，柱温30 ℃，流速1 ml/min。用紫外–可见分光光度计在200~400 nm进行扫描，芒果苷对照品在318 nm波长处有最大吸收，详见图6，故确定检测波长为318 nm。

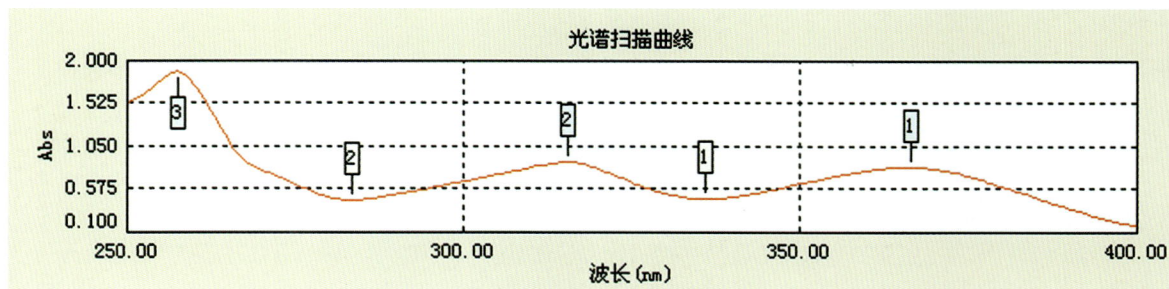

图6　芒果苷对照品紫外扫描图

1.2 提取方法

取同一批药材（GSW–5）来试验，用正交实验来优化选择乙醇浓度、提取液体积、超声时间等因素。

最终提取方法确定如下：取本品0.1 g，精密称定，精密加入稀乙醇25 ml，称定重量，超声处理（功率200 W，频率40 kHz）1.5小时，放冷，再称定重量，用稀乙醇补足减失的重量，摇匀，滤过，精密量取续滤液1 ml置5 ml量瓶中，加稀乙醇至刻度，摇匀，即得。

2. 方法学验证与结果

2.1 线性及范围

精密称取芒果苷对照品10.68 mg，置100 ml量瓶中，加稀乙醇溶解并稀释至刻度，摇匀，分别精密吸取此溶液0 μl、1 μl、2 μl、5 μl、10 μl、20 μl，注入液相色谱仪，按正文拟定的色谱条件进行分析测定，以进样量（μg）为横坐标，峰面积为纵坐标，绘制标准曲线，经线性回归，得标准曲线方程$Y=1.791778 \times 10^6 X - 4.1168 \times 10^4$（$n=6$），$r=0.9990$，表明在0~2.136 μg呈良好线性关系。

2.2 精密度试验

2.2.1 重复性

精密吸取同一份供试品溶液（GSW–5）10 μl，在正文拟定的色谱条件下连续分析6次，测定色谱峰面积，结果表明6次测定的芒果苷峰面积平均值为1257296.5，RSD=0.29%（$n=6$），表明该方法精密度良好。

2.2.2 重现性

取同一样品（GSW–5）按正文的方法平行测定6份，6份样品测得芒果苷含量的平均值为81.1 mg／ml，RSD=1.27%（$n=6$），表明该方法重线性较好。

2.3 稳定性试验

同一样品溶液（GSW–5）在室温条件下，放置0小时、2小时、6小时、12小时、24小时分别测定芒果苷的色谱峰面积，峰面积平均值为1253352.6，RSD=0.33%（$n=5$），结果表明样品在24小时内基本稳定。

2.4 回收率试验

精密称取芒果苷对照品57.53 mg，置50 ml量瓶中，加稀乙醇溶解并稀释至刻度，摇匀，备用。精密吸取不同体积的对照品溶液置平底烧瓶中后减压回收溶剂，再精密称取不同量已知含量的供试品（GSW-5，含量为81.0517 mg /g）粉末分别置上述6个平底烧瓶中，按正文拟定的方法提取、测定，计算加样回收率，结果芒果苷平均回收率为102.44%，RSD=1.37%（n=6）。

2.5 耐用性试验

2.5.1 色谱柱的考察

分别采用不同品牌的色谱柱（依利特Hypersil BDS C18、Agilent TC-C18、Phenomenex Prodigy ODS3，三根色谱柱规格均为5 μm，4.6 mm×250 mm）测定样品（GSW-5）中芒果苷的含量，结果三根色谱柱测定结果平均值为80.0372 mg /g，RSD=1.68%（n=3）。

2.5.2 色谱仪的考察

分别采用不同品牌的色谱仪（日本岛津LC-2010A、Waters 2695-2998）测定样品（GSW-5）中芒果苷的含量，结果两台色谱仪测定结果平均值为80.0879，RAD=2.78%（n=2）。

按正文含量测定方法，测定了本品10批样品中的芒果苷的含量（详见表6），据最高值、最低值及平均值，并考虑药材来源差异情况，暂定本品含量限度为不得少于3.6%。

空白溶剂HPLC图、芒果苷对照品HPLC图、光石韦样品HPLC图分别见图7、图8、图9。

表6 10批样品测定结果

编号	采集（收集）地点/批号	芒果苷含量（%）
GSW-1	靖西/20110504	6.5
GSW-2	天峨/20110624	6.6
GSW-3	天峨/20110725	4.6
GSW-4	玉林/20110725	4.6
GSW-5	靖西龙康/100303	8.9
GSW-6	靖西龙康/101015	5.1
GSW-7	靖西龙康/110311	6.1
GSW-8	防城港上思/110607	6.4
GSW-9	玉林/110609	7.3
GSW-10	防城港上思/110628	6.6
GSW-3-FH	天峨/20110725	3.6
GSW-8-FH	防城港上思/110607	4.5
GSW-10-FH	防城港上思/110628	3.6

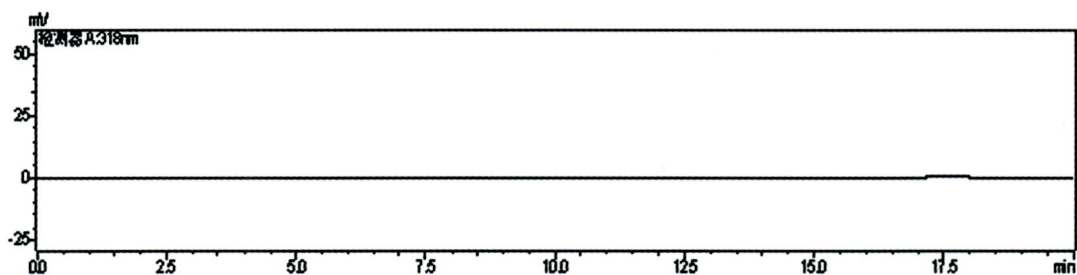

图7 空白溶剂HPLC图

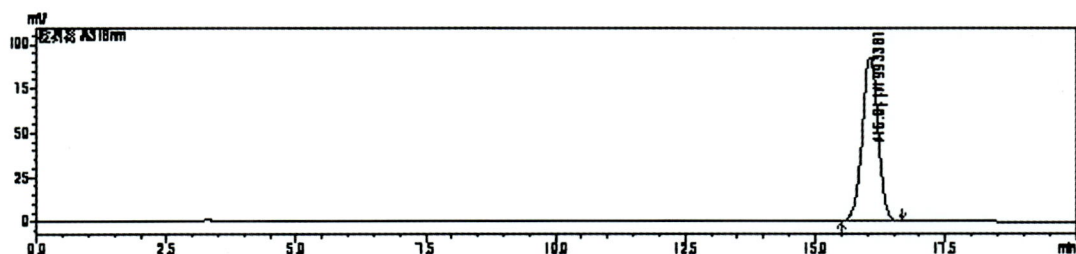

图8 芒果苷对照品HPLC图

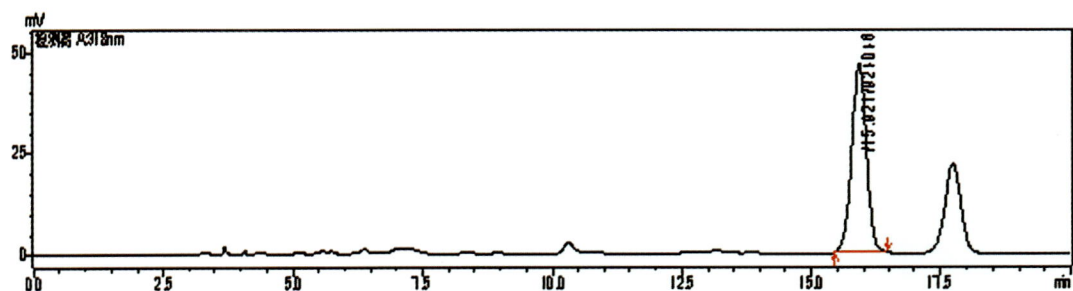

图9 光石韦样品HPLC图

参考文献

[1]陈丽君，马永杰，李玉鹏，等. 石韦属植物化学和药理研究进展[J]. 安徽农业科学，2011，39（10）：5786-5787，5798.

[2]郑兴，余磷，廖端芳，等. 光石韦化学成分的研究[J]. 中草药，1999，30（4）：253-254.

[3][8]李洁，童玉懿. 石韦有效成分的高效液相色谱测定[J]. 药学学报，1992，27（2）：153-156.

[4]广西壮族自治区卫生厅. 广西中药材标准[M]. 南宁：广西科学技术出版社，1990：43-44.

[5]邵绍丰. 单味中药金钱草、石韦、车前子对肾结石模型大鼠的预防作用[D]. 温州：温州医学院，2009.

[6]张丽，朴晋华，张蕻. 排石颗粒主要药效学研究[J]. 中国药物与临床，2005，5（7）：532-533.

[7]赖海标，梅全喜，范文昌. 石韦的化学成分、药理作用和临床应用研究进展[J]. 中国医药导报，2010，7（21）：9-11.

[9]国家药典委员会. 中华人民和国药典2010年版一部[M]. 北京：中国医药科技出版社，2010：197-198.

药学编著：莫文电　覃丽郦　韦建乔
药学审校：广西壮族自治区食品药品检验所

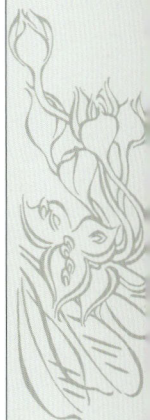

丢了棒根　　美巧怀

Diuliaobanggen　　　　　Maexgyaeuqvaiz

CLAOXYLONIS INDICI RADIX

【概述】 丢了棒根，俗称追风根、赶风债、赶风柴、刁了棒、大叶大青等。出自清代何克谏《生草药性备要》，《本草求原》、《中华本草》等均有记载。1977年以"丢了棒"收入中国药典1977年版一部，药用部位为带叶的嫩枝。[1]《全国中草药汇编》对其药用价值及部位、原植物、地理分布等亦有收载。[2]《广西本草选编》药用部位为根。[3]其根部作为药用在广西壮族民间已有悠久的历史，本标准以根部收载。

【来源】 本品为大戟科植物白桐树*Claoxylon indicum*（Reinw. ex Bl.）Hassk. 的干燥根。

白桐树为灌木或乔木，高2~5 m，小枝密被白色短柔毛或绒毛，有明显皮孔。叶互生；叶柄长5~14 cm，顶端有2枚不明显的小腺体；叶片纸质，阔卵形至卵状长圆形，长9~20 cm，宽5~13 cm，先端钝或急尖，基部楔形或圆形或略偏斜，边缘通常有不规则的齿缺，绿色，幼叶两面沿脉被疏柔毛后来脱落，老时近无毛。总状花序腋生，花序枝及花柄密被茸毛；花小，单性异株，绿白色，无花瓣；雄花序极柔弱，长10~30 cm；雄花数朵聚生而疏离；花萼3~4裂，裂片长圆形，长约2 mm，外被锈色短柔毛，镊合状；雄蕊18~25枚，花粉囊上端分离；花盘腺体片状，被毛；无退化雌蕊；雌花序长5~8 cm；花萼3裂，裂片三角形，外面密被柔毛；子房密被灰白色短柔毛，2~3室，花柱3枚，离生。蒴果三角状扁球形，熟时3裂，直径约8 mm，红色，密被茸毛。花期5~8月。生于山坡灌木丛中或疏林下，分布于东南亚各地及我国云南、广西、广东等地。[4]

白桐树以根入药，全年均可采收。

起草样品收集情况：共收集到样品10批，混淆品6批，详细信息见表1、图1、图2。

表1　丢了棒根样品和混淆品信息一览表

编号	药用部位	产地/采集地点/批号	样品状态	备注
DLBG–1	根	广西隆安县龙虎山	药材	采集（对照药材）
DLBG–2	根	广西南宁高峰林场	药材	采集
DLBG–3	根	广西南宁市市郊双定村	药材	采集
DLBG–4	根	广西隆安县龙虎山自然保护区	药材	采集
DLBG–5	根	广西隆安县屏山乡雅力村	药材	采集
DLBG–6	根	广西大新县全茗镇灵熬村	药材	采集
DLBG–7	根	广西南宁市沿溪路个体经营市场	饮片（块片）	购买
DLBG–8	根	广西南宁市沿溪路个体经营市场	饮片（块片）	购买
DLBG–9	根	广西桂林市六合路草药店	饮片（块片）	购买
DLBG–10	根	广西大新县	饮片（块片）	购买
DLBG–HXP–1	根皮	广西玉林市场（产地百色）	药材	购买
DLBG–HXP–2	根皮	广西玉林市场（产地玉林）	药材	购买

续表

编号	药用部位	产地/采集地点/批号	样品状态	备注
DLBG-HXP-3	根皮	广西柳州市草药行	饮片（块片）	购买
DLBG-HXP-4	根及茎	广西桂林市六合路草药店	饮片（短段）	购买
DLBG-HXP-5	根及茎	广西百色市中草药行	饮片（短段）	购买
DLBG-HXP-6	根及茎	广西上思县城林井诊所	饮片（块片）	购买

备注：将丢了棒根样品DLBG-1同时制成腊叶标本，经鉴定，结果确定其为大戟科植物白桐树，实验中以该样品作为丢了棒根的对照药材与其他样品进行对比；广西玉林地区以远志科蝉翼藤Securidaca inappendiculata Hassk.的根皮作丢了棒入药[5, 6]，柳州草药市场也如此；此外，还有一种混淆品，市场亦以"丢了棒"名出售。为了考察三者之间化学成分是否有较大区别，收集了3批蝉翼藤根皮（样品DLBG-HXP-1~DLBG-HXP-3），3批混淆品（样品DLBG-HXP-4~DLBG-HXP-6），同时进行实验。完成样品收集后，将所有样品（约300 g）进行粉碎处理，并统一过二号筛，备用。

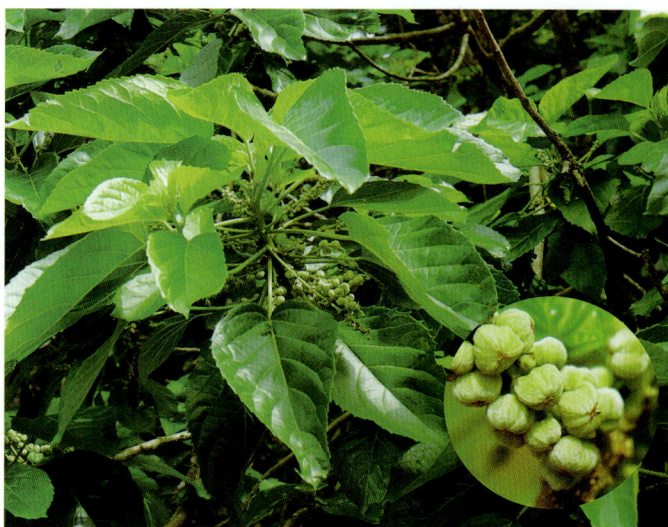

图1　丢了棒原植物

图2　丢了棒标本

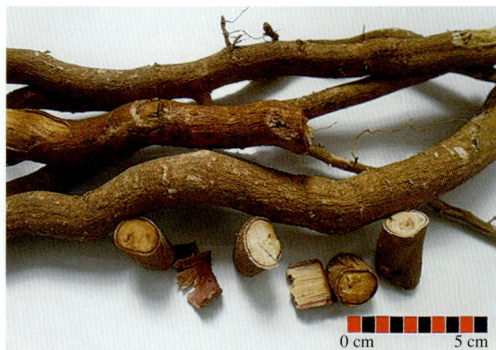

【化学成分】　未见相关报道。

【药理与临床】　丢了棒根具有祛风除湿、散瘀止痛之功，用于风湿疼痛、外伤瘀痛、关节痛、腰腿痛、跌打瘀肿、支气管炎等。[7-10]

未见药理方面报道。

【性状】　本品呈长圆柱形，有分枝，长短粗细不等。直径0.5~5.5 cm，表面黄褐色或灰褐色，有不规则的细纵纹及多数点状或横长皮孔样突起。质坚硬，不易折断，断面皮部薄，外表皮淡黄白色，内表皮略淡紫色。木部淡黄色至黄白色。气微，味淡。详见图3。

本品主要鉴别特征为表面有不规则的细纵纹及多数点状或横长皮孔样突起。质坚硬，难折断，断面皮部薄，外表皮淡黄白色，内表皮略淡紫色。木部淡黄色或黄白色。

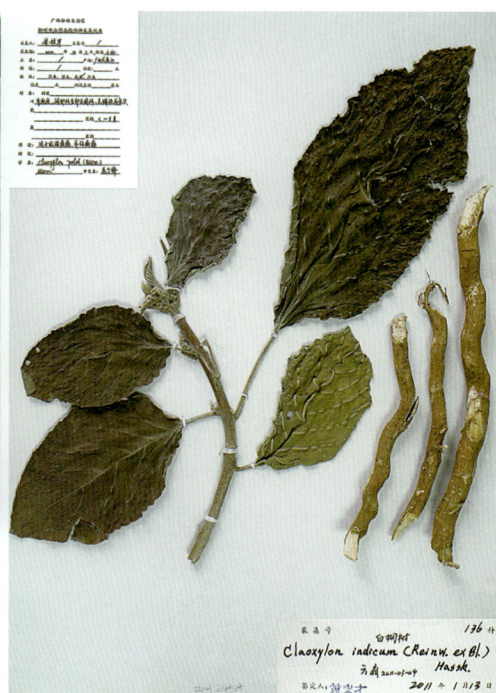

图3　丢了棒根药材

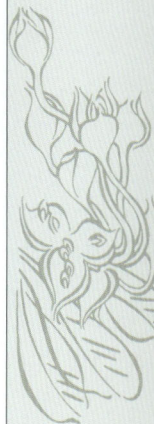

【鉴别】本品横切面：木栓层为十数列细胞，外有脱落层。皮层与韧皮部近等宽，可见草酸钙簇晶和纤维散在。中柱鞘纤维数个成束，与石细胞相间排列，韧皮部细胞含草酸钙柱晶。形成层明显。木质部发达，导管单个或2~3个呈放射状排列，射线细胞1~3列。薄壁细胞含淀粉粒及柱晶。详见图4、图5。

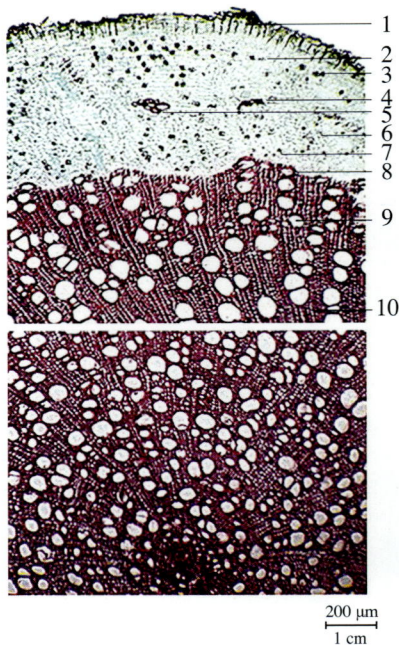

图4 丢了棒根横切面显微全貌图
1. 木栓层　　2. 皮层　　3. 草酸钙簇晶
4. 石细胞　　5. 中柱鞘纤维束
6. 韧皮部　　7. 草酸钙柱晶　　8. 形成层
9. 导管　　　10. 木射线

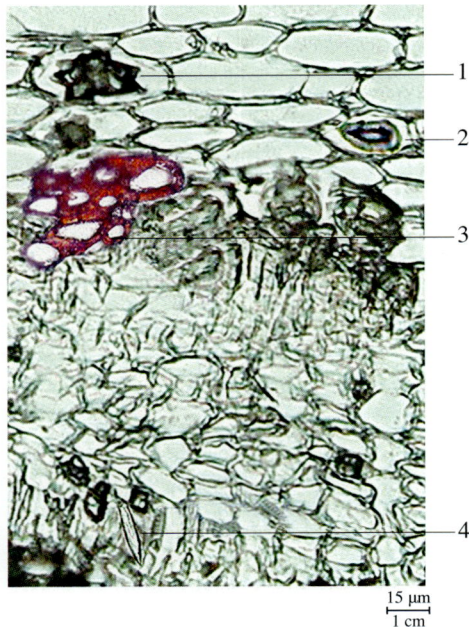

图5 丢了棒根横切面显微放大图
1. 草酸钙簇晶　　2. 石细胞
3. 中柱鞘纤维束　　4. 草酸钙柱晶

显微鉴别要点：本品横切面木栓层为十数列细胞。中柱鞘纤维数个成束，与石细胞断续排列成环。韧皮部含草酸钙柱晶。形成层明显。木质部射线1~3列细胞；薄壁细胞含淀粉粒及柱晶。

【检查】　水分　照水分测定法（中国药典2010年版一部附录Ⅸ H第一法）测定。

对本品10批样品进行水分测定，结果见表2，据最高值、最低值及平均值，暂定本品药材水分限度为不得过14.0%。

表2　丢了棒根样品水分测定结果一览表

样品	水分均值（%）	样品	水分均值（%）
DLBG-1	10.2	DLBG-6	8.9
DLBG-2	10.0	DLBG-7	10.0
DLBG-3	7.9	DLBG-8	10.0
DLBG-4	9.2	DLBG-9	10.3
DLBG-5	8.8	DLBG-10	11.4

总灰分　照灰分测定法（中国药典2010年版一部附录Ⅸ K）测定。

对本品10批样品进行总灰分测定，结果见表3，据最高值、最低值及平均值，将本品总灰分拟定为不得过6.5%。

表3　丢了棒根样品总灰分测定结果一览表

样品	总灰分（%）	样品	总灰分（%）
DLBG-1	2.8	DLBG-6	5.2
DLBG-2	4.3	DLBG-7	1.4
DLBG-3	3.2	DLBG-8	1.5
DLBG-4	4.5	DLBG-9	1.3
DLBG-5	5.6	DLBG-10	2.7

酸不溶性灰分 照灰分测定法（中国药典2010年版一部附录Ⅸ K）测定。

对本品10批样品进行酸不溶性灰分测定，结果见表4，据最高值、最低值及平均值，将本品酸不溶性灰分拟定为不得过1.1%。

表4　丢了棒根样品酸不溶性灰分测定结果一览表

样品	酸不溶性灰分（%）	样品	酸不溶性灰分（%）
DLBG-1	0.5	DLBG-6	0.8
DLBG-2	0.7	DLBG-7	0.7
DLBG-3	0.1	DLBG-8	0.1
DLBG-4	0.7	DLBG-9	0.3
DLBG-5	0.9	DLBG-10	0.2

【浸出物】 查阅文献资料，本品多以水煎服。故考虑用水溶性浸出物来考察丢了棒根中所含物质的多少，而加热提取一方面有利于化学成分的溶出，另一方面又节省时间，故确定采用热浸法来进行实验。照水溶性浸出物测定法（中国药典2010年版一部附录Ⅹ A）项下的热浸法测定。

对本品10批样品进行浸出物测定，结果见表5，据最高值、最低值及平均值，将本品浸出物含量拟定为不得少于5.0%。

表5　丢了棒根样品浸出物测定结果一览表

样品	浸出物均值（%）	样品	浸出物均值（%）
DLBG-1	15.3	DLBG-6	14.2
DLBG-2	9.7	DLBG-7	7.3
DLBG-3	13.4	DLBG-8	7.2
DLBG-4	6.4	DLBG-9	12.5
DLBG-5	14.3	DLBG-10	9.6

参考文献

[1][7]中华人民共和国卫生部药典委员会. 中华人民共和国药典1977年版一部 [M]. 北京：人民卫生出版社，1977：225.

[2][4][5]《全国中草药汇编》编写组. 全国中草药汇编：下册 [M]. 北京：人民卫生出版社，1988：264-265.

[3][8]广西壮族自治区革命委员会卫生局. 广西本草选编：上册 [M]. 南宁：广西人民出版社，1974：396-397.

[6]陈世文，赖茂祥. 丢了棒及其伪品的生药鉴定 [J]. 中国中药杂志，1983，8（1）：7.

[9]广西植物研究所. 广西植物名录：第二册 [M]. 南宁：广西人民出版社，1971：218.

[10]广西壮族自治区中医药研究所. 广西药用植物名录 [M]. 南宁：广西人民出版社，1986：188.

药学编著： 黄桂华　黎 军　韦 维
药学审校： 广西壮族自治区食品药品检验所

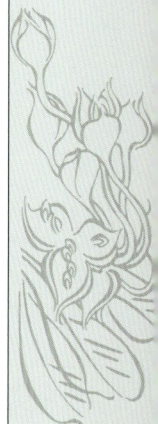

血风藤　　勾勒容

Xuefengteng　　　　Gaeulwedrumz

VENTILAGO LEIOCARPAE RADIX ET CAULIS

【概述】　血风藤，俗名红穿破石（《广西中药材标准》），翼核果（《广西中草药名录》），血风根、青筋藤、铁牛入石（《全国中草药汇编》），红蛇根（《中华本草》）。广西壮族地区习惯称"血风藤"，而《中药大辞典》也称本品为"血风藤"。本品历代古本草未见有记载，但在近代中草药专著或中草药文献中多有记载，如《全国中草药汇编》、《中药大辞典》、《广西药用植物名录》、《中华本草》、《广西中药材标准》等均有记载，为广西壮族民间习惯用药，销往全国各地。

血风藤原植物主要分布于广西宁明、防城、大新、靖西、天等、那坡、金秀、荔浦、梧州，广东、云南、湖南、福建、台湾等地也有分布，生于海拔1500 m以下的山间沟边疏林下或灌丛中。

【来源】　本品为鼠李科植物翼核果*Ventilago leiocarpa* Benth.的干燥根和根茎。

血风藤为木质藤本，长2~3 m。根横走而粗壮，外皮暗紫红色，易脱皮，切断面呈淡黄色。茎多分枝，灰褐色，有纵条纹。幼枝被短柔毛，小枝褐色，有条纹，无毛。叶薄革质，卵状矩圆形或卵状椭圆形，稀卵形，长4~8 cm，宽1.5~3.2 cm，顶端渐尖或短渐尖，稀锐尖，基部圆形或近圆形，边缘近全缘，仅有不明显的疏细锯齿，两面无毛，或初时上面中脉内，下面沿脉有疏短柔毛，侧脉每边4~7条，上面下陷，下面凸起，具明显的网脉；叶柄长3~5 mm，上面被疏短柔毛。花小，两性，5基数，单生或2至数个簇生于叶腋，少有排成顶生聚伞总状或聚伞圆锥花序，无毛或有疏短柔毛，花梗长1~2 mm；萼片三角形；花瓣倒卵形，顶端微凹，雄蕊略短于花瓣；花盘厚，五边形；子房球形，全部藏于花盘内，2室，每室具1胚珠，花柱2浅裂或半裂。核果长6 cm，核直径4~5 mm，无毛，翅宽7~9 mm，顶端钝圆，有小尖头，基部1/4~1/3为宿存的萼筒包围，1室，具1种子。花期3~5月，果期4~7月。

全年均可采收，除去枝叶，洗净，切片或段，晒干。

起草样品收集情况：共收集到样品8批，详细信息见表1、图1、图2。

表1　血风藤样品信息一览表

编号	原编号	药用部位	产地/采集地点	样品状态
XFT-1	10111101	根	防城港市那勤镇	药材
XFT-2	11042601	根	那坡县百省乡	药材
XFT-3	11040901	根	金秀瑶族自治县金秀镇	药材
XFT-4	11051801	根	荔浦县蒲芦乡	药材
XFT-5	11042301	根	靖西县龙邦镇	药材
XFT-6	11040501	根	防城港市那勤镇十万山	药材

编号	原编号	药用部位	产地/采集地点	样品状态
XFT-7	11042501	根	金秀瑶族自治县老山林场	药材
XFT-8	11051201	根	那坡县德隆乡	药材

备注：血风藤样品XFT-3同时制成腊叶标本，经方鼎和黄燮才两位植物分类学家鉴定为鼠李科植物翼核果，实验中以该样品作为血风藤的对照药材与其他样品进行对比研究。完成样品收集后，将所有8批样品（约350 g）进行粉碎处理，并统一过40目筛，备用。

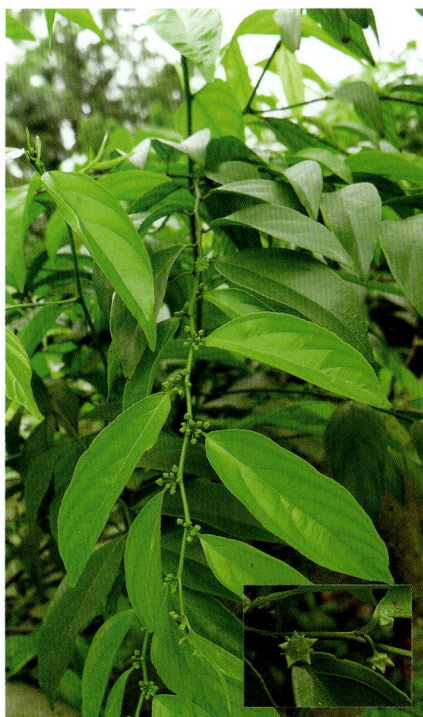

图1　血风藤原植物

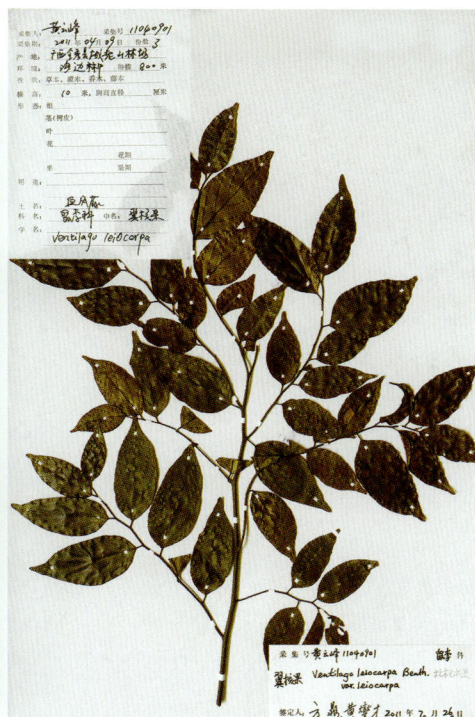

图2　血风藤标本

【化学成分】　据文献检索，血风藤根含大黄素、大黄素-甲醚（Physcion）、1，2，4，8-四羟基-3-甲基蒽醌（2-hydrois-landicin）、1-羟基-6，7，8-三甲氧基-3-甲基蒽醌、翼核果醌、翼核果素（ventilagolin）、羽扇豆醇、翼核酮苷。[1]

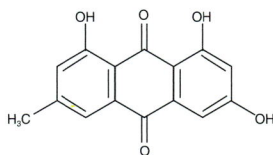

大黄素

【药理与临床】　血风藤具有补血祛风、舒经活络的功效，常用于贫血、风湿性关节炎、腰肌劳损、月经不调。[2]研究资料表明，血风藤中含有丰富的蒽醌类化合物，王雪芬、王晓炜、应百平等人分别在不同时间从不同产地的血风藤中分离出大黄素、大黄素甲醚等蒽醌类单体[3-5]，而大黄素具有抗菌、止咳、抗肿瘤的作用等。[6]

【性状】　本品根呈圆柱形，稍弯曲，极少分枝，直径2~7 cm；切片为椭圆形，厚

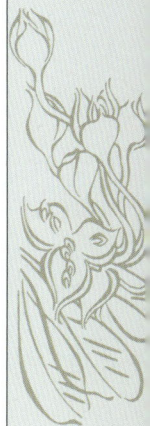

2~4 mm。外皮红棕色，呈不规则鳞片状，易剥落。体轻，质硬。断面淡黄色，略呈纤维性，形成层环明显，射线放射状，木部可见数个同心环，导管针孔状。气微，味苦、微涩。详见图3、图4。

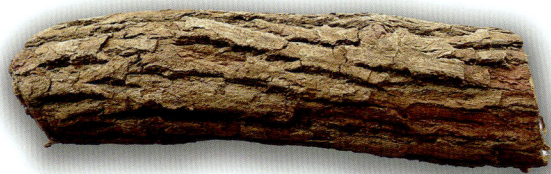

图3　血风藤药材（根）

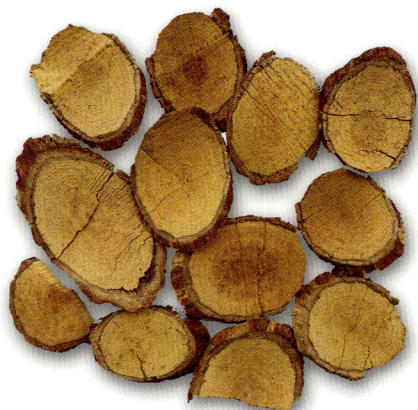

图4　血风藤饮片（根）

【鉴别】（1）本品根横切面：木栓层棕黄色，由数列至十余列木栓细胞组成。皮层细胞6~10列，薄壁细胞中可见草酸钙方晶，直径3~30 μm；石细胞数个成群散在，壁厚，孔沟明显，胞腔内或含草酸钙方晶。韧皮部宽厚，韧皮纤维群呈切向延长，与韧皮部薄壁细胞相间排列叠成层状，纤维束周围薄壁细胞含草酸钙方晶，形成晶鞘纤维。木质部宽广，导管单个散在或数个相连，直径15~200 μm；射线细胞1~4列，有的含草酸钙方晶。

粉末棕黄色至棕红色。纤维多成束，周围薄壁细胞常含草酸钙方晶，形成晶鞘纤维。草酸钙方晶众多，直径5~30 μm，多存在于含晶细胞中。石细胞淡黄色，单个散在或成群，直径15~50 μm，长至156 μm，壁厚，孔沟和层纹明显。具缘纹孔导管较大。木栓细胞黄褐色至淡棕色，表面观呈多角形，内含红棕色物质。

显微鉴别要点：根纤维多含草酸钙方晶形成嵌晶纤维，茎皮皮层有石细胞群散在分布，粉末中纤维束周围的细胞中含有较多的草酸钙方晶形成晶纤维，详见图5、图6。

（2）取本品粉末1 g，加甲醇20 ml，超声处理30分钟，滤过，滤液作为供试品溶液。另取血风藤

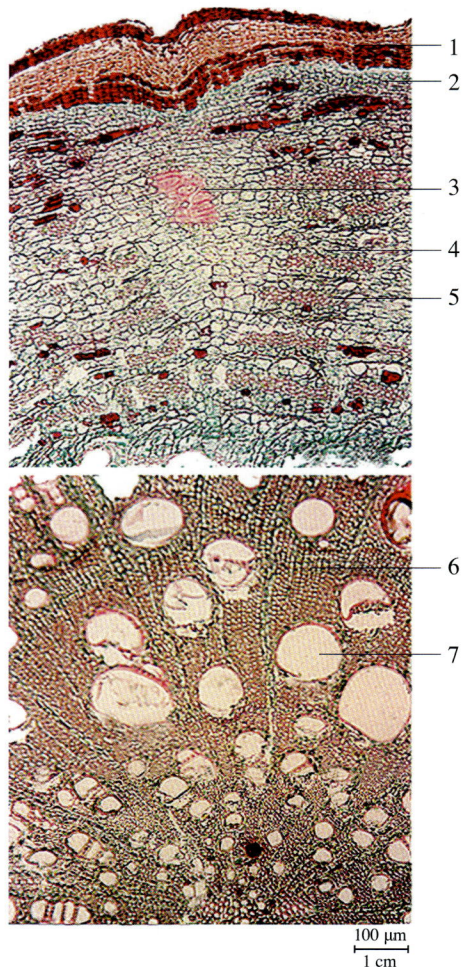

图5　血风藤根横切面显微放大图

1. 木栓层　2. 皮层　3. 石细胞　4. 韧皮部
5. 韧皮纤维　6. 木质部　7. 导管

《广西壮族自治区壮药质量标准第二卷（2011年版）》注释

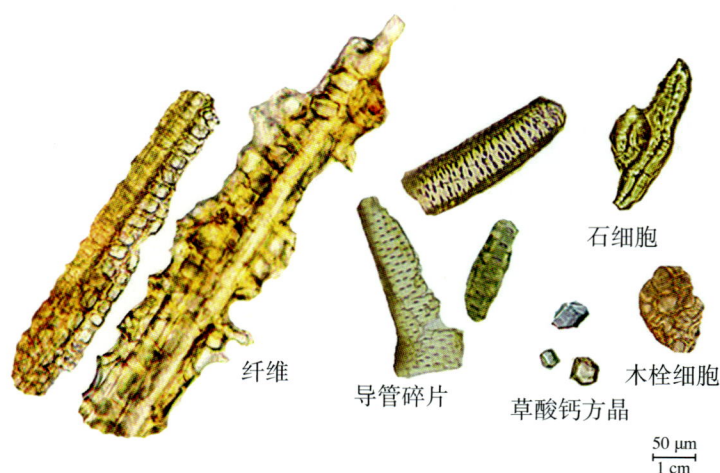

图6　血风藤根粉末显微图

对照药材1 g，同法制成对照药材溶液。再取大黄素对照品，加甲醇制成每1 ml含0.5 mg的溶液，作为对照品溶液。照薄层色谱法（中国药典2010年版一部附录Ⅵ B）试验，吸取上述三种溶液各2 µl，分别点于同一硅胶G薄层板上，以石油醚（60~90 ℃）–甲酸乙酯–甲酸（15∶9∶1）为展开剂，展开，取出，晾干，置紫外光灯（365 nm）下检视。供试品色谱中，在与对照药材色谱和对照品色谱相应的位置上，显相同颜色的荧光斑点；氨熏后可见光下斑点变成粉红色。8批样品按本法检验，均符合规定，且薄层色谱分离效果好，斑点圆整清晰，比移值适中，重现性好。

耐用性实验考察：采用点状点样对自制板、预制板（青岛海洋化工厂提供，批号：20111008）的展开效果进行考察，对不同展开温度（10 ℃、30 ℃）进行考察，结果均表明本法的耐用性良好，详见图7。

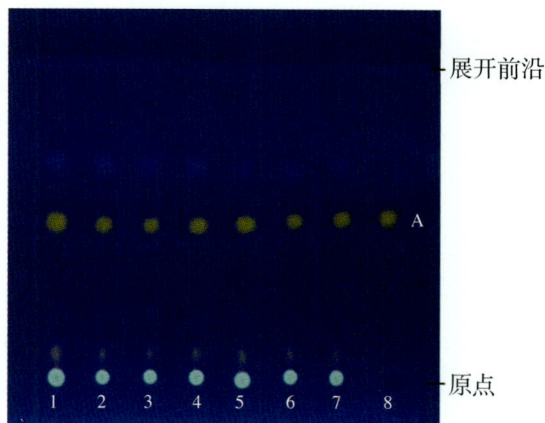

图7　血风藤样品TLC图

1. XFT-1（对照药材）　　2. XFT-2　　3. XFT-3　　4. XFT-4
5. XFT-5　　　　　　　　6. XFT-6　　7. XFT-7　　8. 大黄素对照品
A. 黄色荧光斑点

色谱条件：硅胶G薄层预制板，生产厂家：青岛海洋化工厂，批号：20111008，规格：10 cm×10 cm
　　　　　圆点状点样，点样量：2 µl；温度：25 ℃；相对湿度：70RH%
　　　　　展开剂：石油醚–甲酸乙酯–甲酸（15∶9∶1）
　　　　　检识：置紫外光灯（365 nm）下检视

【检查】　水分　照水分测定法（中国药典2010年版一部附录Ⅸ H第一法）测定。

对本品8批样品进行水分测定，结果见表2，据最高值、最低值及平均值，并考虑到考察批次和测定时间季节有限，暂定本品药材水分限度为不得过13.0%。

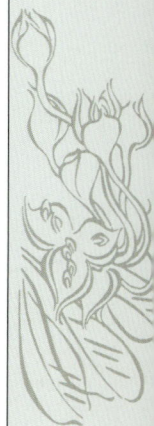

表2　血风藤样品水分测定结果一览表

样品	水分均值（%）	样品	水分均值（%）
XFT-1	8.5	XFT-5	10.5
XFT-2	10.7	XFT-6	10.7
XFT-3	10.3	XFT-7	10.4
XFT-4	9.6	XFT-8	11.0
XFT-1-FH	7.9	XFT-3-FH	9.4
XFT-2-FH	9.2		

总灰分　照灰分测定法（中国药典2010年版一部附录Ⅸ K）测定。

对本品10批样品进行总灰分测定，结果见表3，据最高值、最低值及平均值，将本品总灰分拟定为不得过8.0%。

表3　血风藤样品总灰分测定结果一览表

样品	总灰分（%）	样品	总灰分（%）
XFT-1	6.0	XFT-5	6.2
XFT-2	5.4	XFT-6	7.3
XFT-3	4.1	XFT-7	4.2
XFT-4	4.1	XFT-8	5.9
XFT-1-FH	4.5	XFT-3-FH	3.2
XFT-2-FH	4.9		

【浸出物】　本品浸出物试验，我们先后进行了水溶性浸出物的冷浸法和醇溶性浸出物的热浸法试验，水溶性浸出物收率明显偏低，且用时较长。为了提高浸出物收率，减少试验时间，选用醇溶性浸出物测定法（中国药典2010年版一部附录Ⅹ A）项下的热浸法测定。

对本品10批样品进行浸出物测定，结果见表4，据最高值、最低值及平均值，将本品浸出物含量拟定为不得少于3.0%。

表4　血风藤样品浸出物测定结果一览表

样品	浸出物均值（%）	样品	浸出物均值（%）
XFT-1	4.0	XFT-5	2.9
XFT-2	3.6	XFT-6	4.4
XFT-3	4.2	XFT-7	3.5
XFT-4	5.0	XFT-8	4.2
XFT-1-FH	6.2	XFT-3-FH	6.9
XFT-2-FH	7.4		

【含量测定】　研究资料表明，血风藤中含有丰富的蒽醌类化合物，王雪芬、王晓炜、应百平等人分别在不同时间从不同产地的血风藤中分离出大黄素、大黄素甲醚等蒽醌类单体[7-9]，为提高本品质量控制水平，参照有关文献，采用高效液相色谱法，对本品中大黄素进行含量测定，结果显示该方法灵敏，精密度高，重现性好，结果准确，可作为本品内在质量的控制方法，测定方法考察及验证结果如下。

1. 方法考察与结果

1.1 色谱条件

用十八烷基硅烷键合硅胶为填充剂；以甲醇–0.1%磷酸为流动相；流速1.0 ml/min。用紫外–可见分光光度计在200~400 nm进行扫描，大黄素对照品在254 nm波长处有最大吸收，详见图8，故确定检测波长为254 nm。

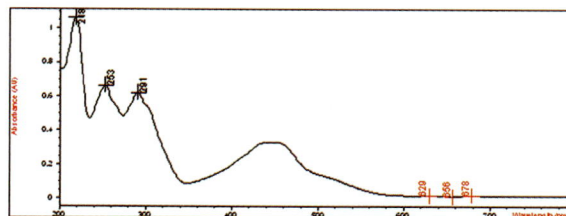

图8　大黄素对照品紫外扫描图

1.2 提取方法

据文献资料记载，大黄素类物质在植物里大多数是以结合状态存在，因此大黄素的提取必须要经过酸水解才能比较完全，而酸水解的杂质较多，利用大黄素溶于三氯甲烷的特点进行纯化，可以更有效地保护色谱柱，因此本实验主要参考中国药典2010年版一部中有关测定大黄素的项目，采用三氯甲烷–2.5 mol/L硫酸溶液为提取溶剂，重点考察影响水解效果的因素，如提取溶剂用量、提取温度、提取时间等。

1.2.1 提取溶剂用量的考察

取本品（XFT–1）粉末0.5 g，精密称定，共4份，分别精密加入三氯甲烷–2.5 mol/L硫酸溶液的量为25–20 ml、30–25 ml、35–30 ml、40–35 ml，称定重量，置80 ℃水浴加热回流4小时，冷却至室温，再称定重量，用三氯甲烷补足减失的重量，摇匀，分取三氯甲烷溶液，精密量取10 ml，蒸干，残渣加甲醇使溶解，转移至10 ml量瓶中，加甲醇至刻度，摇匀，用微孔滤膜过滤，即得。结果详见表5，四种提取溶剂中以三氯甲烷–2.5 mol/L硫酸溶液的量为30–25 ml的提取效果最佳，故确定提取溶剂为三氯甲烷30 ml +2.5 mol/L硫酸25 ml溶液。

表5　提取溶剂用量考察结果

提取溶剂（ml）	大黄素含量（%）
25–20	0.158
30–25	0.174
35–30	0.110
40–35	0.103

1.2.2 提取温度的考察

取本品（XFT–1）粉末0.5 g，精密称定，共3份，分别精密加入三氯甲烷30 ml和2.5 mol/L硫酸25 ml溶液，称定重量，分别置80 ℃、90 ℃、100 ℃水浴上加热回流3小时后，同上操作，即得。结果详见表6，100 ℃水浴回流提取效果最优，故确定提取温度为100 ℃。

表6　提取温度考察结果

提取温度（℃）	大黄素含量（%）
80	0.125
90	0.139
100	0.142

1.2.3 提取时间的考察

取本品（XFT–1）粉末0.5 g，精密称定，共4份，分别精密加入三氯甲烷30 ml和2.5 mol/L

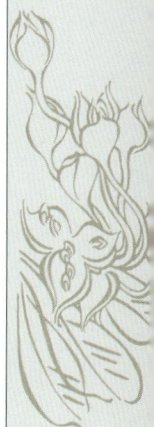

215

硫酸25 ml溶液，称定重量，置100 ℃水浴分别加热回流2小时、3小时、4小时、5小时后，同上操作，即得。结果详见表7，回流提取3小时效果最优，故确定提取时间为3小时。

表7　提取时间考察结果

提取时间（小时）	大黄素含量（%）
2	0.121
3	0.140
4	0.130
5	0.130

综合以上试验结果，最终提取方法确定如下：取本品粉末0.5 g，精密称定，精密加入三氯甲烷30 ml和2.5 mol/L硫酸25 ml溶液，称定重量，加热回流3小时后，冷却至室温，再称定重量，用三氯甲烷补足减失的重量，摇匀，分取三氯甲烷溶液，精密量取10 ml，蒸干，残渣加甲醇使溶解，转移至10 ml量瓶中，加甲醇至刻度，摇匀，用微孔滤膜过滤，即得。

2. 方法学验证与结果

2.1 线性及范围

精密称取大黄素对照品12.40 mg，置100 ml量瓶中，加甲醇使溶解并稀释至刻度，摇匀，备用。分别精密吸取上述对照品溶液0.2 ml、0.6 ml、1.0 ml、1.4 ml、1.8 ml置25 ml量瓶中，加甲醇至刻度，摇匀，作为不同浓度的对照品溶液。

将上述对照品溶液按正文拟定的色谱条件分别进样5 μl，以对照品的进样量（μg）为横坐标，峰面积为纵坐标，绘制标准曲线，结果表明：当大黄素对照品进样量在0.0496~0.4464 μg范围内时，进样量与峰面积呈良好的线性关系，回归方程为：$Y=8.31 \times 10^3+3.79 \times 10^6 X$，$r=0.9999$。

2.2 精密度试验

2.2.1 重复性

取同一份供试品溶液（XFT-1），按正文拟定的色谱条件，连续测定6次。结果表明6次测定的大黄素峰面积平均值为522806，RSD=0.51%（$n=6$），试验表明本法的精密度良好。

2.2.2 重现性

取同一批供试品（XFT-1）粉末0.5 g，精密称定，按正文的方法平行测定6份，计算，6份样品测得大黄素含量的平均值为0.157%，RSD=0.63%（$n=6$），试验结果表明本法的重现性较好。

2.3 准确度试验

精密称取大黄素对照品12.40 mg，置100 ml量瓶中，加甲醇使溶解并稀释至刻度，摇匀，作为大黄素对照品储备液A。再精密吸取20 ml大黄素对照品储备液A，置50 ml量瓶中加甲醇至刻度，摇匀，作为大黄素对照品储备液B。

精密吸取5 ml对照品储备液B置平底烧瓶中，共6份，置水浴中减压回收至干。精密称取已知含量（大黄素含量为0.157%）的供试品（XFT-1）粉末0.25 g，分别置上述6个平底烧瓶中，按正文拟定的方法提取、测定，计算加样回收率，结果大黄素平均回收率为101.7%，RSD=2.18%（$n=6$）。

2.4 耐用性试验

2.4.1 色谱柱的考察

分别采用不同品牌的色谱柱［Kromasil C18（5 μm，4.6 mm×250 mm）、Ultimate XB-C18（5 μm，4.6 mm×250 mm）、Inertsil ODS-SP（5 μm，4.6 mm×150 mm）］测定样品（XFT-1）中大黄素的含量，结果三根色谱柱测定结果平均值为0.159%，RSD=1.58%（$n=3$）。

2.4.2 色谱仪的考察

分别采用不同型号的色谱仪（岛津10AT型、岛津20A型）测定样品（XFT-1）中大黄素的含量，结果两台色谱仪测定结果平均值为0.158%，RAD=0.90%（$n=2$）。

按正文含量测定方法，测定了本品8批样品中的大黄素的含量（详见表8），据最高值、最低值及平均值，并考虑药材来源差异情况，暂定本品含量限度为不得少于0.090%。

空白溶剂HPLC图、大黄素对照品HPLC图、血风藤样品HPLC图分别见图9、图10、图11。

表8　8批样品测定结果

编号	采集（收集）地点/批号	大黄素含量（%）	RSD（%）
XFT-1	防城港市那勤镇	0.16	0.00
XFT-2	那坡县百省乡	0.11	0.00
XFT-3	金秀瑶族自治县金秀镇	0.26	0.00
XFT-4	荔浦县蒲芦乡	0.26	0.00
XFT-5	靖西县龙邦镇	0.060	0.00
XFT-6	防城港市那勤镇十万山	0.25	2.89
XFT-7	金秀瑶族自治县老山林场	0.24	3.01
XFT-8	那坡县德隆乡	0.13	0.00
XFT-1-FH	防城港市那勤镇	0.253	1.29
XFT-2-FH	那坡县百省乡	0.288	2.12
XFT-3-FH	金秀瑶族自治县金秀镇	0.253	0.36

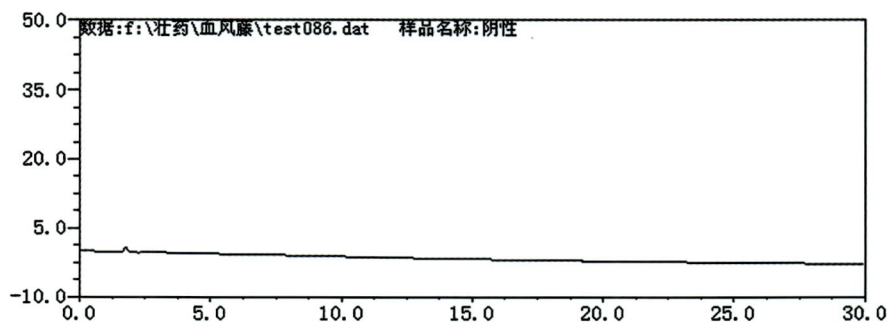

图9　空白溶剂HPLC图

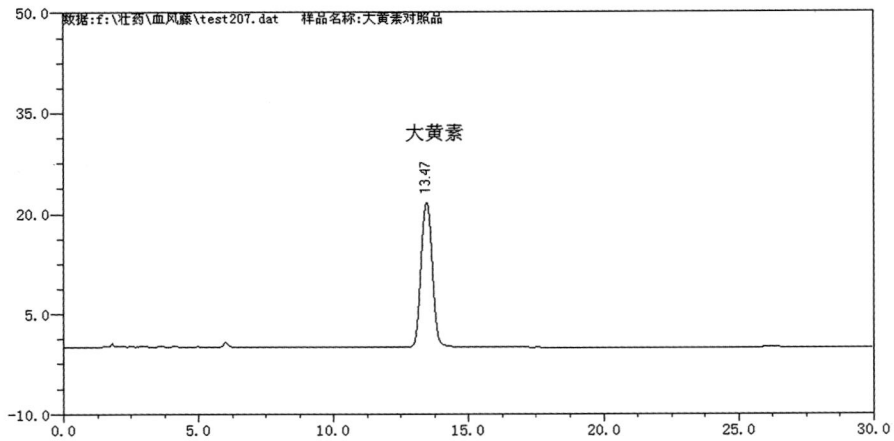

图10 大黄素对照品HPLC图

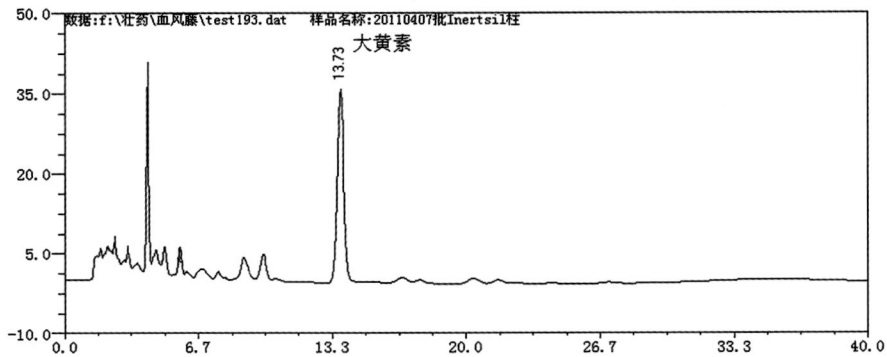

图11 血风藤样品HPLC图

参考文献

[1]江苏新医学院. 中药大辞典：上册 [M]. 上海：上海人民出版社，1977：929.

[2]广西壮族自治区卫生厅. 广西中药材标准 [M]. 南宁：广西科学技术出版社，1990：53-54.

[3][7]王雪芬，卢文杰，陈家源，等. 翼核果化学成分的研究 [J]. 药学学报，1993，28（2）：122-125.

[4][8]王晓炜，徐绥绪，王喆星，等. 翼核果中化学成分的研究 [J]. 沈阳药科大学学报，1996，13（3）：189-191.

[5][9]应百平，韩玖，利国威，等. 翼核果中蒽醌的研究 [J]. 药学学报，1988，23（2）：126.

[6]江纪武，肖庆祥. 植物药有效成分手册 [M]. 北京：人民卫生出版社，1986：384.

药学编著：赖茂祥 梁 冰 覃兰芳
药学审校：广西壮族自治区食品药品检验所

血党　　棵散勒

Xuedang　　　Gosanlwed

ARDISIAE BREVICAULIS HERBA

【概述】 血党，俗名九管血、散血丹、小罗伞、短茎紫金牛等。其药用始见于清代古籍《植物名实图考校释》。[1]历版《中国药典》和《广西中药材标准》等地方标准均未有血党质量标准的收载。《中华本草》、《中药大辞典》、《全国中草药汇编》、《广西植物名录》、《广西药用植物名录》等辞书中对其药用价值、原植物、地理分布等亦有简要记述。[2-6]同时，血党又是壮、瑶族等少数民族使用的民间草药。血党原植物主要分布于江西、湖南、湖北、贵州、四川、云南、福建、台湾、广东、广西等省（区）的林下阴处。

【来源】 本品为紫金牛科植物九管血 *Ardisia brevicaulis* Diels的干燥全株。

九管血为小灌木，直立茎高10~20 cm，无分枝，有匍匐根状茎。单叶互生，叶片坚纸质，狭卵形，或椭圆形至近长圆形，长3~16 cm，宽1~4.5 cm，顶端急尖，基部楔形或近圆形，近全缘，边缘有腺点，叶面无毛，背面被细微柔毛，侧脉12~15对，有不靠近边的不整齐边脉或边脉不清楚。叶柄长1~1.5 cm，被细微柔毛。伞形花序顶生，有微柔毛；花长4~5 mm；萼片卵形或披针形，急尖，长2~3 mm，有黑腺点；花冠裂片卵形，有黑腺点；雄蕊披针形，稍短于花冠裂片，花药背面有黑腺点；雄蕊与花冠裂片长几相等。果球形，直径约6 mm，鲜红色，具腺点，宿存萼与果梗通常为紫红色。花期6~7月，果期10~12月。[7]

九管血以全株入药，全年均可采收，除去泥沙，晒干。目前，九管血以野生采集为主，广西南宁、桂林、玉林、鹿寨、岑溪等地的药材市场或药店亦有销售。经调查，广西壮族民间使用本品多以全株入药，故将血党药用部位定为全株有一定壮族民间应用基础。

起草样品收集情况：共收集到样品11批，详细信息见表1、图1、图2。

表1　血党样品信息一览表

编号	原编号	药用部位	产地/采集地点/批号	样品状态
XD-1	1	全株	广西金秀瑶族自治县	药材
XD-2	2	全株	广西南宁市	饮片（短段）
XD-3	3	全株	广西鹿寨县	药材
XD-4	4	全株	广西鹿寨县	药材
XD-5	5	全株	广西岑溪市	饮片（短段）
XD-6	6	全株	广西桂林市	饮片（短段）
XD-7	7	全株	广西桂林市	药材
XD-8	8	全株	广西南宁市	药材
XD-9	9	全株	广西玉林药市	饮片（短段）
XD-10	10	全株	广西玉林药市	药材
XD-11	对照药材	全株	广西鹿寨县英山寨	药材

备注：血党样品XD-1、XD-11同时制成腊叶标本，经鉴定，结果确定其为紫金牛科植物九管血，实验中以XD-11样品作为血党的对照药材与其他样品进行对比。完成样品收集后，将所有11份样品（约300 g）进行粉碎处理，并统一过40目筛，备用。

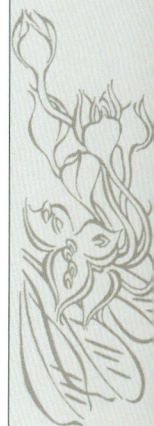

壮药质量标准注释

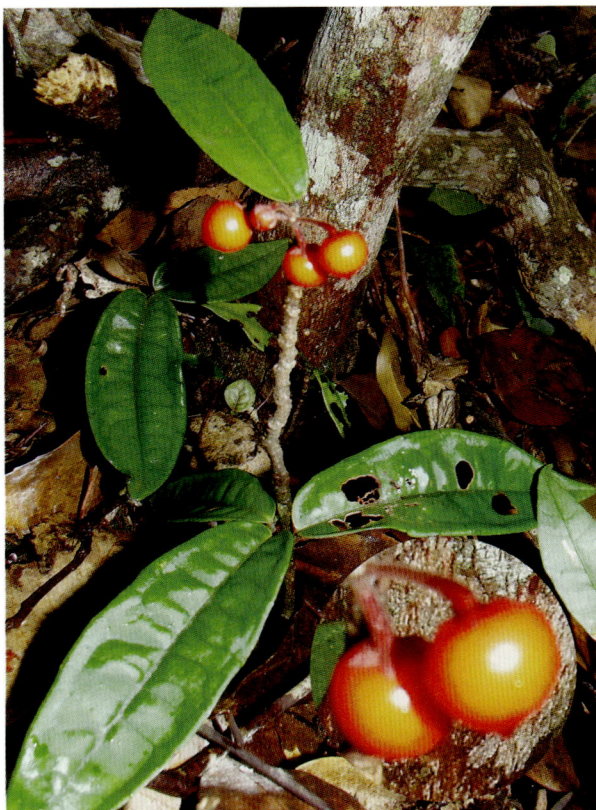

图1　血党原植物

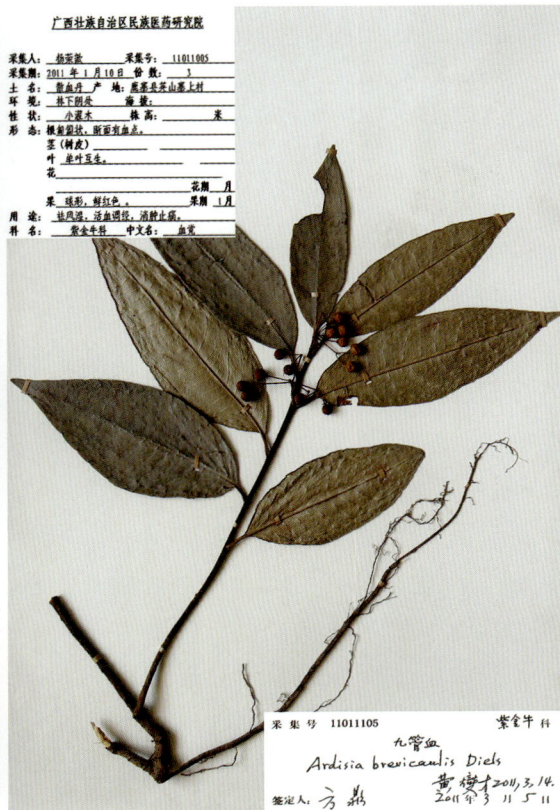

图2　血党标本

【化学成分】　目前关于血党化学成分或有效成分的研究报道较少。蒲兰香等[8]采用气质联用法对血党叶和根部挥发油成分进行了研究，鉴定了61个化合物，主要成分为棕榈酸（palmitic acid）、石竹烯（caryophyllene）、龙脑（borneol）、γ-衣兰油烯（γ-muurolene）、顺-α-甜没药烯（cis-α-bisabolene）等；罗小琼等[9]采用原子吸收光谱法对血党不同部位的Fe、Cu、Mn、Zn微量元素进行了测定，结果表明，血党根、茎、叶、籽中微量元素含量丰富，其中Fe含量最高，Cu含量最低。化学成分　试表明，血党含酚类、甾体、内酯、三萜化合物等化学成分。

【药理与临床】　血党具有祛风湿、活血调经、消肿止痛之功，壮族民间常用本品治疗风湿痹痛、痛经、经闭、跌打损伤、咽喉肿痛、无名肿毒等症。[10, 11]有关血党的药理与临床研究目前未见报道。

【性状】　本品根簇生于略膨大的根茎上，根多数，呈圆柱形，略弯曲，直径0.2~0.6 cm，表面棕红色或棕褐色，具细皱纹及横裂纹，质脆易折断，皮与木部易分离，断面皮部厚，类白色，有紫褐色斑点散在。茎呈圆柱形，略弯曲，直径0.2~1.0 cm，表面灰棕色或棕褐色，质硬而脆，易折断，断面类白色，皮部菲薄，具髓部。单叶互生，有短柄；叶片多皱缩，灰绿色或棕黄色；完整者展平后叶片呈狭卵形，或椭圆形至近长圆形，长3~16 cm，宽1~4.5 cm，顶端急尖，基部楔形或近圆形，近全缘，边缘有腺点。气微香，味淡。

《广西壮族自治区壮药质量标准第二卷（2011年版）》注释

本品主要性状特征为根簇生于略膨大的根茎上，表面棕红色或棕褐色，质脆易折断，断面有紫褐色斑点散在，叶片边缘有腺点；且以带根、茎、叶，根膨大，干燥，无杂质者为佳。详见图3。

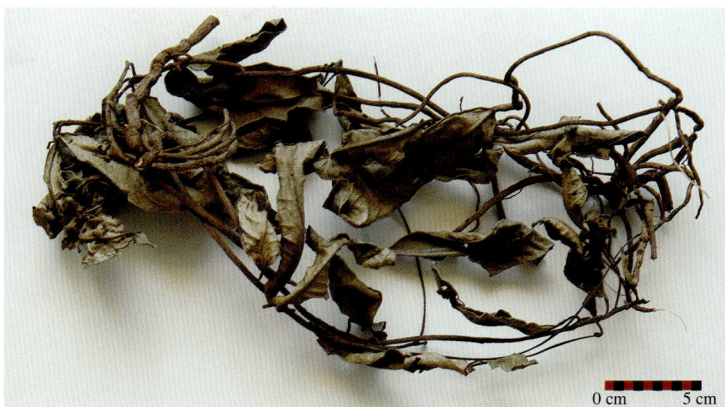

图3　血党药材

【鉴别】（1）本品粉末黄色至棕红色，淀粉粒单粒散在或2~3分粒组成复粒，直径5~25 μm。石细胞类圆形或类方形，壁厚，孔沟明显，直径10~100 μm。导管为网纹导管或螺纹导管，直径5~25 μm；纤维多成束，木化，孔沟明显，直径5~35 μm。草酸钙方晶存在薄壁细胞中或散出，直径5~35 μm。此外，草酸钙簇晶亦可见，直径6~16 μm，棱角较钝；有少量非腺毛，长41~179 μm，腺毛9~37 μm。详见图4。

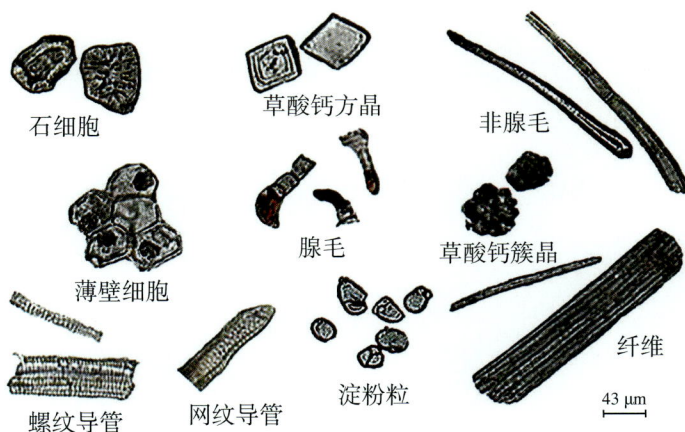

图4　血党全株粉末显微图

粉末显微鉴别要点：淀粉粒较多；石细胞多数，类圆形或类方形。

（2）取本品粉末1 g，加乙酸乙酯20 ml，超声处理30分钟，滤过，滤液蒸干，残渣加乙酸乙酯1 ml使溶解，作为供试品溶液。另取血党对照药材1 g，同法制成对照药材溶液。照薄层色谱法（中国药典2010年版一部附录 Ⅵ B）试验，吸取供试品溶液1~2 μl、对照药材溶液2 μl，分别点于硅胶H薄层板上，以甲苯-三氯甲烷-丙酮（4∶15∶1）为展开剂，展开，取出，晾干，喷以1%三氯化铁溶液-1%铁氰化钾溶液（1∶1）混合溶液（临用配制），放置至斑点显色清晰。供试品色谱中，在与对照药材色谱相应的位置上，显相同颜色的斑点。10批样品按本法检验，均符合规定，且薄层色谱分离效果好，斑点集中清晰，比移值适中，重现性好。

耐用性实验考察：对不同品牌预制板（海洋牌：青岛海洋化工厂分厂提供，批号20110308；银龙牌：烟台化学工业研究所提供，批号 20110412）的展开效果进行考察，对不同展开温度（8 ℃、30 ℃）进行考察，对点状、条带状点样进行考察，结果均表明本法的耐用性良好。

从10批血党的薄层鉴别图谱可以看到，XD-1~XD-10在与血党对照药材相应的位置上均显相同的蓝斑点，表明10批样品均含有与血党对照药材相同的特征成分，详见图5。

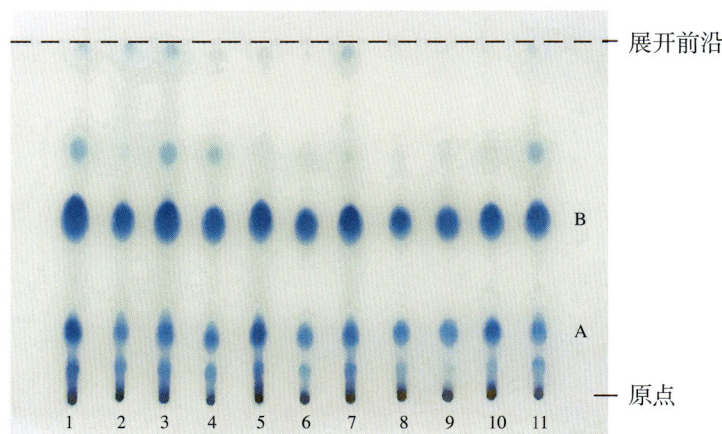

图5 血党样品TLC图

1. XD-1	2. XD-2	3. XD-3
4. XD-4	5. XD-5	6. XD-6
7. XD-7	8. XD-8	9. XD-9
10. XD-10	11. XD-11（对照药材）	
A. 蓝色斑点	B. 蓝色斑点	

色谱条件：硅胶H薄层预制板，生产厂家：青岛海洋化工厂分厂，批号：20110308，规格：10 cm×20 cm
圆点状点样，点样量：供试品溶液1~2 μl，对照药材溶液2 μl；温度：27 ℃；相对湿度：48RH%
展开剂：甲苯–三氯甲烷–丙酮（4：15：1）

【检查】 **水分** 照水分测定法（中国药典2010年版一部附录Ⅸ H第一法）测定。

对本品10批样品进行水分测定，结果见表2，据最高值、最低值及平均值，并考虑到该药材为南方所产，而南方气候较为湿润，药材在运输和贮存过程中发生变化等因素，暂定本品药材水分限度为不得过14.0%。

表2 血党样品水分测定结果一览表

样品	水分均值（%）	样品	水分均值（%）
XD-1	12.2	XD-6	10.8
XD-2	11.0	XD-7	9.2
XD-3	10.7	XD-8	9.6
XD-4	9.9	XD-9	10.2
XD-5	12.2	XD-10	12.3
XD-4-FH	9.0	XD-8-FH	9.3
XD-7-FH	9.1		

总灰分 照灰分测定法（中国药典2010年版一部附录Ⅸ K）测定。

对本品10批样品进行总灰分测定，结果见表3，据最高值、最低值及平均值，将本品总灰分拟定为不得过11.0%。

表3　血党样品总灰分测定结果一览表

样品	总灰分（%）	样品	总灰分（%）
XD-1	4.0	XD-6	5.3
XD-2	3.9	XD-7	7.1
XD-3	4.0	XD-8	5.9
XD-4	5.2	XD-9	4.3
XD-5	3.9	XD-10	5.7
XD-4-FH	9.5	XD-8-FH	5.9
XD-7-FH	5.5		

酸不溶性灰分　照灰分测定法（中国药典2010年版一部附录Ⅸ K）测定。

对本品10批样品进行酸不溶性灰分测定，结果见表4，据最高值、最低值及平均值，将本品酸不溶性灰分拟定为不得过5.0%。

表4　血党样品酸不溶性灰分测定结果一览表

样品	酸不溶性灰分（%）	样品	酸不溶性灰分（%）
XD-1	0.4	XD-6	1.6
XD-2	0.4	XD-7	2.2
XD-3	1.5	XD-8	1.1
XD-4	1.3	XD-9	1.1
XD-5	0.3	XD-10	1.3
XD-4-FH	4.4	XD-8-FH	1.3
XD-7-FH	1.3		

【浸出物】　血党的有效成分尚不明确，暂无适宜的含量测定方法。因此，采用"浸出物"项控制血党药材质量具有一定意义。试验表明，本品所含的主要化学成分易溶于乙醇，因此，以乙醇为浸出溶剂。实验之初比较了冷浸法、热浸法的提取效果。结果表明，热浸法得率高于冷浸法（10批样品热浸法醇溶性浸出物含量最高为XD-1=17.5%，最低为XD-9=9.2%，冷浸法醇溶性浸出物含量最高为XD-1=14.9%，最低为XD-9=5.6%），因此，确定以醇溶性浸出物测定法（中国药典2010年版一部附录Ⅹ A）项下的热浸法测定。

对本品10批样品进行浸出物测定，结果见表5，据最高值、最低值及平均值，将本品浸出物含量拟定为不得少于8.0%。

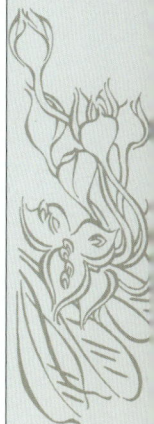

表5 血党样品浸出物测定结果一览表

样品	浸出物均值（%）	样品	浸出物均值（%）
XD-1	17.5	XD-6	17.4
XD-2	15.0	XD-7	9.3
XD-3	16.2	XD-8	13.6
XD-4	15.5	XD-9	9.2
XD-5	14.1	XD-10	16.8
XD-4-FH	12.8	XD-8-FH	14.5
XD-7-FH	17.1		

参考文献

[1]清·吴其濬撰，张瑞贤等校释. 植物名实图考校释 [M]. 北京：中医古籍出版社，1956：161.

[2]国家中医药管理局《中华本草》编委会. 中华本草：第六册 [M]. 上海：上海科学技术出版社，1999：54.

[3]江西新医学院. 中药大辞曲：上册 [M]. 2版. 上海：上海科学技术出版社，1986：61.

[4][10]《全国中草药汇编》编写组. 全国中草药汇编：下册 [M]. 北京：人民卫生出版社，1978：661.

[5]覃海宁，刘演. 广西植物名录 [M]. 北京：科学出版社，2010：301.

[6]广西壮族自治区中医药研究院. 广西药用植物名录 [M]. 南宁：广西人民出版社，1984：347.

[7]中国科学院中国植物志编辑委员会. 中国植物志：第五十八卷 [M]. 北京：科学出版社，1979：73.

[8]蒲兰香，袁小红，唐天君. 九管血挥发油化学成分研究 [J]. 中药材，2009，32（11）：1694-1697.

[9]罗小琼，王秀锋，唐天君. 火焰原子吸收法测定九管血不同部位的微量元素 [J]. 广东微量元素科学，2009，16（9）：46-49.

[11]黄燮才，周珍诚，张骏. 广西民族药简编 [M]. 南宁：广西壮族自治区卫生局药品检验所，1980：195.

药学编著：谭建宁　苏青　梁子宁
药学审校：广西壮族自治区食品药品检验所

冰糖草　　甘草拓

Bingtangcao　　　Gamcaujdoz

SCOPARIAE DULCIDIS HERBA

【概述】　冰糖草，俗名叶上珠、香仪、野甘草、假甘草、四时茶、米碎草等。[1]其药用始见于《福建民间草药》，其后《广西中药志》、《闽南民间草药》、《广东中草药》、《广西中草药》、《新华本草纲要》等均有记载。《全国中草药汇编》、《中药大辞典》、《中华本草》等大型辞书中对其药用价值、原植物、地理分布、产销情况等亦有简要记述。同时，冰糖草又是一种多民族使用的民间草药，壮、瑶、傣、佤、阿昌、德昂、基诺、哈尼、景颇等多个民族的民间药书中都有记载。[2]该植物主要分布于福建、广东、广西、云南等地的荒地、路旁，偶见于山坡处。广西主产于武鸣、南宁、合浦、博白、北流、桂平、平南、金秀、藤县、岑溪等县市[3]，在民间有较长的使用历史，也是成药生产的原料药[4]，但《中国药典》及《广西中药材标准》尚无收载。

【来源】　本品为玄参科植物野甘草 Scoparia dulcis Linn. 的全草。

冰糖草为直立草本或亚灌木状，高可达 1 m。根粗壮。茎多分枝，枝有棱角及狭翅，无毛。叶对生或轮生，近无柄；叶片菱状卵形至菱状披针形，长 5~35 mm，宽者达 15 mm，枝上部较小而多，顶端钝，基部长渐狭，全缘或前半部有齿，两面无毛。花单朵或成对生于叶腋；花梗细，长 5~10 mm；无小苞片；萼分生，齿 4 枚，卵状长圆形，长约 2 mm，先端钝，具睫毛；花冠小，白色，喉部生有密毛，花瓣 4 枚，上方 1 枚稍大，钝头，缘有细齿；雄蕊 4 枚，近等长，花药箭形；花柱挺直，柱头截形，或凹入。蒴果卵圆形至球形，直径 2~3 mm，室间室背均开裂，中轴胎座宿存。花期 5~7 月。[5]

冰糖草为草本植物，历来均以全草入药，故将其药用部位定为全草。该药全年均可采收，鲜用或切段晒干。[6]在产区多数中草药店均有销售。

起草样品收集情况：共收集到样品 10 批，详细信息见表1、图1、图2。

表1　冰糖草样品信息一览表

编号	原编号	药用部位	产地/采集地点/批号	样品状态
BTC-1	100925	全草	钦州市	药材
BTC-2	101003	全草	南宁市隆安县	药材
BTC-3	101003	全草	玉林市容县	药材
BTC-4	101005	全草	贺州市昭平县	药材
BTC-5	101005	全草	南宁市宾阳县	药材
BTC-6	101006	全草	玉林北流市	药材
BTC-7	101230	全草	南宁市四塘镇	药材
BTC-8	1102	全草	百色市田阳县	药材
BTC-9	110211	全草	贵港市港北区	药材
BTC-10	110220	全草	玉林北流市	药材

备注：冰糖草样品BTC-2同时制成腊叶标本，经鉴定，结果确定其为玄参科植物野甘草，实验中以该样品作为冰糖草的对照药材与其他样品进行对比。完成样品收集后，将所有10份样品（约300 g）进行粉碎处理，并统一过40目筛，备用。

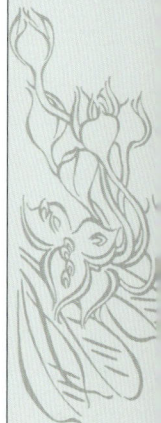

壮药质量标准注释

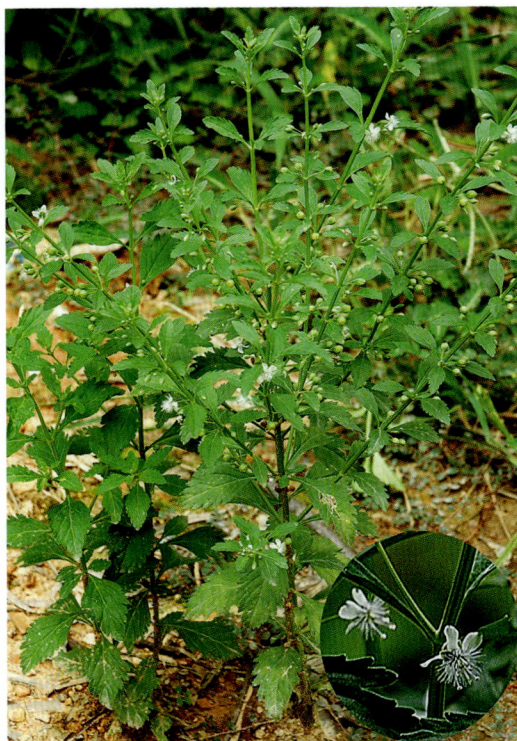

图1　冰糖草原植物

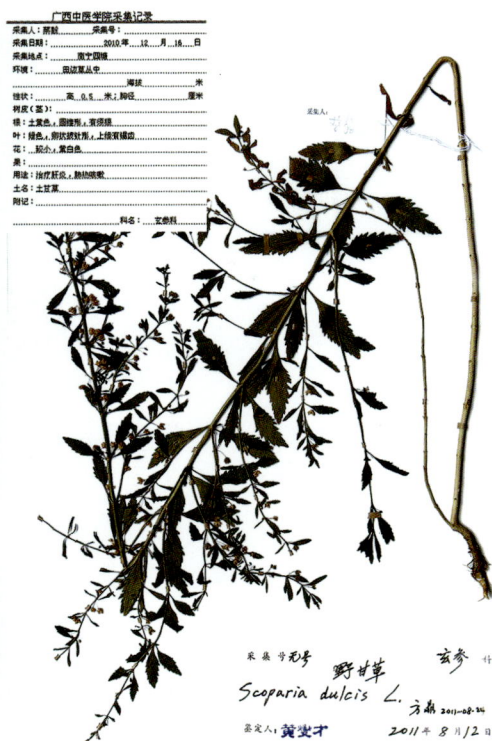

图2　冰糖草标本

【化学成分】　冰糖草中含有糖、多糖、苷类、酚类和鞣质、有机酸、黄酮、生物碱、萜类等化学成分。全株含无羁萜（Friedelin），β-粘霉烯醇（Glutinol），α-香树脂醇（α-amycin），白桦脂酸（Betulinic acid），依弗酸（Ifflaionic acid），野甘草种酸（Dulcioic acid），野甘草属酸（Scoparic acid）A、B、C，野甘草酸（Scopadulcic acid）A、B，野甘草都林（Scopadulin），野甘草属醇（Scoparinol），野甘草种醇（Dulcinol），苯并噁唑啉酮（Benzoxazolinone），6-甲氧基苯并噁唑啉酮（6-metboxy benzoxazolinone），5，7-二羟基-3′，4′，6，8-四甲氧基黄酮（5，7-dihydroxy-3′，4′，6，8-tetramethoxyflavone），5，7，8，3′，4′，5′-六羟基黄酮-7-O-β-D-葡萄糖醛酸苷（5，7，8，3′，4′，5′-hexahydro xyflavone-7-O-β-D-glucuronide），芹菜素（Apigenin），高山黄芩素（Scutellarin），本犀草素（Luteolin），6，8-二-O-葡萄糖基芹菜素（Vicenin-2），蒙花苷（Linarin），牡荆苷（Vitexin），异牡荆苷（Isovitexin），高山黄芩苷（Scutellarin），高山黄芩苷甲酯（Scutellarin methyl ester），木犀草素-7-葡萄糖苷（Scutellarin-7-glucoside），刺槐素（acacetin），对-香豆酸（P-Coumaric acid），野甘草醇（Dulciol），阿迈灵（Amellin），薏苡素（Eoixol），野甘草醇，野甘草属二醇，β-谷甾醇，二十六醇，D-甘露醇等。[7]另有文献记载[8，9]，其内含5，6，4-三羟基黄酮7-O-α-L-2，3-二-O-乙酰基吡喃鼠李糖基-（1→6）-β-D-吡喃葡糖苷，芹黄素7-O-α-L-2，3-O-乙酰基吡喃鼠李糖基-（1→6）-β-D-吡喃葡糖苷，芹黄素7-O-α-L-2，3-二-O-乙酰基吡喃鼠李糖基-（1→6）-β-D-吡喃葡糖苷，丁子香基β-D-吡喃葡糖苷，isodulcinol、4-episcopadulcic acid B、dulcidiol和scopanolal、dulcinol（scopadulciol）和Scopadiol。

《广西壮族自治区壮药质量标准第二卷（2011年版）》注释

【药理与临床】 冰糖草具有疏风止痒、清热利湿之功，常用于治疗感冒发热、肺热咳嗽、咽喉肿痛、肠炎、细菌性痢疾、小便不利、脚气水肿、湿疹、痱子等。据文献记载[10]，冰糖草具有抗病毒、抗胃溃疡、抗癌、降血糖等作用。刘波等[11, 12]研究表明野甘草所含Copadulcic acid B能抑制猪胃H^+/K^+-ATP酶的活性和质子向胃囊的传递，对大鼠胃H^+/K^+-ATP酶活性有抑制作用。T.K. Praveen等[13]研究表明冰糖草提取物对CCl_4诱导的急性肝功能具有潜在的保肝活性，可能与其萜类成分有关。李华涛等[14]研究发现野甘草水煮提取物具有较强的抗氧化活性，其抗氧化活性与总酚含量存在较好的线形关系。蔡幼清[15]研究发现野甘草提取物具有镇痛作用，乙醇提取物比水提取物更具有活性。这些作用主要与β-粘霉烯酮和黄酮类化合物的存在有关。另外，在初期的动物试验中，薏苡素呈现明显的降压作用。

【性状】 本品主根圆柱形，平直或带弯曲，往往分生侧根，再生细根；表面淡黄色，有纵皱纹；质坚脆。茎多分枝，黄绿色；小枝有棱角及狭翅，光滑无毛。叶常卷缩，黄棕色，展开后呈菱状卵形或菱状披针形；易脱落。蒴果小球形，多开裂。气微，味甜。

本品主要鉴别特征为茎多分枝，小枝有棱角及狭翅，小果众多，以味甜者为佳，详见图3。

【鉴别】 冰糖草的显微结构研究已有报道[16]，通过对多地采集的标本进行对比研究，结果一致。

（1）本品茎横切面：呈多角形，有5~6条棱。表皮细胞1列，可见非腺毛及腺鳞；棱角处常有厚角组织。皮层较窄，有小型不规则的裂隙，断续排列成环。维管束外韧型，韧皮部较窄，中柱鞘纤维断续成环；木质部较宽，导管呈放射状排列。髓部宽广。

粉末灰绿色。腺鳞头部扁球形，由8个细胞组成，直径35~53 μm，柄单细胞。腺毛头部扁平状，直径66~92 μm。非腺毛由3~4个细胞组成，直径9~26 μm。

显微鉴别要点：腺鳞、腺毛及非腺毛是冰糖草的茎横切面和粉末主要鉴别特征，详见图4、图5。

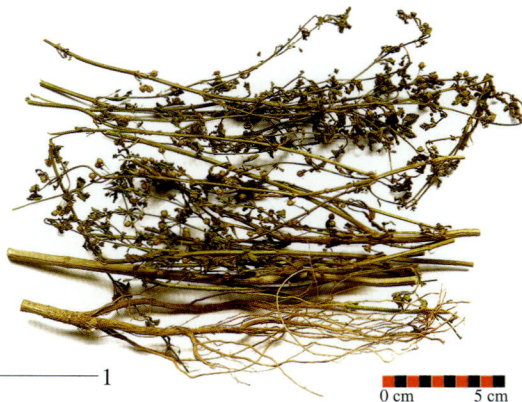

图3 冰糖草药材

0 cm　　5 cm

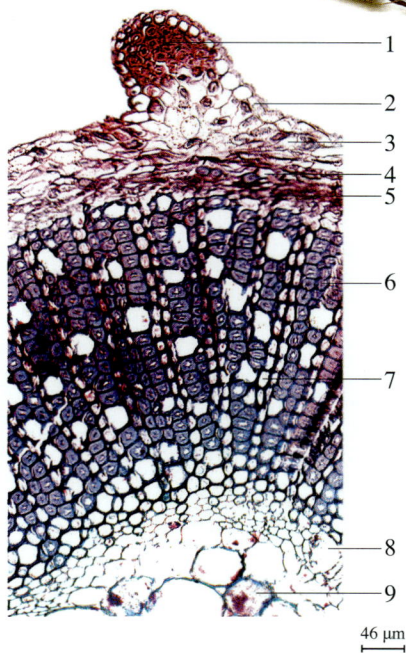

图4 冰糖草茎横切面显微全貌图
1. 厚角组织　　2. 表皮　　3. 皮层
4. 中柱鞘纤维　5. 韧皮部　6. 木质部
7. 射线　　　　8. 分泌腔　9. 髓部

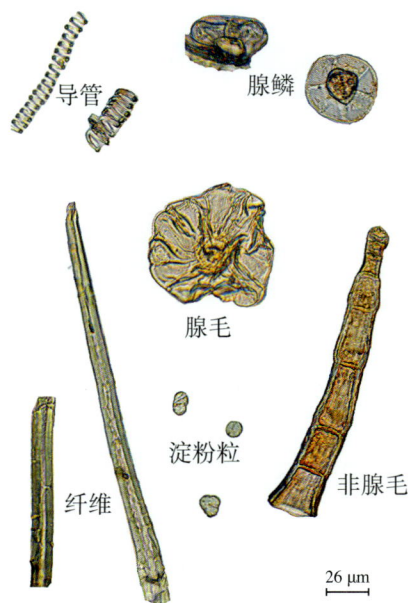

导管　腺鳞　腺毛　淀粉粒　纤维　非腺毛

图5 冰糖草粉末显微图

（2）取本品粉末1 g，加甲醇20 ml，加热回流1小时，放冷，滤过，滤液蒸干，残渣加甲醇2 ml使溶解，作为供试品溶液。另取冰糖草对照药材1 g，同法制成对照药材溶液。照薄层色谱法（中国药典2010年版一部附录Ⅵ B）试验，吸取上述两种溶液各10 μl，分别点于同一硅胶G薄层板上，以三氯甲烷-丙酮（12：0.5）为展开剂，展开，取出，晾干，喷以10%磷钼酸乙醇溶液，在105 ℃加热至斑点显色清晰。供试品色谱中，在与对照药材色谱相应的位置上，显相同颜色的斑点。10批样品按本法检验，均符合规定，且薄层色谱分离效果好，斑点圆整清晰，比移值适中，重现性好，详见图6。

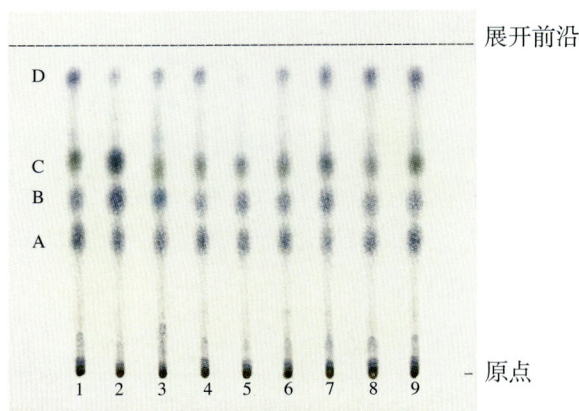

图6　冰糖草样品TLC图

1. BTC-2（对照药材）　　2. BTC-1　　3. BTC-3
4. BTC-4　　5. BTC-5　　6. BTC-6
7. BTC-7　　8. BTC-8　　9. BTC-2（对照药材）
A、B、C、D. 均在黄色背景上显蓝色的斑点

色谱条件： 硅胶G薄层自制板，规格：10 cm × 20 cm
圆点状点样，点样量：10 μl；温度：30 ℃；相对湿度：65RH%
展开剂：三氯甲烷-丙酮（12：0.5）

【检查】　水分　照水分测定法（中国药典2010年版一部附录Ⅸ H第一法）测定。

对本品10批样品进行水分测定，结果见表2，据最高值、最低值及平均值，并考虑到该药材为南方所产，而南方气候较为湿润，暂定本品药材水分限度为不得过13.0%。

表2　冰糖草样品水分测定结果一览表

样品	水分均值（%）	样品	水分均值（%）
BTC-1	7.8	BTC-6	10.2
BTC-2	7.5	BTC-7	10.8
BTC-3	8.6	BTC-8	9.7
BTC-4	7.7	BTC-9	7.5
BTC-5	7.6	BTC-10	10.8
BTC-2-FH	9.1	BTC-7-FH	8.7
BTC-4-FH	8.8		

总灰分 照灰分测定法（中国药典2010年版一部附录Ⅸ K）测定。

对本品10批样品进行总灰分测定，结果见表3，据最高值、最低值及平均值，将本品总灰分拟定为不得过9.5%。

表3 冰糖草样品总灰分测定结果一览表

样品	总灰分（%）	样品	总灰分（%）
BTC–1	5.2	BTC–6	4.9
BTC–2	6.6	BTC–7	6.2
BTC–3	4.2	BTC–8	7.8
BTC–4	6.1	BTC–9	7.9
BTC–5	7.7	BTC–10	8.7
BTC–2–FH	5.8	BTC–7–FH	5.0
BTC–4–FH	5.5		

酸不溶性灰分 照灰分测定法（中国药典2010年版一部附录Ⅸ K）测定。

对本品10批样品进行酸不溶性灰分测定，结果见表4，据最高值、最低值及平均值，将本品酸不溶性灰分拟定为不得过3.5%。

表4 冰糖草样品酸不溶性灰分测定结果一览表

样品	酸不溶性灰分（%）	样品	酸不溶性灰分（%）
BTC–1	0.3	BTC–6	1.4
BTC–2	0.4	BTC–7	1.0
BTC–3	0.3	BTC–8	4.2
BTC–4	0.5	BTC–9	3.0
BTC–5	1.7	BTC–10	3.4
BTC–2–FH	0.4	BTC–7–FH	0.3
BTC–4–FH	0.6		

【浸出物】 查阅文献表明[17]，冰糖草中含生物碱、黄酮类等成分，实验之初对比了加热提取和冷浸提取的提取效果，结果表明，加热提取较冷浸提取效果优，且加热提取一方面有利于化学成分的溶出，另一方面又节省了实验时间，经研究最终确定采用热浸法来进行实验。对比水和三种不同浓度的乙醇（稀乙醇、75%乙醇及乙醇）作为提取溶剂的提取效果，结果表明，水提取的水溶性杂质较多，溶液很难过滤，故不考虑该溶剂，而稀乙醇的提取效果较75%乙醇、乙醇的提取效果更优（以BTC–5为供试品，前者浸出物含量为12.3%，后者浸出物含量分别为11.5%、8.6%），最终确定以稀乙醇为提取溶剂，照醇溶性浸出物测定法（中国药典2010年版一部附录Ⅹ A）项下的热浸法测定。

对本品10批样品进行浸出物测定，结果见表5，据最高值、最低值及平均值，将本品浸出物含量拟定为不得少于10.0%。

表5 冰糖草样品浸出物测定结果一览表

样品	浸出物均值（%）	样品	浸出物均值（%）
BTC-1	13.3	BTC-6	17.4
BTC-2	18.5	BTC-7	23.2
BTC-3	12.0	BTC-8	10.0
BTC-4	13.6	BTC-9	14.2
BTC-5	14.1	BT 10	13.2
BTC-2-FH	15.3	BTC	13.2
BTC-4-FH	12.8		

参考文献

[1][5][6][7][10][17]国家中医药管理局《中华本草》编委会. 中华本草：第七册 [M]. 上海：上海科学技术出版社，1999：389-390.

[2]贾敏如，李星炜. 中国民族药志要 [M]. 中国医药科技出版社，2005：554-555.

[3]梁启成，钟鸣. 中国壮药学 [M]. 出版社，2005：45.

[4]冷方南，吴大真，贺志光. 北京：中国医药科技出版社，1991：325.

[8]祝传宇. 野甘草中能增强 化黄酮苷 [J]. 国外医药·植物药分册，2005，20（2）：75.

[9]顾关云，蒋昱. 植物 国外医药·植物药分册，2008，23（6）：247-248.

[11]刘波，陆明，刘凡. K⁺-ATP酶活性作用的研究 [J]. 中国实用内科杂志，2006，26（S1）：100-101.

[12]刘波，陆明，刘凡. 大鼠胃溃疡作用的研究 [J]. 现代中西医结合杂志，2007，16（19）：2654.

[13]Praveen T K, Dharmaraj Bajaj et al. Hepatoprotective activity of petroleum ether, diethyl ether, and methanol extract of Scoparia dulcis L.against CCl₄-induced acute liver injury in mice [J]. Indian J Pharmacol, 2009, 41（3）：110-114.

[14]李华涛，苏东海，尚涛，等. 几种常用中草药抗氧化活性研究 [J]. 天然产物研究与开发，2008，20（6）：974-982.

[15]蔡幼清. 野甘草提取物和β-粘霉烯酮在啮齿动物中的镇痛和抗炎特性 [J]. 国外医学：中医中药分册，1994，16（4）：42-43.

[16]朱华，刘芯蕊，黄茂春，等. 冰塘草的生药学研究 [J]. 广西医学院学报，2007（2）：63-65.

药学编著： 蔡 毅　朱 华　马雯芳
药学审校： 广西壮族自治区食品药品检验所

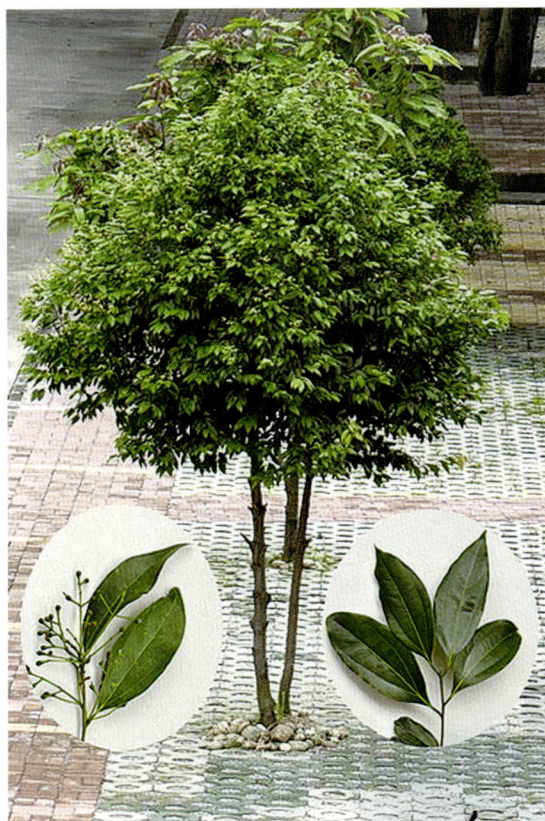

图1　阴香原植物

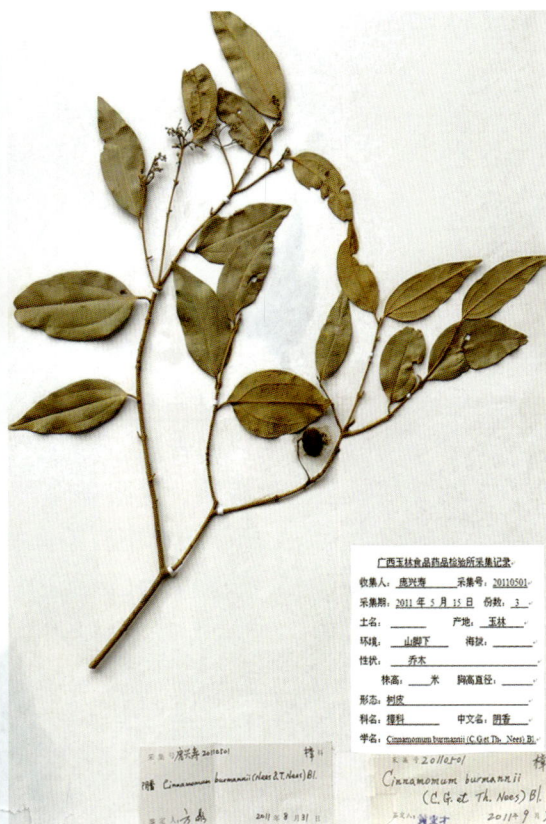

图2　阴香标本

【化学成分】　有记载阴香皮主含挥发油，其挥发油主要成分为桂皮醛、丁香油酚、黄樟醚（《中华本草》）。研究报道阴香茎挥发油主含龙脑、α-水芹烯、α-松油醇、愈创木醇、桉油素、α-蒎烯等。[1]

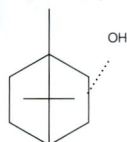

龙脑

【药理与临床】　1. 抗溃疡作用。阴香皮水提取物以0.5 g（生药）/kg和2.5 g（生药）/kg体重灌服，连续3天，对小鼠水浸应激性溃疡的形成有明显的抑制作用，抑制率为21.5%~67.0%，大剂量作用更明显。[2]

2. 对糖皮质激素阳虚模型的影响。阴香皮水提取物以0.5 g（生药）/kg和2.5 g（生药）/kg体重灌服，连续6天，能抑制大剂量糖皮质激素氟美松所致阳虚小鼠的胸腺萎缩，抑制率为16.7%~50.0%，小剂量优于大剂量，但小剂量对肾上腺皮质功能无保护作用，仅大剂量能降低肾上腺胆固醇含量10.9%。[3]

3. 毒性。阴香皮水提取物小鼠灌服的LD_{50}为（46.6±3.4）g（生药）/kg，给药后小鼠倦怠少动，皮毛松弛，肌肉无力，翻正反射消失，呼吸微弱，死时多呈俯卧位，尸体各脏器未见明显异常。[4]

【性状】　本品呈卷槽状、筒状或片状，长短不一，厚0.1~0.6 cm。外表面灰褐色至黑褐色，稍粗糙，有的可见灰白色的斑纹；内表面暗红棕色，平坦。质硬而脆，易折断，断面不平坦，外层棕色，粗糙，内层暗棕色，油润。气香，味微甘、涩。详见图3。

性状鉴别要点：质硬而脆，易折断，断面不平坦，外层棕色而较粗糙，内层暗棕色而油润。气香，味微甘、涩。

【鉴别】（1）本品横切面：木栓细胞数列。皮层有草酸钙方晶、分泌细胞和石细胞散在。中柱鞘部位石细胞群断续连成环带状。韧皮部有石细胞群，外侧较多；韧皮部射线宽1~3列细胞，内含草酸钙方晶；韧皮纤维较少，多单个散在；油细胞随处可见。薄壁细胞含淀粉粒。

显微鉴别要点：观察到草酸钙方晶及油细胞是其显微鉴别的主要特征，详见图4、图5。

（2）取本品粉末0.5 g，加乙醚15 ml，超声处理5分钟，滤过，滤液挥干，残渣加三氯甲烷1 ml使溶解，作为供试品溶液。另取阴香对照药材0.5 g，同法制成对照药材溶液。再另取龙脑对照品，加三氯甲烷制成每1 ml含1 mg的溶液，作为对照品溶液。照薄层色谱法（中国药典2010年版一部附录Ⅵ B）试验，吸取上述供试品溶液10 μl、对照药材溶液10 μl、对照品溶液2 μl，分别点于同一以羧甲基纤维素钠为黏合剂的硅胶G薄层板上，以环己烷–乙酸乙酯（8∶2）为展开剂，展开，取出，晾干，喷以1%香草醛硫酸溶液，在105 ℃加热至斑点显色清晰。7批样品色谱中，在与龙脑对照品色谱相应的位置上，显相同颜色的斑点。7批样品薄层色谱分离效果好，斑点清晰，样品色谱一致性好，详见图6。

耐用性实验考察：对自制板、预制板（青岛海洋化工厂提供，批号：20110406）的展开效果进行考察，对不同展开温度（10 ℃、30 ℃）进行考察，结果均表明本法的耐用性良好。

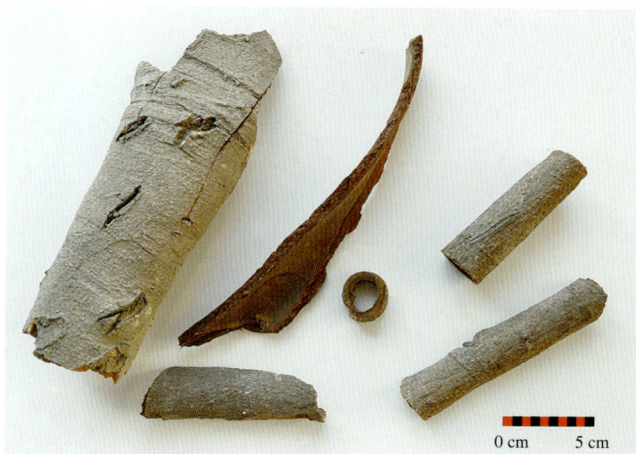

图3 阴香皮药材

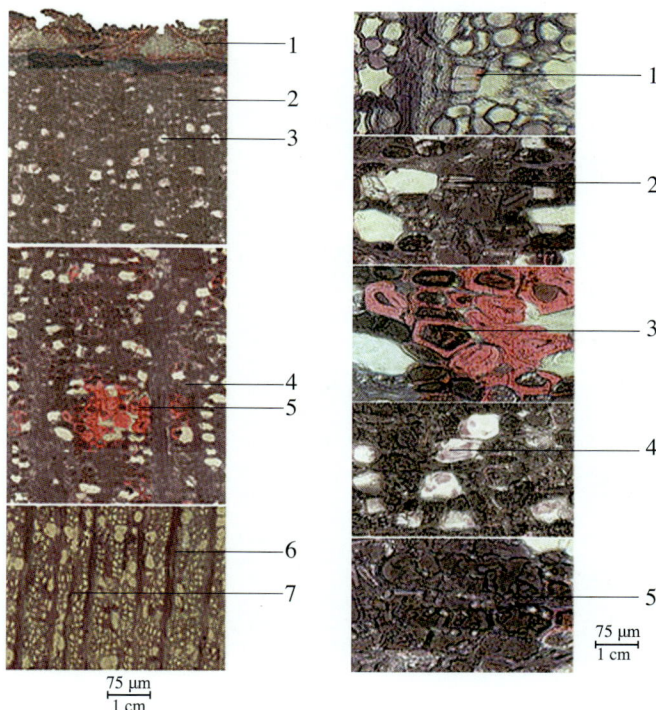

图4 阴香皮横切面显微全貌图　　图5 阴香皮横切面显微放大图
1. 木栓层　　2. 皮层　　　　　　　1. 纤维　　2. 柱晶　　3. 纤维群
3. 分泌细胞　4. 淀粉粒　　　　　　4. 分泌细胞　5. 淀粉粒
5. 石细胞群　6. 射线　7. 纤维束

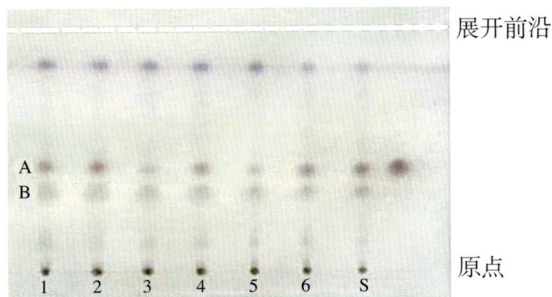

展开前沿

A
B

原点

1 2 3 4 5 6 S

图6　阴香皮样品TLC图

1. YXP-1　　2. YXP-2　　3. YXP-3　　4. YXP-4　　5. YXP-5　　6. YXP-6

7. YXP-7（对照药材）　　S.龙脑对照品　　A.红棕色斑点　　B.淡黄绿色斑点

色谱条件：硅胶G薄层预制板，生产厂家：青岛海洋化工厂，批号：20110406，规格：10 cm×20 cm

　　　　　圆点状点样，点样量：10 µl；温度：28 ℃；相对湿度：65RH%

　　　　　展开剂：环己烷-乙酸乙酯（8∶2）

【检查】　水分　照水分测定法（中国药典2010年版一部附录Ⅸ H第一法）测定。

对本品7批样品进行水分测定，结果见表2，据最高值、最低值及平均值，暂定本品水分限度为不得过17.0%。

表2　阴香皮样品水分测定结果一览表

编号	水分均值（%）	编号	水分均值（%）
YXP-1	10.5	YXP-5	16.4
YXP-2	11.2	YXP-6	13.4
YXP-3	15.9	YXP-7	13.8
YXP-4	13.1	YXP-6-FH	10.9
YXP-5-FH	10.9	YXP-7-FH	11.7

总灰分　照灰分测定法（中国药典2010年版一部附录Ⅸ K）测定。

对本品7批样品进行总灰分测定，结果见表3，据最高值、最低值及平均值，暂定本品总灰分限度为不得过6.5%。

表3　阴香皮样品总灰分测定结果一览表

编号	总灰分（%）	编号	总灰分（%）
YXP-1	4.2	YXP-5	3.8
YXP-2	4.3	YXP-6	3.9
YXP-3	3.9	YXP-7	5.2
YXP-4	3.8	YXP-6-FH	4.7
YXP-5-FH	4.8	YXP-7-FH	4.6

参考文献

[1]刘艳清，汪洪武，鲁湘鄂.阴香茎及叶挥发油化学成分的气相色谱-质谱联用分析比较［J］.时珍国医国药，2007，18（10）：2383-2385.

[2]［3]［4]严少敏，高南南，李玲玲，等.肉桂、桂皮温中助阳作用比较［J］.中药材，1990，13（5）：32-34.

药学编著：黎小伟　周天祥　蒋受军

药学审校：广西壮族自治区食品药品检验所

红背桂　　盟楞红

Hongbeigui　　Mbawlaenghoengz

EXCOECARIAE COCHINCHINENSIS HERBA

【概述】　红背桂，俗名金锁玉、叶背红、红叶桂花、东洋桂花等。《云南药用植物名录》[1]、《中国植物志》（英文版）[2]、《中华本草》[3]、《新华本草纲要》[4]、《现代本草纲目》[5]、《广西中药资源名录》[6]、《全国中草药汇编》[7]和《中药辞海》[8]等大型辞书中对其药用价值、原植物、地理分布、产销情况等有简要记述。同时，红背桂原植物主要分布于福建、广东、广西、海南、台湾等省（区）的山地、林缘、灌丛及树林中，目前，在广西、海南、台湾、云南等地已有较大面积的人工种植。

【来源】　本品为大戟科植物红背桂*Excoecaria cochinchinensis* Lour.的干燥全株。

红背桂为常绿灌木，高1 m，枝条无毛，具多数皮孔，常多分枝。叶对生，稀兼有互生或近3片轮生，叶片狭椭圆形或长椭圆形，长6~14 cm，宽2~4 cm，纸质，两面均无毛，腹面绿色，叶背紫红色或血红色，老叶背面绿色，基部渐狭，边缘有细锯齿，先端长渐尖；中脉于两面均突起，侧脉8~12对，弧曲上升，离缘弯拱连接，网脉不明显；叶柄长3~13 mm，无腺体；托叶卵形，顶端尖，长约1 mm。花单性，雌雄异株，聚集成腋生或稀兼有顶生总状花序；雄花序长1~2 cm，雌花序由3~5朵花组成，略短于雄花序。雄花：花梗长约1.5 mm；苞片阔卵形，长和宽近相等，约1.7 mm，顶端凸尖而具细齿基部于腹面两侧各具1腺体，每一苞片仅有1朵花，小苞片2枚，线形，长约1.5 mm；顶端尖，上部具撕裂状细齿，基部两侧亦各具1腺体；萼片3枚，披针形，长1.2 mm，顶端有细齿；雄蕊长出于萼片外，花药圆形，比花丝略短。雌花：花梗粗壮，长1.5~2 mm，苞片和小苞片与雄花相同；萼片3枚，基部稍连合，卵形，长约1.8 mm，宽近1.2 mm；子房球形，无毛，花柱3枚，分离或基部合生，长约2.2 mm。蒴果球形，直径约8 mm，基部截平，顶端凹陷；种子近球形，直径约2.5 mm。花期几乎全年。[9]

红背桂以全株入药[10]，全年均可采收，洗净，晒干或鲜用。[11]

起草样品收集情况：共收集到样品10批，详细信息见表1、图1、图2。

表1　红背桂样品信息一览表

编号	原编号	药用部位	产地/采集地点/批号	样品状态
HBG-1	1	全株	广西南宁市	药材
HBG-2	2	全株	广西桂林市尧山镇	药材
HBG-3	3	全株	广西宁明县	药材
HBG-4	4	全株	广西天等县	药材
HBG-5	5	全株	广西桂林市雁山镇	药材
HBG-6	6	全株	广西北流市	药材
HBG-7	7	全株	广西梧州市	药材

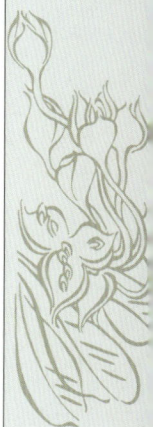

编号	原编号	药用部位	产地/采集地点/批号	样品状态
HBG-8	8	全株	广西玉林市	药材
HBG-9	9	全株	广西贺州市	药材
HBG-10	10	全株	广西荔浦县	药材

备注：红背桂样品HBG-10同时制成腊叶标本，经鉴定，确定其为大戟科植物红背桂，实验中以该样品作为红背桂的对照药材与其他样品进行对比。完成样品收集后，将所有10份样品（约500 g）进行粉碎处理，并统一过40目筛，备用。

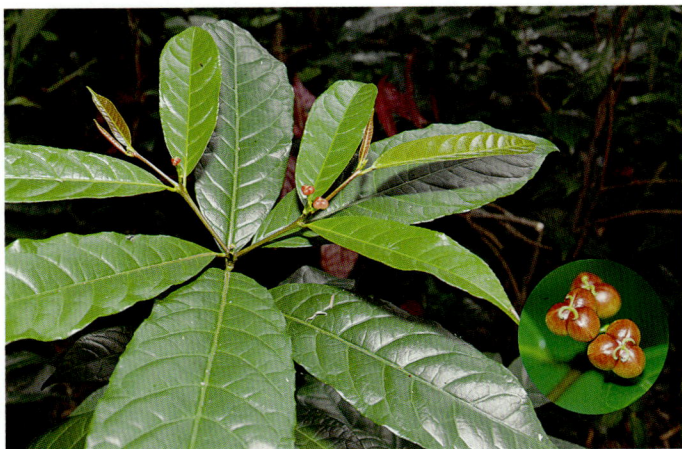

图1　红背桂原植物

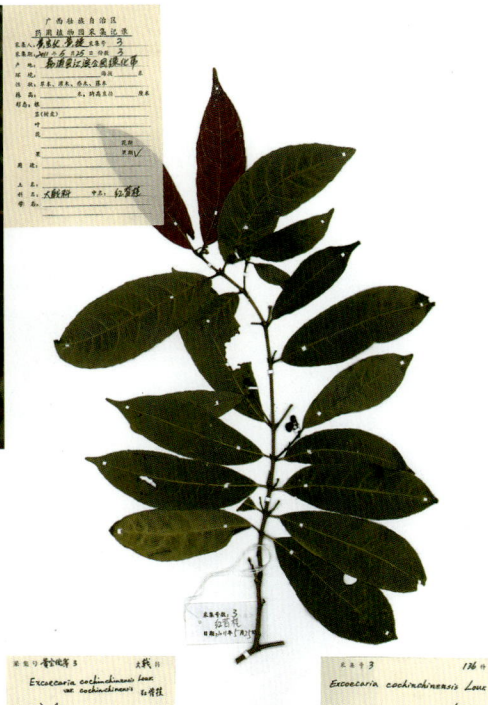

图2　红背桂标本

【化学成分】　谢家敏等[12]研究发现红背桂中含有以下化学成分：shikimic acid、1-cyclohexene-1-carboxylic acid-5-hydroxy-3，4-isopropylidene-dioxy、oxy-bis（5-methylene-2-furaldehyde）、beta-sitosterol、tetracosanoic acid、palmic acid，steric acid and hentriacontane。杨靖华等[13]对野生红背桂化学成分进行了系统研究，从其乙酸乙酯部分分离得到6个黄酮苷类化合物，并经理化常数和光谱分析鉴定，分别为kaempferol 3-O-β-D-galactopyranoside、kaempferol 3-O-β-D-glucopyranoside、parkinsonin A、kaempferol 3-O-α-L-arabinofuranoside、quercertin 3-O-β-D-galactopyranoside、kaempferol 3-O-β-D-glu（6→1）rhamnopyranoside。汪云松等[14]利用色谱技术对云南西双版纳产红背桂花的化学成分进行分离纯化，从其乙醇提取物分离得到8个化合物，经理化和光谱分析，分别鉴定为桦木酸、没食子酸、对羟基苯甲醛、β-谷甾醇、胡萝卜苷、豆甾醇、棕榈酸、6-羟基豆甾醇。国外对红背桂的化学成分也有研究报道，Pha等[15]从红背桂中分离出两个新的化合物：excoecarioside A和excoecarioside B，以及一些已知的化合物：gallic acid、shikimic acid、p-hydroxybenzoic acid、kaempferol 3-O-β-D-glucopyranoside、kaempferol 3-O-β-D-galactopyranoside、kaempferol 3-O-α-L-rhamnopyranoside。

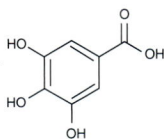

没食子酸（$C_7H_6C_5$）

【药理与临床】 红背桂具有通经活络、止痛的功效。民间用于治疗麻疹、腮腺炎、扁桃体炎、心绞痛、肾绞痛、腰肌劳损。[16]

【性状】 本品长30~100 cm，根较粗大，圆锥形，棕褐色。木栓层易脱落，可见棕褐色皮层，质地脆，易折断。茎圆柱形，多分枝，直径0.5~2 cm，表皮暗褐色，有密集短纵纹，质地硬，易折断。叶对生，多皱缩，完整叶展平后狭椭圆形或长圆形，长6~14 cm，宽1.2~4 cm，顶端渐尖，基部楔形，有时两侧边缘可见2~3个腺体，边缘有不明显细钝齿，两面无毛，上表面暗棕色，下表面暗红色，叶柄长3~10 mm。气微，味淡。详见图3。

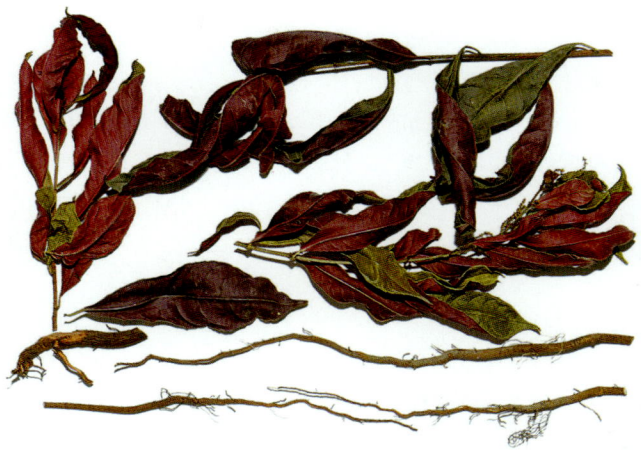

图3 红背桂药材

0 cm   5 cm

【鉴别】 （1）本品茎横切面：表皮为1列长方形细胞，外被角质层，表皮下方常有2~3列厚角细胞。皮层薄壁细胞数列，排列较紧密，细胞中常含有方晶；内皮层不明显。韧皮部狭窄；木质部发达，木纤维多角形，射线宽窄不一。髓薄壁细胞大。

粉末棕色。草酸钙方晶众多，可见簇晶，直径8~16 μm。螺纹导管较多，直径15~23 μm，孔纹导管可见；气孔多数，平轴式。

显微鉴别要点：草酸钙方晶和簇晶在红背桂中分布较多，簇晶常伴随导管分布，因此是其显微鉴别的主要特征，详见图4、图5。

（2）红背桂中含有没食子酸[17]，该成分是多种常见中药的有效活性成分。因此，本研究以没食子酸作为指标成分结合对照药材建立红背桂薄层鉴别方法。取本品粉末5 g，加入30%甲醇75 ml，超声处理1小时，滤过，用乙酸乙酯振摇提取2次，每次50 ml，合并乙酸乙酯液，蒸干，残渣加甲醇1 ml使

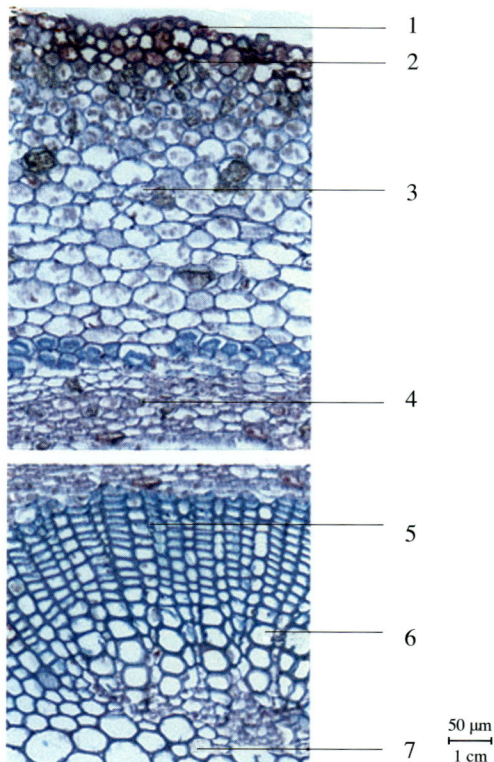

图4 红背桂茎横切面显微全貌图
1.表皮   2.厚角组织   3.皮层
4.韧皮部   5.木质部   6.导管   7.髓部

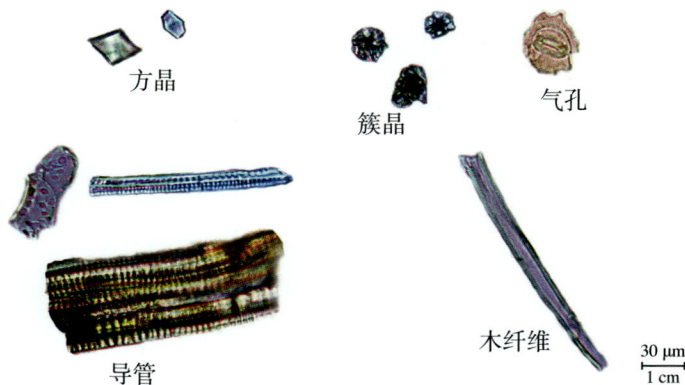

方晶   簇晶   气孔   导管   木纤维

图5 红背桂粉末显微图

壮药质量标准注释

溶解，作为供试品溶液。另取红背桂对照药材5 g，同法制成对照药材溶液。再取没食子酸对照品，加甲醇制成每1 ml含0.5 mg的溶液，作为对照品溶液。照薄层色谱法（中国药典2010年版一部附录Ⅵ B）试验，吸取供试品溶液和对照药材溶液各10~15 μl，对照品溶液5 μl，分别点于同一硅胶G薄层板上，以三氯甲烷-丙酮-乙酸-甲酸（5∶2∶0.5∶0.5）为展开剂，展开，取出，晾干，喷以10%磷钼酸乙醇液，在105 ℃加热至斑点显色清晰。供试品色谱中，在与对照药材色谱和对照品色谱相应的位置上，显相同颜色的斑点。

耐用性实验考察：对自制板和预制板的展开效果进行考察，对不同的展开温度和相对湿度（温度：18 ℃，相对湿度：50RH%；温度：32 ℃，相对湿度：75RH%；温度：40 ℃，相对湿度：60RH%）进行考察，对点状、条带点样进行考察，结果均表明本法的耐用性良好。

从10批红背桂的薄层鉴别图谱可以看到，HBG-1~HBG-10在与没食子酸对照品相应的位置上显示相应斑点，表明该10批样品中均含有没食子酸，详见图6。

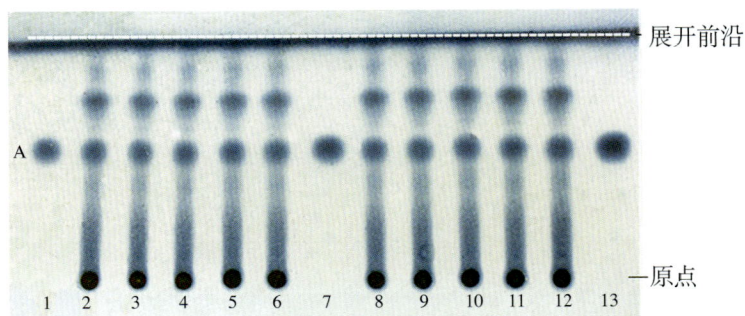

图6　红背桂样品TLC图

1. 没食子酸对照品　2. HBG-1　3. HBG-2　4. HBG-3　5. HBG-4　6. HBG-5
7. 没食子酸对照品　8. HBG-6　9. HBG-7　10. HBG-8　11. HBG-9
12. HBG-10（对照药材）　13. 没食子酸对照品　A. 蓝色斑点

色谱条件：硅胶G薄层预制板，生产厂家：青岛海洋化工厂，批号：20110808，规格：10 cm × 20 cm
圆点状点样，点样量：10 μl；温度：27 ℃；相对湿度：67RH%
展开剂：三氯甲烷-丙酮-乙酸-甲酸（5∶2∶0.5∶0.5）

【检查】　水分　照水分测定法（中国药典2010年版一部附录Ⅸ H第一法）测定。

对本品10批样品进行水分测定，结果见表2，据最高值、最低值及平均值，并考虑到该药材为南方所产，而南方气候较为湿润，暂定本品药材水分限度为不得过13.0%。

表2　红背桂样品水分测定结果一览表

样品	水分均值（%）	样品	水分均值（%）
HBG-1	8.8	HBG-6	10.8
HBG-2	9.2	HBG-7	10.9
HBG-3	8.1	HBG-8	9.4
HBG-4	8.6	HBG-9	9.4
HBG-5	10.8	HBG-10	9.6
HBG-7-FH	10.7	HBG-9-FH	10.6
HBG-8-FH	10.7		

总灰分　照灰分测定法（中国药典2010年版一部附录Ⅸ K）测定。

对本品10批样品进行总灰分测定，结果见表3，据最高值、最低值及平均值，将本品总灰分拟定为不得过13.0%。

表3 红背桂样品总灰分测定结果一览表

样品	总灰分（%）	样品	总灰分（%）
HBG-1	8.2	HBG-6	9.3
HBG-2	10.0	HBG-7	9.6
HBG-3	10.5	HBG-8	10.3
HBG-4	10.6	HBG-9	10.4
HBG-5	9.5	HBG-10	10.4
HBG-7-FH	6.3	HBG-9-FH	7.7
HBG-8-FH	6.9		

酸不溶性灰分 照灰分测定法（中国药典2010年版一部附录Ⅸ K）测定。

对本品10批样品进行酸不溶性灰分测定，结果见表4，据最高值、最低值及平均值，将本品酸不溶性灰分拟定为不得过3.0%。

表4 红背桂样品酸不溶性灰分测定结果一览表

样品	酸不溶性灰分（%）	样品	酸不溶性灰分（%）
HBG-1	1.5	HBG-6	1.3
HBG-2	2.1	HBG-7	1.9
HBG-3	2.3	HBG-8	1.7
HBG-4	2.1	HBG-9	2.1
HBG-5	1.5	HBG-10	1.6
HBG-7-FH	0.5	HBG-9-FH	0.1
HBG-8-FH	0.5		

【浸出物】 加热提取有利于化学成分的溶出，节省实验时间，因此，采用热浸法来进行浸出物实验。实验之初对比了四种不同浓度的乙醇（稀乙醇、75%乙醇、85%乙醇及乙醇）作为提取溶剂的提取效果，对比实验结果表明，随着乙醇浓度的降低，醇溶性浸出物含量也随之降低（以HBG-3为供试品，稀乙醇浸出物含量为18.45%，乙醇浸出物含量为19.02%），因此本标准选择乙醇为醇溶性浸出物的提取溶剂，照醇溶性浸出物测定法（中国药典2010年版一部附录Ⅹ A）项下的热浸法测定。

对本品10批样品进行浸出物含量测定，结果见表5，据最高值、最低值及平均值，将本品浸出物含量拟定为不得少于10.0%。

表5 红背桂样品浸出物测定结果一览表

样品	浸出物均值（%）	样品	浸出物均值（%）
HBG-1	15.5	HBG-6	21.2
HBG-2	12.4	HBG-7	29.1
HBG-3	19.0	HBG-8	17.6
HBG-4	19.2	HBG-9	24.4
HBG-5	15.1	HBG-10	22.1
HBG-7-FH	20.8	HBG-9-FH	15.8
HBG-8-FH	11.9		

【含量测定】 红背桂中含有没食子酸[18]，该成分是多种常见中药的有效活性成分。为提高红背桂质量控制水平，参照有关文献，采用高效液相色谱法，对本品中没食子酸进行含量测定，结果显示该方法灵敏，精密度高，重现性好，结果准确，可作为本品内在质量的控制方法，测定方法考察及验证结果如下。

1. 方法考察与结果

1.1 色谱条件

以十八烷基硅烷键合硅胶为填充剂；以甲醇–0.1%磷酸（10：90）为流动相；对照品溶液进样量10 μl，供试品溶液进样量20 μl。柱温30 ℃，流速1.0 ml/min。用紫外–可见分光光度计在200~800 nm进行扫描，没食子酸对照品在273 nm波长处有最大吸收，详见图7，故确定检测波长为273 nm。

1.2 提取方法

1.2.1 提取方法考察

取本品（HBG-8）粉末0.5 g，精密称定，共4份，精密加入50%甲醇25 ml，称定重量，其中2份加热回流60分钟，另2份超声处理（功率150 W，频率40 KHz）60分钟，放至室温，再称定重量，用50%甲

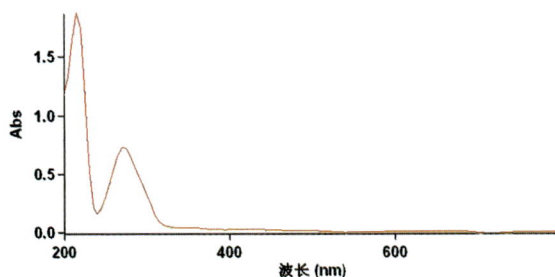

图7 没食子酸对照品紫外扫描图

醇补足减失的重量，摇匀，滤过，弃去初滤液，取续滤液，用微孔滤膜过滤，即得。结果详见表6，可以看出加热回流提取效果优于超声提取，故确定加热回流为提取方法。

表6 提取方法考察结果

提取方法	没食子酸含量（%）
回流提取	0.060
超声提取	0.031

1.2.2 提取溶剂考察

取本品（HBG-8）粉末0.5 g，精密称定，共8份，每2份分别精密加入50%甲醇25 ml、甲醇25 ml、稀乙醇25 ml、乙醇25 ml，称定重量，加热回流提取60分钟，放至室温，再称定重量，用甲醇补足减失的重量，摇匀，滤过，弃去初滤液，取续滤液，用微孔滤膜过滤，即得。结果详见表7，四种提取溶剂中以50%甲醇的提取效果最佳，故确定50%甲醇为提取溶剂。

表7 提取溶剂考察结果

提取溶剂	没食子酸含量（%）
50%甲醇	0.061
甲醇	0.030
50%乙醇	0.024
乙醇	0.019

1.2.3 提取溶剂使用量考察

取本品（HBG-8）粉末0.5 g，精密称定，共6份，每2份分别精密加入50%甲醇25 ml、

50 ml、100 ml，称定重量，加热回流提取60分钟，同上操作，即得。结果详见表8，三种溶剂提取效果相差不大，其中以25 ml提取的成本较低，故确定提取溶剂的量为25 ml。

表8　提取溶剂使用量考察结果

溶剂量（ml）	没食子酸含量（%）
25	0.061
50	0.060
100	0.061

1.2.4　提取时间考察

取本品（HBG-8）粉末0.5 g，精密称定，共6份，分别精密加入50%甲醇25 ml，称定重量，每2份分别加热回流提取40分钟、60分钟及80分钟，放至室温，再称定重量，用50%甲醇补足减失的重量，摇匀，滤过，弃去初滤液，精密量取续滤液10 ml，蒸干，用流动相溶解并定容至5 ml量瓶中，以微孔滤膜过滤，即得。结果详见表9，回流提取60分钟与回流提取80分钟的效果相近，但加热回流60分钟较省时间，故确定提取时间为60分钟。

表9　提取时间考察结果

提取时间（分钟）	没食子酸含量（%）
40	0.054
60	0.061
80	0.060

综合以上试验结果，最终提取方法确定如下：取本品粉末0.5 g，精密称定，精密加入50%甲醇25 ml，称定重量，加热回流1小时，放冷，称定重量，用50%甲醇补足减失的重量，摇匀，滤过，弃去初滤液，精密量取续滤液10 ml，蒸干，用流动相溶解后定容至5 ml量瓶中，再以0.45 μm的微孔滤膜过滤，即得。

2. 方法学验证与结果

2.1　线性及范围

精密称取没食子酸对照品适量，加流动相制成没食子酸对照品母液（浓度0.38 mg/ml），然后依次稀释，得到浓度分别为0.95 μg/ml、1.9 μg/ml、3.8 μg/ml、9.5 μg/ml、19 μg/ml、38 μg/ml、95 μg/ml、190 μg/ml、380 μg/ml的对照品溶液。

将上述对照品溶液按正文拟定的色谱条件分别进样10 μl，以对照品的进样量（μg）为横坐标，峰面积为纵坐标，绘制标准曲线，结果表明：当没食子酸对照品进样量在0.0095~1.9 μg范围内时，进样量与峰面积呈良好的线性关系，回归方程为：$Y=30078X-16.445$，$r=0.9999$。

2.2　精密度试验

2.2.1　重复性

取同一份供试品溶液（HBG-8），按正文拟定的色谱条件，连续测定6次。结果表明6次测定的没食子酸含量的平均值为0.061%，RSD=1.10%（$n=6$），试验表明本法的精密度良好。

2.2.2 重现性

取同一批供试品（HBG-8）粉末0.5 g，精密称定，按正文的方法平行测定6份，计算，6份样品测得没食子酸含量的平均值为0.062%，RSD=1.35%（n=6），试验结果表明本法的重现性较好。

2.3 准确度试验

精密称取没食子酸对照品适量（精确至0.0001 g），加流动相［甲醇：0.1%磷酸（10：90）］制成没食子酸对照品储备液（浓度1 mg/ml）。

取本品（HBG-8）粉末0.25 g，精密称定，共6份，精密加入150 µl没食子酸对照品溶液（1 mg/ml），按正文拟定的方法提取、测定，计算加样回收率，结果没食子酸平均回收率为101.09%，RSD=2.81%（n=6）。

2.4 耐用性试验

2.4.1 色谱柱的考察

分别采用不同品牌的色谱柱（Kromasil KR100-5C18、Varian Pursuit C18、Phenomenex gemini C18、Phenomenex Luna C18，四根色谱柱规格均为5 µm，4.6 mm×250 mm）测定样品（HBG-8）中没食子酸的含量，结果四根色谱柱测定结果平均值为0.061%，RSD=2.59%（n=4）。

2.4.2 色谱仪的考察

分别采用不同品牌的色谱仪（Agilent 1260型、Varian 240）测定样品（HBG-8）中没食子酸的含量，结果两台色谱仪测定结果平均值为0.062%，RAD=2.89%（n=2）。

按正文含量测定方法，测定了本品10批样品中的没食子酸的含量（详见表10），据最高值、最低值及平均值，并考虑药材来源差异情况，暂定本品含量限度为不得少于0.020%。

空白溶剂［甲醇：0.1%磷酸（10：90）］HPLC图、没食子酸对照品HPLC图、红背桂样品HPLC图分别见图8、图9、图10。

表10 10批红背桂样品测定结果

编号	采集（收集）地点/批号	没食子酸含量（%）	RSD（%）
HBG-1	广西南宁市	0.03	1.37
HBG-2	广西桂林市尧山镇	0.02	1.49
HBG-3	广西宁明县	0.06	1.31
HBG-4	广西天等县	0.06	1.25
HBG-5	广西桂林市雁山镇	0.03	1.93
HBG-6	广西北流市	0.04	1.66
HBG-7	广西梧州市	0.06	1.45
HBG-8	广西玉林市	0.06	1.51
HBG-9	广西贺州市	0.05	1.72
HBG-10	广西荔浦县	0.07	1.28
HBG-7-FH	广西梧州市	0.083	1.62

续表

编号	采集（收集）地点/批号	没食子酸含量（%）	RSD（%）
HBG-8-FH	广西玉林市	0.080	0.23
HBG-9-FH	广西贺州市	0.106	0.37

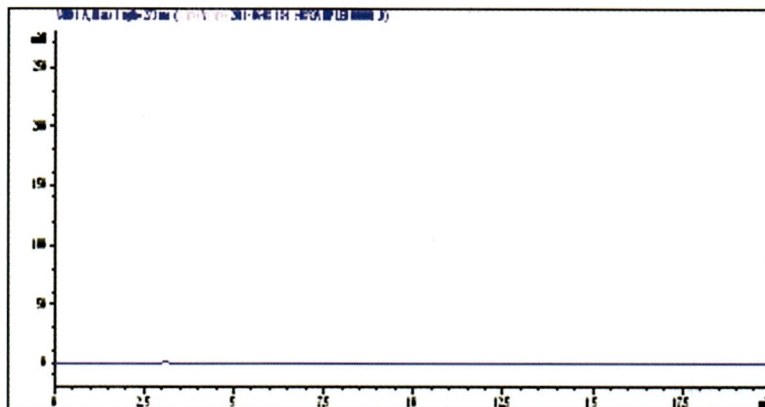

图8　空白溶剂［甲醇：0.1%磷酸（10：90）］HPLC图

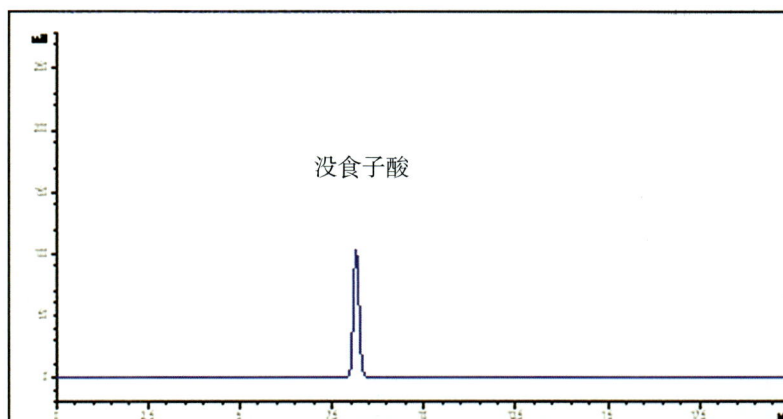

图9　没食子酸对照品HPLC图

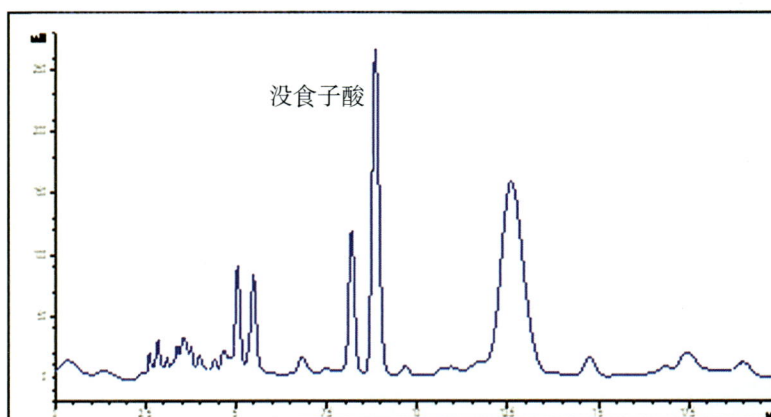

图10　红背桂样品HPLC图

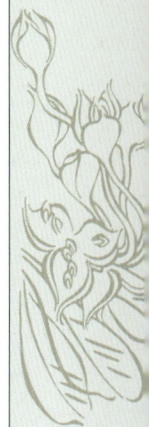

参考文献

[1] 云南省药物研究所. 云南药用植物名录 [M]. 昆明：云南省药物研究所，1975：127.

[2] [9] Flora of China Editorial Committee. Flora of China [M]. Saint Louis：Missouri Botanical garden Press，2008：280.

[3] [11] 国家中医药管理局《中华本草》编委会. 中华本草：第四卷 [M]. 上海：上海科学技术出版社，1999：3603（4，816）.

[4] 江苏省植物研究所. 新华本草纲要 [M]. 上海：上海科学技术出版社，1988：223.

[5] 黄泰康，丁志遵，赵守训. 现代本草纲目：上卷 [M]. 北京：中国医药科技出版社，2001：1186.

[6] 广西中药资源普查办公室. 广西中药资源名录 [M]. 南宁：广西民族出版社，1993：102.

[7] [10] [16] 谢宗万. 全国中草药汇编：下册 [M]. 2版. 北京：人民卫生出版社，1996：759.

[8] 中国药科大学. 中药辞海：第一卷 [M]. 北京：中国医药科技出版社，1993：2410.

[12] 谢家敏，陈于澍，赵树年，等. 毒箭木化学成分的研究 [J]. 中国中药杂志，1989，14（5）：36-38.

[13] [17] [18] 杨靖华，李子燕，赵静峰，等. 红背桂花黄酮类化学成分研究 [J]. 有机化学，2004，24（Z1）：137.

[14] 汪云松，黄荣，张洪彬，等. 红背桂花化学成份研究 [J]. 热带亚热带植物学报，2009，17（2）：156-159.

[15] Pha M G，Phan T S，Matsunami K，et al. New Megastigmane glucosides from Excoecaria cochinchinensis Lour.var. cochinchinensis [J]. Chem.Pharm.Bull，2005，53（12）：1600-1603.

药学编著： 龙海荣　韦坤华　赵以民
药学审校： 广西壮族自治区食品药品检验所

红根草　　棵壤红

Honggencao　　　　Goraghoengz

SALVIAE PRIONITIS HERBA

【概述】　红根草，俗名又称黄埔鼠尾、假鼠尾草、小丹参、红根子、红地胆、关公须、雪见草等。红根草在1965年广西植物研究所资源大普查工作中被发现对治疗人痢疾、便血、腹泻等都有显著疗效。1969年在大力发掘中草药群众运动中，经中国人民解放军第181医院用于临床，证明本品有抗菌、消炎、清热、泻火的功能，对菌痢、腹泻、腹痛等有满意疗效。1969年《广西实用中草药新选》中第一次记载了本品，从而运用更加广泛。在《浙江药用植物志》、《全国中草药汇编》、《中华本草》（第七册）、《中华人民共和国药典1977年版一部》[1]均收载本品。红根草分布于浙江、安徽、江西、湖北、湖南、广东及广西，生于海拔100~900 m山坡、旷地、草丛中及路边。[2]广西植物研究所于20世纪80年代开展本品的野生转家种实验研究。

【来源】　本品为唇形科植物黄埔鼠尾草*Salvia prionitis* Hance的干燥全草。

红根草为多年生宿根草本，须状根近等大，多数，圆柱形，长度一般约为10 cm。茎长15~50 cm，带花茎高20~90 cm，密被白色硬毛。叶多基生，单叶长圆形或卵状披针形，长2.5~7.5 cm，先端钝或圆，基部或心形，具粗圆齿，上面被长硬毛，下面无毛，仅沿脉被长硬毛；3小叶复叶顶生小叶卵状椭圆形，长达9 cm，侧生小叶卵形；叶柄长1.5~6 cm。轮伞花序具6~14花，疏散，组成总状或圆锥花序；苞片披针形。花梗长1~2 mm，下弯，密被短柔毛；花萼钟形，带紫色，长约4 mm，被腺柔毛，内面喉部具长硬毛环，上唇三角形，长不及1 mm，下唇长1 mm，齿三角形；花冠紫色，稍被微柔毛，冠筒长约5.5 mm，内具不完全柔毛环，上唇长圆形，长4.5 mm，下唇中裂片长2 mm，宽6 mm，边缘波状，侧裂片卵形；花丝长约3 mm，花隔长约5 mm，上臂长约3.5 mm，稍弯，下臂短，顶端联合；花柱伸出，长约1.3 cm。小坚果淡褐色，椭圆形。长1.3 mm。花期5~6月，果期7~8月。[3, 4]

红根草在5~6月开花前或花前期采收时产量最高，到7~8月时，基生叶和花茎枯萎，影响产量，同时考虑资源可持续再生等因素，并参照文献[5-9]将红根草采收季节定为夏、秋二季。

起草样品收集情况：共收集到样品10批，详细信息见表1、图1、图2。

表1　红根草样品信息一览表

编号	药用部位	产地/采集地点/批号	样品状态	带花茎长度
HGC-1	全草	广西桂林市雁山镇/090806	药材	30~80 cm
HGC-2	全草	广西桂林市大圩镇/100809	药材	30~70 cm
HGC-3	全草	江西樟树/090904	药材	40~90 cm
HGC-4	全草	广西桂林市临桂会仙镇/100406	药材	20~60 cm

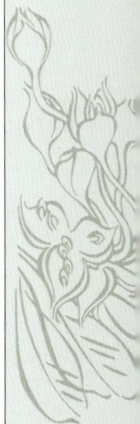

壮药质量标准注释

245

编号	药用部位	产地/采集地点/批号	样品状态	带花茎长度
HGC-5	全草	广西玉林市药材市场/110306	药材	20~70 cm
HGC-6	全草	广西植物研究所/110508	药材	30~70 cm
HGC-7	全草	江西新干/110501	药材	40~75 cm
HGC-8	全草	广西永福罗锦镇/091201	药材	30~70 cm
HGC-9	全草	广西桂林灵川/100608	药材	30~70 cm
HGC-10	全草	广西雁山大阜/101106	药材	20~70 cm

备注：红根草样品HGC-6同时制成腊叶标本，经鉴定，结果确定其为唇形科植物黄埔鼠尾草，实验中以该样品作为红根草的对照药材与其他样品进行对比。完成样品收集后，将所有10份样品（约300 g）进行粉碎处理，并统一过40目筛，备用。

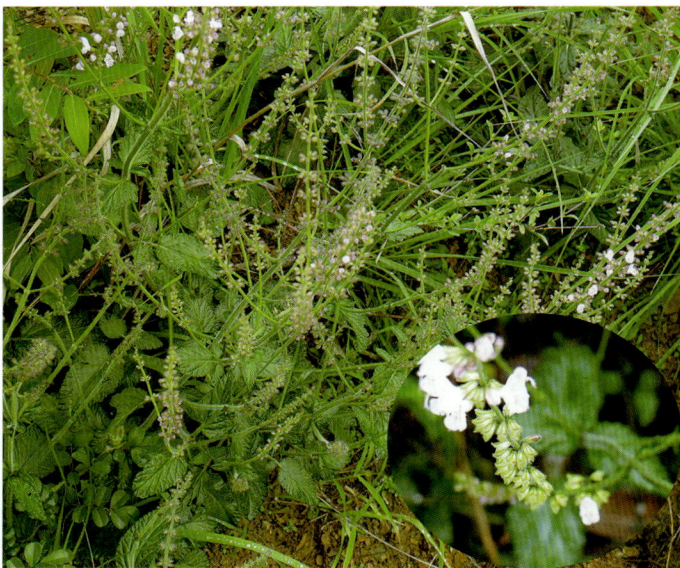

图1　红根草原植物

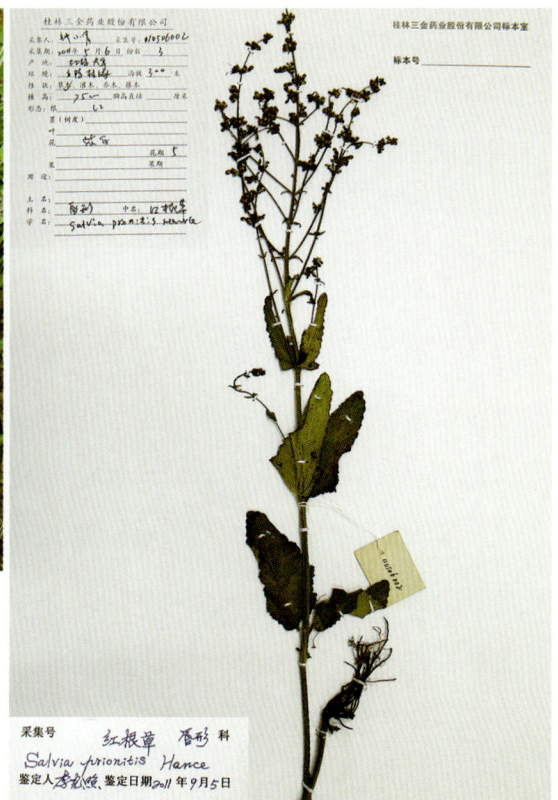

图2　红根草标本

【化学成分】　红根草含有二萜醌类化合物，目前从红根草中分离鉴定出二十多个二萜醌类化合物和新二萜类化合物，如红根草酮内酯和新红根草酮等。[10-17]

【药理与临床】　1．抗肿瘤作用。红根草中的红根草邻醌对白血病P_{388}细胞有很强的抑制作用，1 μg /m1时抑制率可达92.7%。[18]红根草对醌对白血病P_{388}细胞也有明显的细胞毒性。[19]根部的红根草内酯体外亦有抗淋巴白血病P_{388}和鼻咽癌KB细胞的作用，ED_{50}分别为2.80 μg /m1和1.68 μg /m1。[20]

2．抗菌作用。红根草邻醌100~1000 μg /m1对革兰阳性菌、枯草杆菌、金黄色葡萄球菌有明显拮抗作用。[21]

3．其他作用。红根草水煎剂0.4 g在体外抗凝试验中，表现出完全性抗凝血作用。[22]红根草正丁醇提取物150 mg/kg能明显抑制血小板中5-羟色胺（5-HT）的释放，但对大鼠血小板膜脂质微黏度的大小无明显影响。[23]红根草水溶性部位注射液以相当于30 g（生药）/kg剂